KB234957

위험한 식탁

위험한 식탁

건강식품의 기만, 그 위험한 이야기

한스 울리히 그림 지음 | 이수영 옮김

율리시즈

차례

건강식품들로 넘치는 슈퍼마켓

콜레스테롤을 낮췄는데 망가진 심장

당신도 '베첼' 마가린을 드십니까?

넓은 저택에 혼자 살게 된 우아한 여성

식품 기업 네슬레에 보내는 정부의 경고장

섭취 중단을 경고했어도 계속되는 광고

위험과 부작용은 매장 직원에게 확인하세요

닭고기 수프는 어떻게 될까?

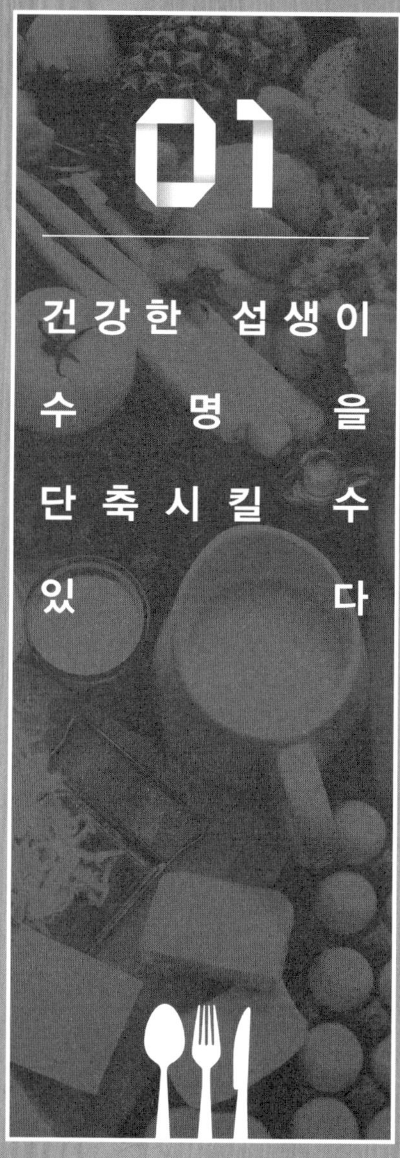

01
건강한 섭생이
수 명 을
단축시킬 수
있 다

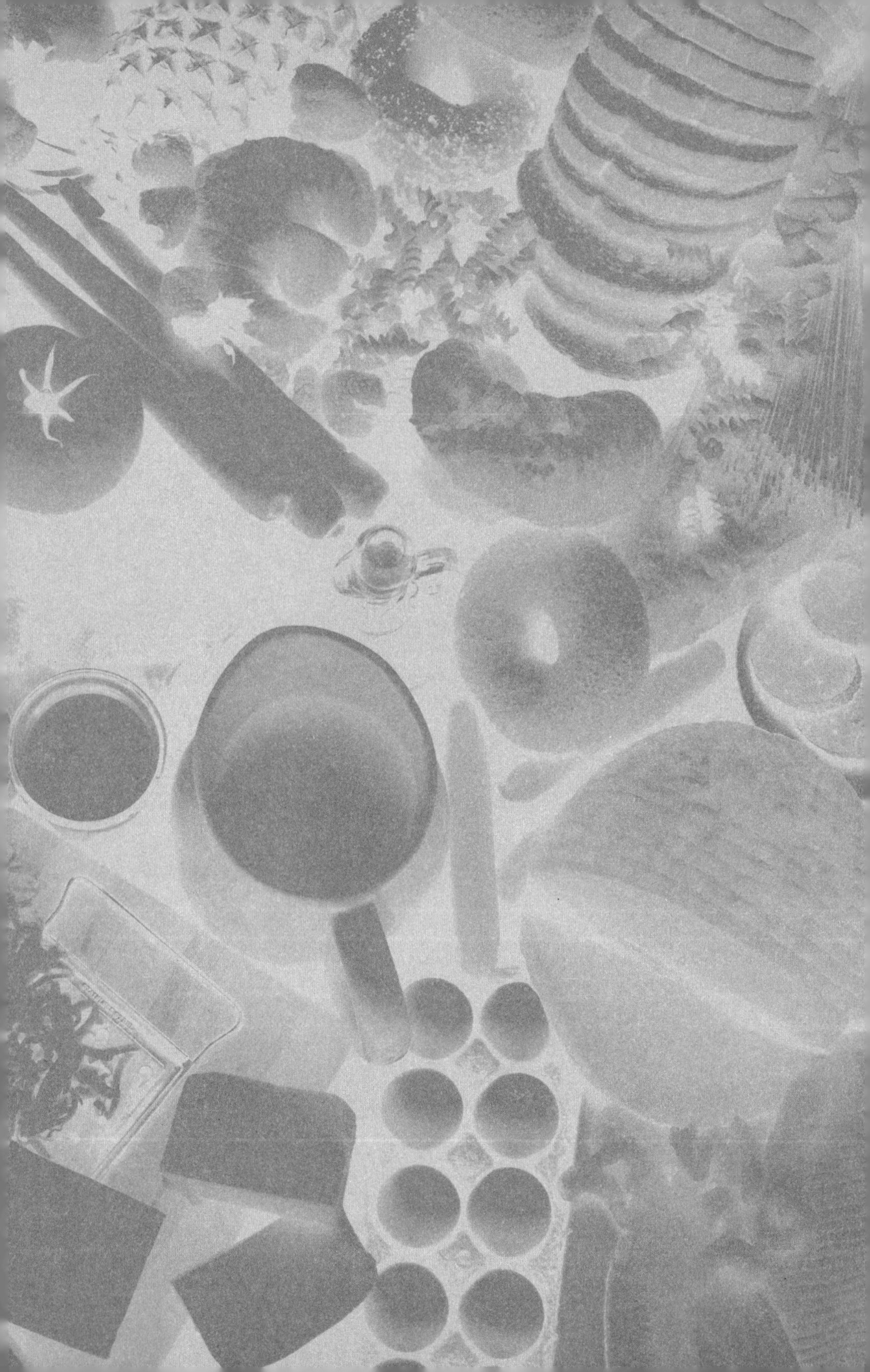

두 사람은 모든 것을 제대로 실천해왔다. 영양전문가들의 공식적인 권고에 따라 완벽한 삶을 살았고, 수많은 광고에서 하는 약속을 철석같이 믿었다. 세상에 그들처럼 꼼꼼하게 건강을 따지면서 영양을 섭취한 이들은 없을 것이다. 실제로 남편 클라우스는 항상 건강했다. 그러나 이미 서른 살 무렵부터 심장을 염려하기 시작했다. 그래서 혹시 있을지도 모를 병을 예방하려고 건강한 영양 섭취를 위해 노력했다.

그의 아내 크리스타는 이제 넓은 집에 혼자 살고 있다. 그녀는 막 메르세데스 카브리오를 팔았다. 혼자서 타기에는 오래된 BMW 한 대만으로도 충분했다. "남편은 하루하루 죽어갔어요. 몸에서 모든 생기가 다 빠져나갔지요." 크리스타는 날씬한 외모의 금발 여성이었다. 검정색 바지에 검정색과 흰색의 줄무늬 블라우스를 입었고, 진주목걸이에 반지와 팔찌를 착용하고 있었다. 그녀는 숲 가장자리에 작은 정원이 딸린 전원주택에서 안락한 삶을 살아왔다. 정원을 둘러싼 하얀 나무울타리 앞에는 붉은 장미와 작은 회양목들이 세심하게 손질되어 있었다.

마지막에는 모든 일이 아주 빠르게 흘러갔다.

"이런 일이 생길 거라고는 전혀 생각하지 못했어요. 건강하게 살기 위해서 할 수 있는 일이라면 무엇이든 다했으니까요. 가끔 포도주를 마셨지만 과음한 적은 없었어요. 돼지 구이도 1년에 딱 한 번, 그것도 약간은 꺼림칙한 마음으로 먹었어요. 주로 생선을 먹었고 육식은 거의 하지 않았어요. 버터 대신 마가린을 즐겼고, 항상 저지방 치즈를 먹었습니다. 간과 내장은 콜레스테롤 때문에 전혀 먹지 않았고, 단것과 과자를 멀리하고 과일과 샐러드를 많이 먹었어요. 남편은 몸무게도 정상이었어요. 전에는 100킬로그램이었던 적도 있었지만 살을 빼서 정상 체중으로 돌아왔거든요. 병을 앓았던 적도 없었고 혈압도 높지 않았습니다. 건강을 위해 정기적으로 콜레스테롤, 혈당, 심전도 검사를 받았어요. 그 수치도 항상 나무랄 데 없었어요."

그는 죽기 몇 달 전에도 아내에게 이렇게 말했다.

"모든 수치가 신생아의 수치나 다름없어. LDL-콜레스테롤과 HDL-콜레스테롤도 이상적이고."

많은 사람이 클라우스 프리드리히와 그의 아내처럼 건강하게 살려고 노력한다. 건강한 섭생은 현대 사회의 큰 관심사다. 대부분의 현대병이 결국은 먹는 것과 관련되어 있기 때문이다. 이런 상황에서 단순히 질병을 치료하는 것에 그치지 않고 그 원인을 제거하려고 노력하는 것은 당연하다. 그러다 보니 건강 비용은 끊임없이 증가했고, 몇몇 국가에서는 사회보장 체계가 심각하게 위협받고 있다. 그와 함께 건강한 영양을 약속하는 새로운 제품들은 계속 쏟아져 나온다.

예전에는 세계 어느 나라에서나 요리사와 가정주부, 어머니와 할머니들이 음식을 장만했다. 여러 세대를 지나오면서 그들은 축적된 경험으로 건강에 해로운 것과 이로운 것을 알았다. 엉겅퀴, 마늘, 생강 등 자연에서 나는 전통적인 원료를 사용했고 전래된 방법으로 음식을 조리했다. 음식들은 소화도 잘 되고 맛도 좋았다. 그 밖의 건강 문제는 의사의 몫이었다.

그러나 슈퍼마켓에서 판매하는 건강 제품들은 전혀 다른 세계에서 온다. 식품은 공장에서 대량으로 생산된다. 다국적 식품 기업과 그 기업 연구소들의 작품이다. 그들이 사용하는 원료는 분리된 화학 물질과 실험실에서 만들어지고 합성된 물질들이며, 반짝반짝 윤이 나는 생산 공장에서 대규모 기계 장비를 통해 생산되고 전 세계로 판매된다.

세계화된 식품 산업이 건강 제품 분야에 뛰어들어 이른바 '건강에 유익'하다는 제품들을 점점 더 많이 생산하게 된 이후로 정작 우리의 건강은 위태로워졌다. 클라우스 프리드리히처럼 아무런 질병도 없던 사람이 건강 제품을 섭취함으로써 오히려 병이 생긴다면 앞으로 건강 비용은 점점 더 비싸질 수 있을 거라고, 건강 보험은 염려한다.

건강한 섭생이 생명을 단축시킬 수 있다. 건강에 좋다는 새로운 식품에는 위험 부담과 부작용이 따른다. 많은 사람이 그 당사자가 될 수 있다. 광고의 약속을 믿고 따르는 사람들이 상당히 많기 때문이다.

건강한 섭생은 전 세계적으로 추진되고 있는 경제 분야이며, 다국적 식품 산업뿐 아니라 제약 산업과 원료를 화학적으로 변화시키는 농업 산업도 거기에 몰두하고 있다. 또한 전혀 새로운 직업군이 건강이 무엇인지를 결정한다. 가령 변호사들과 기업 고문, 로비스트들은 배후에서 새로운 법안 제정에 영향력을 행사하려고 애쓴다.

세계 최대의 다국적 식품 기업 네슬레는 이미 기업의 방향을 새로운 목표에 맞춰 개편했다. 기업의 경영진은 경제 신문들에 장밋빛 전망으로 가득 찬 보도문을 발표했다.

페터 브라베크 네슬레 회장은 기업을 '건강, 영양, 웰빙 회사'로 만들겠다고 했고, 네슬레는 '식품과 약품 사이의 완전히 새로운 산업'의 개척자가 될 거라고 했다. 파울 불케 이사회 회장은 '이 제품들은 엄청난 성장 시장'이라고 말했다. 파트리체 불라 전前 독일 지사장도 이미 여러 해 전에 이렇게 말했다. "우리는 존경받는 식품 기업에서 건강과 영양, 행복의 공급자로 발전할 것입니다."

"기회는 크고, 위험 부담도 크다. 그리고 보상도 크다." 네슬레의 자회사 '헬스 사이언스S. A'의 루이 칸타렐 사장이 한 말이다. 페터 브라베크 회장은 건강 제품들의 긴급한 필요성을 역설했다. "높은 국가 부채는 노후 대비와 건강 대책에 필요한 재정 지원을 점점 더 어렵게 하고 있습니다. 따라서 건강 제품들을 통해 만성질환을 예방하는 것이 더 중요해졌습니다." 네슬레는 이 분야에서 기꺼이 도움이 되겠다 한다. 파울 불케 회장도 '21세기의 급성질환과 만성질환을 예방하고 치료하기 위해서' 건강식품을 통해 길을 찾고 싶다고 했다. 대표적으로 꼽히는 질환이 당뇨와 심장병, 알츠하이머, 비만이다.

건강 제품 사업 분야는 오늘날에도 이미 각종 새로운 제품들로 넘쳐나고 있다. 슈퍼마켓에는 비타민 강화 제품과 특수 세균 첨가 제품, 저지방 제품과 그 밖의 기능성 제품들이 갖춰져 있다.

건강 제품 섭취는 아침식사 때부터 바로 시작된다. 우선 '켈로그 바이탈', '네슬레 피트니스 통밀 플레이크', '독터 외트커Dr. Oetker 비타민 C 첨가 과일 뮈슬리' 등의 제품에 들어간 비타민을 섭취한다. 거기에 '네스퀵 비타민 플러스 포도당'이나 비타민 C 함량이 높은 '호에스Hohes C'나 '레베Rewe'의 멀티비타민 주스, '뮐러 10가지 비타민을 첨가한 과일 우유'를 마시면, 아침부터 오히려 비타민 과잉이 염려된다.

또 면역력을 강화해준다는 유산균 섭취를 위해서는 네슬레의 'LCI'와 다논의 '액티비아'나 '액티멜' 요구르트를 먹는다. 거기에다 빵에는 '베첼Becel'이나 '베첼 프로 액티브Becel pro.activ' 같은 강화 마가린을 발라 먹고. 모든 것이 저지방 제품이고, 지방이 0.1퍼센트 함유된 제품이면 더 좋다. 점심에는 인스턴트 식품업체 크노르 사가 만든 '치즈와 세 가지 비타민이 함유된 면 수프' 같은 비타민 수프를 먹는다. 오후에 약간 시장기를 느낄 때는 비타민 사탕이나 2개면 하루에 필요한 비타민을 섭취할 수 있다는 '님 쯔바이nimm 2' 사탕을 먹는다.

영유아를 위한 제품 대부분에도 비타민이 첨가된다. 가령 네슬레의 분유와 이유식 전문 브랜드 알레테Alete에서 나오는 '통밀과 요오드가 첨가된 곡물죽'이나 갓난아기들을 위한 우주비행사용 식품처럼 보이는 힙Hipp의 유기농 분유 '바이오 콤비오틱Bio Combiotik' 같은 제품들이다. 모든 우유 혼합 음료도 비타민화되었다. 네슬레 '베바Beba'의 성장기 어린이 우유, 밀루파Milupa에서 나오는 '밀루피노Milupino' 어린이 우유, '카바Kaba', '네스퀵' 등을 꼽을 수 있다. 잡화 체인점 '데엠dm'에서도 체리 맛이 나는 '어린이와 성인을 위한 13가지 비타민과 레시틴을 함유한 비타민 스틱'을 판매한다. 어린이를 위해 빨아먹거나 씹어먹을 수 있게 만든 곰돌이 모양의 20개들이 멀티비타민 '다스 게준데 플루스Das Gesunde Plus'도 있다.

그러나 인간은 비타민만 먹고 살지는 않는다. 그래서 어유, 지방 캡슐, 코엔자임 Q10, 마그네슘, 그 밖의 각종 영양제들도 섭취한다. 이러한 영양제들은 심장을 보호하고 면역력을 강화하고 아이들을 더 똑똑하게 만들고, 체중 감량을 돕고 변비를 막아주고 시력을 보호해준다고 선전한다. 장에 가스가 차는 것을 막아주는 제품들도 있다.

이 모든 제품들은 당연히 전 세계에서 판매된다. 중국에서 생산되는 '하인츠 골든 슬립Heinz Golden Sleep' 분유는 아기들이 더 깊이 잠들수 있게 해준다고 선전한다. 가장 완벽하게 영양을 공급받는 것은 미국 아기들이다. 씨밀락에서 나오는 '페디아슈어'는 '완벽하게 균형 잡힌 영양'을 공급하는 어린이 영양 음료로 여러 가지 맛이 있다. 작은 페트병 한 병에 23가지 비타민과 무기질, 단백질, 식이섬유, DHA 오메가-3, 프리바이오틱스(장내 활성촉진균), 항산화물질 등 모든 것이 들어가 있어서 성장을 돕는다고 한다. 미국의 애보트Abbott 사는 그렇게 약속한다.

이러한 기업들의 목표는 분명하다. 바로 '더 높은 이윤'이다. 식품 전문지 《국제식품성분International Food Ingredients》은 그렇게 말한다. 그 많은 건강 제품들이 정말로 효과가 있고 건강에 좋은지, 어른이나 아이들에게 오히려 해가 되는 것은 아닌지 의문스러울 뿐이다.

여러 국제 연구 논문들은 베타카로틴 영양제든 비타민 A, C, E 영양제든, 암과 심근경색을 예방하지 못한다는 결론을 내렸다. 가루로 섭취하든 알약으로 섭취하든 마찬가지였다. 의사 1만 5천 명을 대상으로 한쪽은 10년 동안 꾸준히 비타민 E와 C를 섭취하게 하고 다른 한쪽은 작용물질이 들어 있지 않은 알약을 먹게 하는 연구가 실시되었다. 그런데 비타민을 꾸준히 섭취한 쪽이 암과 심근경색에 더 적게 걸린다는 결과는 나오지 않았다.

성인 남성 3만 5천 명을 대상으로 실시된 연구는 비타민 E와 셀렌이 전립선암의 위험을 감소시킬 수 있다는 환상을 깨뜨렸다. 미국에서 나이든 간호사 7만 2천 명을 대상으로 실시한 설문조사에 따르면, 운동을 열심히 하고, 담배를 적게 피우고, 칼슘과 비타민 A를 섭취한 간호사들이나 그들보다 덜 건강하게 살아가는 간호사들이나 골절상을 입은 횟수에는 별반 차이가 없었다.

독일연방위해평가연구원 BfR도 이 특별 영양제들의 작용을 연구한 뒤 다음과 같이 발표했다. '엄정한 연구 결과 베타카로틴 추가 섭취가 건강에 이롭다는 주장은 근거가 없는 것으로 밝혀졌다.'

미국식품의약품안전청 FDA는 경고 활동의 일환으로 17개 식품 기업에 경고장을 보냈다. FDA는 이들 기업이 건강 관련 주장을 부풀리거나 건강에 해로운 특정 성분을 은폐한다고 비판했다.

세계 최대 식품 기업인 네슬레의 미국 사장에게도 그런 경고장이 발송되었다. 겉봉에는 '경고장'이라고 적혀 있었고, 그 내용은 다음과 같다.

친애하는 알퍼드 씨,

식품의약품안전청은 네슬레가 만든 몇 가지 제품의 성분 표시를 조사했습니다. 주시 주스 뇌 발달 과일 주스 음료(사과), 주시 주스 100퍼센트 천연 오렌지 주스, 주시 주스 100퍼센트 천연 포도 주스가 해당 제품입니다. 우리는 조사 결과를 토대로 이 제품들의 성분 표시가 규정을 위반했음을 확인했습니다.

이 제품들은 특히 설탕 함량 표시를 제대로 하지 않았다. 그 밖에도 2세 이하 어린이의 '뇌 발달을 돕는다'라는 주장은 금지된다고 했다.

다논Danone도 소비자를 현혹시키는 광고로 비난을 받았다. 다논은 미국에서 건강을 증진시킨다는 액티비아 요구르트의 허위 광고로 2천 1백만 달러의 벌금을 물어야 했다. 오스트리아 다논의 경우는 달콤한 과일 유제품 '프루흐트츠베르게Fruchtzwerge'가 문제였다. 오스트리아 다논은 광고에서 이 요구르트의 단맛은 훨씬 건강하다고 주장했다. '프루흐트츠베르게는 과일의 단맛으로 설탕을 대체한 유일한 어린이 요구르트입니다.' 빈 고등법원은 이 주장을 근거로 다논이 소비자를 현혹시켰다고 판결했다. 어린이 유제품, 특히 프루흐트츠베르게 광고에서 자사 제품들이 설탕으로 단맛을 내지 않아 영양생리학적으로 훨씬 우수하다는 잘못된 인상을 불러일으키므로 해당 광고를 중단해야 한다고 했다.

영국의 광고 심의 기관인 광고표준국 ASA는 켈로그 '코코팝스'의 광고 포스터를 문제 삼았다. 이 시리얼 제품에는 100그램당 설탕 34그램이 함유되어 있다. 그런데 켈로그 광고는 아이들에게 이 코코팝스를 점심으로 먹으라고 호소한다. "코코팝스를 방과 후에 먹는다고 생각해보았나요?"

영국 광고표준국은 다논의 액티멜 요구르트 텔레비전 광고에도 이의를 제기했다. 액티멜이 어린이 건강에 좋은 효과가 있다는 다논의 주장은 입증되지 않았다는 것이다. 광고에는 즐겁게 노는 아이들이 등장한다. 이어서 아이들은 액티멜을 사랑하고, 액티멜은 아이들에게 좋다는 목소리가 흘러나온다. 그런 다음 액티멜이 아이들의 자연적인 면역력을 강화시킨다는 사실이 과학적으로 증명되었다고 주장하면서 '과학적으로 증명되었다'는 문구가 화면에 삽입된다. 광고표준국은 '과학적 증명'이라는 문구가 무리한 선택이라고 경고했다. 다논 측에서는 인도 병원에서 설사병에 걸린 아이들을 대상으로 실험했다고 했지만, 광고표준국은 그 실험을 영국의 상황과 비교할 수는 없다고 판정했다.

유럽식품안전청 EFSA는 광고의 건강강조표시Health Claims를 심의했고, 그중에서 지능과 정신 활동 개선 효과를 주장한 제품의 75퍼센트를 거부했다. 그러한 효과가 충분히 입증되지 않았다는 것이 그 이유였다.

유럽연합은 기능성을 강조한 제품들의 광고 문구에 대해 이탈리아 파르마에 주재한 유럽식품안전청의 심의를 받도록 규정했다. 그 이후 유럽식품안전청으로 수많은 심의 신청서가 밀려들었다. 그중에는 지난 수년 전부터 대규모 광고 캠페인을 동원해 굉장한 효과를 약속한 제품들도 있었다. 가령 '액티멜은 저항력을 활성화시킵니다'라고 광고한 다논을 꼽을 수 있다. 유럽식품안전청이 심의에 착수한 광고 문구는 건강에 효과가 있다고 주장한 4637건이었다. 그러나 이러한 광고 문구가 여러 언어로 작성되었기 때문에 전체 심의 문구는 4만 4천 건에 이르렀다.

그런데 모두의 예상을 뒤엎고 유럽식품안전청은 다논이 제출한 한 유아식 제품의 건강강조표시를 거부했다. 피부병과 알레르기 예방에 도움이 된다는 '이무노포르티스Immunofortis'라는 제품이었다. 다논은 그 결정에 충격을 받았고, 자신들이 대대적으로 선전했던 다른 제품들(액티비아와 액티멜)에 대한 심의 신청서를 자발적으로 철회했다. 또다시 거부되는 것을 막기 위해서였다. 그 이후 켈로그도 체중 감량 효과가 있다고 선전한 시리얼 제품에 대한 신청을 철회했다. 켈로그는 '체중 감량과 체지방 감소를 도울 수 있고, 복부 비만을 줄일 수 있다'고 주장했었다.

유럽식품안전청은 원래 친기업적 성향으로 알려져 있었다. 유럽식품안전청의 감독심의위원회에는 심지어 독일 식품 산업의 대표적인 로비스트이자 독일식품법 및 식품학협회 BLL과 독일식품산업협회 BVE의 회장인 마티아스 호르스트도 있었다. 또 유럽식품안전청의 학자들 중 다수는 식품 기업들의 자문으로도 활동해왔다. 심지어는 심의 절차도 식품 기업들의 이익 대변 단체인 국제생명과학회 ILsi에 의해 마련되었다.

그런 이유에서 비판적인 학자들은 물론 식품 산업계도 연이은 각하 결정에 더욱 놀라워했다. 기업들이 주장한 건강에 대한 약속은 철회되었다. 유럽식품안전청 전문가들의 소견으로는 광고 내용을 학문적으로 뒷받침할 만한 확실한 근거가 없다는 것이었다.

이에 격분한 식품 업계는 로비스트 단체를 조직해 유럽식품안전청의 광고 심의에 맞서 싸울 태세를 갖추었다. 그렇게 해서 유럽식품안전청은 식품 산업의 증오의 대상이 되었고, 어마어마한 선임료를 받는 변호사들과 로비스트들의 중요한 표적이 되었다.

식품 업계의 입장에서는 갑자기 막대한 투자비가 수포로 돌아갈

지도 모르는 위기 상황이었다. 학자들이 광고 내용이 옳지 않다고 판단했다는 이유만으로 말이다. 그러나 모든 식품 기업은 바로 그런 미사여구를 성장의 발판으로 삼는다. 소비자들이 그런 약속을 믿고 비싼 제품들을 구입하기 때문이다. 바로 그런 이유에서 광고는 매우 강렬하고 인상적인 문구로 작성되고, 막대한 광고비를 들여 제품을 선전하는 것이다.

그러한 광고는 실제로도 효과를 발휘한다. 클라우스 프리드리히가 그 예를 보여준다.

클라우스 프리드리히는 항상 약한 심장 때문에 불안했다. 젊었을 때 회사를 운영하면서 많은 스트레스에 시달렸기 때문이다. 아내 말로는 그는 지독하게 부지런한 사람이었다. 두 사람은 프랑크푸르트의 한 대형 슈퍼마켓 계산대에서 만났다고 한다. 그들은 6주 후에 결혼했고, 자를란트의 장크트 잉게베르트에 집을 장만했다. 유럽의 다이아몬드 중심지인 벨기에 안트베르펜과 가깝다는 이유에서였다. 클라우스는 보석상이었고, 수년 동안 꽤 성공적으로 사업을 이끌었다. 그러다가 갑자기 병에 걸리면서 모든 일이 중단되었다.

클라우스 프리드리히는 항상 건강했지만 순전히 예방 차원에서 정기적으로 검진을 받았다. "늘 아무 이상이 없었습니다. 모든 것이 나이에 맞게 정상이었죠." 그는 특히 자신의 심장 상태를 염려했다. 그래서 1년에 두 번 심장 예방 치료와 크나이프 요법(독일의 제바스티안 크나이프가 개발한 치료법으로 온수와 냉수를 이용한 샤워, 목욕, 수중 운동, 마사지 등 물 사용에 중점을 둔다 – 옮긴이)을 받기 위해서 바트 뵈리스호

펜 요양지를 방문했다. 당연히 심장병 예방에 좋다는 식이요법도 엄격하게 병행했다. 거기에다 콜레스테롤 강하제도 복용했다.

그런데 몇 년 전에 처음으로 사건이 발생했다. 아직 살아 있었을 때 클라우스는 당시의 상황을 이야기해주었다. 문제는 하필 심장에서 발생했다. "낮은 산에 올라가는데 갑자기 숨이 가빠지면서 호흡 곤란이 왔습니다. 주치의를 찾아갔더니 큰 병원으로 가라고 하더군요. 그래서 종합병원을 찾아갔더니 담당의사가 말했습니다. '아무래도 병세가 아주 위독한 것 같습니다. 내일 아침에 바로 오세요. 심장관상혈관 두 개가 완전히 굳은 상태입니다. 즉시 수술을 해야 합니다. 이대로 경화가 계속 진행되면 사망에 이를 겁니다.' 저는 너무 놀라서 가슴이 덜컥 내려앉았습니다. 그러자 담당의사가 말했습니다. '프리드리히 씨, 너무 걱정하지 마세요. 저는 이 분야의 최고 권위자입니다. 제가 수술하면 살 수 있습니다.' 곧 수술 날짜가 잡혔고, 저는 대리석으로 된 수술대에 오른 제 모습을 보았습니다. 곧이어 제 몸이, 흉곽이 열렸습니다. 반짝이는 하얀 불빛이 보였습니다. 저는 더 나은 세계로 가는 중이었지요. 나중에 바인게르트너 박사는 우리에게 혹시 콜레스테롤 수치를 낮추는 마가린을 먹었냐고 물었습니다. 우리는 오랫동안 베첼 프로 액티브 마가린을 먹었습니다. 나중에 우리는 그 마가린을 쓰레기통에 던져버렸습니다. 바인게르트너 박사는 제게 관련 실험에 참가하겠냐고 물었습니다."

젊은 심장학자이자 심장 전문가인 올리버 바인게르트너Oliver Weingärtner 박사는 중요한 국제 전문지에 수많은 논문을 발표했다. 그는 클라우스 프리드리히가 수술을 받은 자를란트의 작은 도시인 홈부르크 대학병원에서 연구를 하고 있다. 홈부르크 대학병원은 대규모 의료 복합 건물이다. 약 100여 채의 건물과 5500명의 관련 종사자들, 병원과 연구소, 간호사 학교와 조산원을 비롯한 여러 학교, 드넓은 공원, 주거 지역, 우체국, 은행, 음식점, 심지어 교회까지 들어선 작은 도시 규모의 병원이다. 전 지역을 운행하는 버스 노선도 있다.

이 대학병원의 56번 건물 2층이 심장병동이다. 심장외과, 오른쪽 중환자실 바로 옆 첫 번째 방이 클라우스 프리드리히가 누워 있던 곳이다. 바인게르트너 박사가 연구하는 곳은 거기서 몇 건물 더 지나 40번 건물의 U 28, '심장학 연구실'이다. 바인게르트너는 당시 특정 식품첨가물과 그것이 심장에 끼치는 영향을 연구하고 있었다. 복도 옆으로 실험실들이 일렬로 들어서 있고, 그 안에는 컴퓨터와 복잡한 화학 장비들, 플라스크가 4개 달린 기구가 갖춰져 있다. 바인게르트너는 그 기구로 자신의 첫 번째 실험을 했다.

전 세계 수많은 사람들이 심장을 보호하기 위해 먹는 마가린에 들어간 특수 첨가물이 오히려 심장에 해를 끼칠 수 있다는 의심은 이미 오래전부터 불거졌다. 바인게르트너는 심장 전문의인 미하엘 뵘 Michael Böhm 교수로부터 그러한 의심을 추적해보라는 연구 과제를 받았다.

바인게르트너는 즉시 작업에 착수했다. 연구 계획을 세운 뒤 대학병원과 병원 외부에서 연구에 동참할 동료를 찾았다. 먼저 실험실을 담당하는 임상실험 의학과의 울리히 라우프스 교수를 만나 연구 과정을 설명했다. 그런 다음 심장외과의 한스 요아힘 셰퍼스 교수에게 위중한 심부전 때문에 수술을 받은 환자들의 심장판막을 연구할 수 있을지 문의했다. 바인게르트너는 그 이유를 이렇게 설명했다.

"베첼 작용물질이 심장에 쌓여 있는지 알고 싶었습니다."

바인게르트너는 베를린 카리테 병원의 뇌졸중 전문가들과 본 대학의 생화학자이자 약리학자로 스테롤 연구 권위자인 디터 뤼트요한 교수에게도 전화했다. 동시에 연구비를 지원할 대상도 물색했다. 결국 자를란트 대학이 연구 지원에 나섰고, 연구는 2년간 진행되었다.

바인게르트너는 먼저 플라스크가 4개 달린 기구로 쥐들의 정맥을 조사했다. 쥐의 혈관을 펼쳐 서로 다른 액체에 담가 '내피의 기능'을 확인하기 위해서라고 했다. 내피는 혈관의 내부를 싸고 있는 조직을 말한다. 이 부분에 가령 콜레스테롤이 쌓이면 기능에 장애가 발생하고, 혈액이 원활하게 흐르지 못한다. 바인게르트너와 연구팀이 쥐한테 베첼 프로 액티브 마가린에 들어간 첨가물 피토스테린을 먹이자 '동맥이 경화되는' 예상치 못한 일이 일어났다. 쥐들의 혈관에 상당량의 피토스테린이 쌓인 것이다. 바인게르트너는 쥐들의 심장도 조사했다. "우리는 이 피토스테린이 심장 조직과 심장관상혈관에도 축적되는지 알고 싶었습니다."

그 결과 피토스테린 첨가물을 먹인 쥐들의 혈관과 심장판막에는 실제로 그 물질이 쌓여 있었다. 피토스테린, 또는 피토스테롤은 식물성 스테롤이라고도 불린다. 바인게르트너는 피토스테롤이 심장 조직에 그렇게 많이 쌓여 있다는 사실에 깜짝 놀랐다고 말했다.

이는 우려를 자아낼 만한 충격적인 결과였다. 수많은 사람이 심장을 보호하겠다면서 바로 그 물질을 먹고 있기 때문이다. 클라우스 프리드리히도 그런 사람이었다. 식물성 스테롤은 베첼 프로 액티브 마가린과 콜레스테롤 수치를 낮추려는 다른 많은 제품들에 작용물질로 들어가 있다. 식물성 스테롤은 한마디로 예방 식품 사업의 히트작이었다. 대규모 제약 회사들도 그 물질을 공급한다. 미국의 거대 영농 기업들이 식물성 스테롤을 생산하고, 바스프BASF 같은 화학 기업이나 유니레버와 다논 같은 기업은 그것을 제품에 섞어 심장을 보호한다는 약속으로 제품을 선전한다.

그런데 전 세계 수많은 사람들이, 어쩌면 그 제품들 때문에 오히려 건강에 위협을 받고 있을지 모른다는 얘기다. 적어도 쥐를 통한 실험 결과는 그렇게 나타났다.

그러나 식물성 스테롤이 사람의 심장에도 축적된다는 사실은 아직 밝혀지지 않았다. 바인게르트너는 그것을 입증하기 위해서 심장 수술을 받아야 했던 환자 82명의 심장에서 그 첨가물이 축적되었는지를 알아내려고 했다. 실제로 수년간 베첼 프로 액티브를 먹은 사람들 중 10명의 심장에, 몸에 좋다는 그 물질이 쌓여 있었다.

바인게르트너와 동료 연구팀은 자신들의 연구 결과를《유럽심장저널European Heart Journal》,《미국심장학회저널Journal of the American College of Cardiology》등의 주요 국제 학술지에 발표했다. 바인게르트너는 말했다. "우리가 최초였습니다."

그러나 바인게르트너만 이 주제를 연구한 것은 아니었다. 그의 연구 결과는 자주 인용되었고, 다른 학자들도 비슷한 결과를 발표했다. 뮌스터 대학 게르트 아스만 교수의 연구에서는 식물성 스테롤로 인해 심근경색의 위험이 3배나 높아진다는 결과가 나왔다. 단 경색증의 위험이 있는 사람인 경우에 한해서인데, 원래 식물성 스테롤이 들어간 마가린은 바로 그런 사람들의 심장을 보호하기 위한 제품이었다. 이 연구는 전문가들 사이에서 '프로캠PROCAM(Prospective Cardiovascular Münster) 연구'로 알려져 있다. 핀란드, 캐나다, 폴란드에서도 동일한 결과가 확인되었다.

라이프치히 대학의 다니엘 토이프저 교수는 자신의 연구 결과를 토대로 마가린 첨가물과 심근경색 발병 위험 증가 사이의 연관성에 대해 경고했다. "우리는 우리의 연구 결과를 토대로 식물성 스테롤 같은 첨가물이 들어간 식품을 특별한 이유 없이 예방 목적으로 섭취하지 말 것을 권고합니다."

심지어는 식품의 위험에서 시민을 보호해야 하는 독일의 최고 관청도 식물성 스테롤을 함유한 베첼 프로 액티브 같은 제품에 대해 경고한다. 베를린의 연방위해평가원 BfR은 이렇게 말했다. "콜레스테롤 수치가 정상 범위에 있는 사람은 식물성 스테롤을 첨가한 식품을 섭취하지 말아야 한다." 그러한 식품들이 "건강에 부정적인 영향을 미칠 수 있기 때문이다." 그러나 연방위해평가원은 베첼 프로 액티브를 직접 거론하지는 않았다. 사람들이 심장을 보호하기 위해 구입하는 다른 제품들의 이름도 언급하지 않았다.

유럽연합도 베첼 프로 액티브 같은 제품이 건강에 해로울 수 있다는 사실을 알았고, 그 때문에 경고 지시를 규정했다. 유럽연합의 해당 규정(Nr. 608/2004)에는 이렇게 명시되어 있다. '어쨌든 생산품의 합성과 성분 표시는 소비자들이 식물성 스테롤 섭취를 3그램으로 제한할 수 있도록 해야 한다. (……) 콜레스테롤 수치를 낮추기 위해 약을 복용하는 환자는 의사의 지시에 따라서만 그 제품을 구입해야 한다. (……) 마지막으로 그 제품이 임산부와 5세 미만의 어린이에게는 적합하지 않다는 사실을 분명하게 적시해야 한다.'

해당 제품들에는 실제로 그러한 경고가 적시되었다. 그러나 연방위해평가원의 브리기트 니만에 따르면 "안타깝게도 그러한 경고는 읽히지 않습니다." 이는 경고 내용이 거의 읽을 수도 없을 정도로 작은 글씨로 쓰여 있거나 잘 보이지 않는 곳에 적혀 있기 때문일 수 있다. 에데카Edeka 슈퍼마켓의 베첼 제품 코너에는 경고 문구가 전혀 없다. 가령 주간지 《슈테른Stern》에 실리는 제품 광고 어디에도 경고 문구는 보이지 않는다.

그 때문에 베첼 프로 액티브처럼 콜레스테롤 수치를 낮추는 제품은 오히려 많은 소비자들의 건강에 위험 요소가 될 수 있다. 연방위해평가원의 설문 조사에 따르면 설문에 응한 응답자의 절반 정도만 콜레스테롤 수치가 높았다. 그중 36퍼센트는 배우자도 함께 그 제품을 먹는다고 했고, 29퍼센트는 아이들을 포함해 온 가족이 함께 먹는다고 했다. 응답자의 55퍼센트만 콜레스테롤 때문에 이 제품을 구매한다고 했다. 다른 사람들은 그저 평소 건강하지 못한 생활방식을 만회하기 위해서라고 했고, 어떤 사람은 맛이 좋아서, 어떤 사람은 광고 때문이라고 했다.

연방위해평가원은 베첼 프로 액티브나 유사한 제품을 구입하는 사람들 중에는 그 제품들 때문에 건강을 해칠 수 있는 사람도 있다는 사실을 알고 있다. 전 세계적으로 수많은 사람이 매일 위험한 상황에 있다는 사실도 잘 안다. 레베Rewe, 에데카, 리들Lidl 같은 대형 슈퍼마켓에서 물건을 구입하는 것 때문에 말이다. "연구 결과의 파괴력은 매우 큽니다." 연방위해평가원의 판단이다.

연방위해평가원은 건강에 대한 의식이 강한 사람들이 심장을 보호해준다는 마가린이나 유사 제품 섭취로 인해 오히려 위중한 심장병에 걸릴 위험에 노출되어 있다고 했다. 그러나 이 연구에서도 베첼 프로 액티브나 그와 유사한 제품들을 직접 거론하지는 않았고 다른 상표도 전혀 언급하지 않았다. 그래서 소비자들은 연방위해평가원이 무엇에 대해 경고하는지도 몰랐고, 그로 인해 계속해서 심장 보호 마가린 같은 제품의 위험에 내맡겨져 있다.

이처럼 식품의 위해성 여부를 감독하는 국가 기관이 활동에 제약을 받고 있다는 사실은 국민의 건강을 위협하는 또 하나의 위험 요소로 보인다. 연방위해평가원은 제품들의 위해 요소와 부작용에 대한 학문적 연구 결과를 면밀하게 조사한다. 그러나 그 결과를 국민들에게 알리는 수단은 매우 제한되어 있다. 소위 말하는 기능성 건강 제품들로 인한 위험이 생명을 위협할 수 있는 경우라도 그 제품들의 이름을 거론해서는 안 된다.

따라서 균형을 이루고 있는 상황이라고는 말할 수 없다. 기업들은 자기 제품이 가령 심장을 보호하는 효과가 있다면, 그 제품의 이름을 전 세계에 대고 떠들어댈 수 있기 때문이다. 그들은 거기에 필요한 수단 또한 갖고 있다.

거대 식품 기업들이 광고비로 지출하는 금액은 어마어마하다. 독일 유니레버가 지출하는 광고비만 해도 직원 750명을 거느린 연방위해평가원 총예산의 두 배가 넘는다. 유니레버는 목표 그룹들을 특별 관리하기 위해서 여러 홍보 에이전시를 고용하고 있으며, 이들은 회사를 홍보하는 광고를 통해 여성 잡지 《프로인딘Freundin》과 《브리기테Brigitte》, 또는 의학 신문 《에르츠테블라트Ärtzteblatt》 등의 편집국을 먹여 살린다.

그에 반해 정부의 위해평가원은 상대적으로 열악한 환경이다. "우리는 홍보 에이전시도 없고 광고를 해서도 안 됩니다." 연방위해평가원의 수잔 피아크 공보관의 말이다. 공보실에 근무하는 직원이 아홉 명인데, 그중 네 명은 파트타임 근무자라고 했다. 출판물에 책정된 예산은 1년에 20만 유로뿐이다. 상황이 이렇다보니 슈퍼마켓의 상품 진열대 앞에 선 소비자들은 막 손에 쥔 제품이 연방위해평가원이 사지 말라고 경고한 제품이라는 사실을 알지 못한다. 연방위해평가원은 원래 위험천만한 첨가물을 넣은 콜레스테롤 저하 식품들이 시장에 유통되면 안 된다고 판단한다. 그러나 그런 제품들은 이미 걷잡을 수 없이 쏟아져 나오고 있고, 평가원은 다국적 식품 기업들의 새로운 사업 모델에 대항할 힘이 없어 보인다.

시장에는 이미 첨가물이 들어간 유지방, 샐러드드레싱, 우유 혼합 음료, 치즈, 각종 소스, 빵, 요구르트가 넘쳐난다. 유럽식품안전청에는 건강강조표시 허용을 요구하는 70여 개의 신청서가 접수되었는데, 그중에는 코카콜라의 스테롤을 첨가한 과일 주스도 포함되어 있다.

따라서 머지않아 더 많은 사람이 클라우스 프리드리히와 같은 일을 겪게 되지 않을지 우려스럽다. 당시 심장 수술을 받은 클라우스 프리드리히는 아주 빨리 퇴원할 수 있었다. "요양할 필요도 없었고 다른 특별한 조치도 전혀 필요 없었어요. 남편은 상태가 아주 좋았고 달릴 때도 더는 통증을 느끼지 않았어요. 몇 년 동안 늘 그랬죠." 그러나 그의 몸은 이미 심하게 손상된 상태였다. 그 자신도 그런 사실을 알고 있었다. 클라우스 프리드리히는 죽기 몇 달 전에 이렇게 말했다. "나는 여전히 두렵습니다. 다시 경화가 발생할 위험이 있으니까요."

결국 모든 일은 순식간에 지나갔다. 일요일 저녁이었다. 부부는 텔레비전을 보고 있었다. 아내는 남편이 조금 이상하다는 느낌을 받았다. "저녁에 우리는 함께 욕실에서 나왔어요. 그때 남편이 말을 제대로 하지 못한다는 것을 알았어요. 웅얼거리는 소리만 냈지요. 저는 바로 주치의에게 전화했어요. 주치의가 10분 후 집에 도착했고, 남편이 뇌졸중을 일으켰다는 사실을 즉시 알아챘어요. 남편은 곧바로 병원으로 이송되었습니다. 매우 심한 뇌졸중이라고 하더군요. 남편이 살아남았다면 평생을 병상에서만 보내야 했을 거예요. 남편은 월요일 저녁 11시에 숨을 거두었습니다.”

클라우스 프리드리히의 정확한 사인은 불분명했다. “도무지 이유를 알 수가 없다고 하더군요. 주치의 말로는 심장판막과 관련되었을 가능성이 있다고 했죠.” 심장 수술로 인공 심장판막을 갖게 된 사람은 몇 년 뒤에 뇌졸중을 일으킬 가능성이 높았다. 심장판막에 경화물질이 쌓이기 때문에 다시 교체해주어야 한다. 바로 베첼 프로 액티브 같은 식품에 들어간 첨가물 때문이다. 클라우스 프리드리히를 죽음으로 몰아간 뇌졸중이 다년간 베첼 프로 액티브 마가린을 섭취한 후유증일 수 있다는 의혹이 불거졌다.

그러나 그것은 단지 의혹일 뿐이었다. “그것을 입증할 증거는 없습니다.” 바인게르트너 박사의 말이다. 당연히 그럴 수밖에 없었다. 몇 년 뒤에 발생한 뇌졸중은 완전히 다른 이유에서일 수도 있기 때문이다. 심장판막과 베첼 프로 액티브에 들어간 첨가물과의 관련성은 통계에 입각한 것일 뿐이었다. 바인게르트너 박사는 말했다. “직접적인 인과 관계는 입증되지 않았습니다.”

클라우스 프리드리히가 베첼 프로 액티브 마가린 때문에 희생을 당했는지 여부는 밝혀지지 않았다. 그러나 그 제품에 들어간 첨가물이 심장에 축적될 수 있다는 사실만큼은 분명하다.

그럼에도 불구하고 유니레버는 ‘베첼 프로 액티브 제품은 안전한 것으로 입증되었다’라는 입장을 대변한다. 그러면서 유럽연합 식품안전청에 건강강조표시 허용을 위해 제출해 ‘특별한 부작용이 없다'는 것을 보여준 자료들을 근거로 제시했다. 또한 그 첨가물이 소비자들에게 위험하지 않다는 연구 결과도 인용했다.

클라우스 프리드리히의 죽음은 머지않아 건강한 사람을 제물로 만들 수 있는 새로운 위험이 발생했다는 사실을 보여준다. 그 위험은 꼭 극단적인 형태로 드러나지 않을 수도 있다. 그러나 새로운 건강 제품과 영양제 중 많은 것들이 완전히 건강했던 사람을 병들게 할 수도 있다. 그들은 단지 건강한 섭생을 원했을 뿐인데 말이다.

건강에 좋다는 제품들의 부작용은 수없이 많고 매우 인상적이다. 그중 대표적인 것으로는 심근경색, 뇌졸중, 비만과 그로 인해 발생하는 관련 질병들, 골절, 불임까지 유발하는 성기능장애, 어린이들의 발달장애, 우울증, 자신과 타인에 대한 공격성 등을 꼽을 수 있다.

바인게르트너 박사는 소비자를 적절하게 보호하지 못하는 불충분한 법적 현실을 비판한다.

"각종 부작용이 명확하게 제시되지 않았습니다. 위험한 식품을 시장에서 퇴출시키는 시스템도 없습니다. 첨가물들이 인체에 미치는 작용에 대한 검증도 이루어지지 않습니다. 식품 산업에 대해 제약 산업과는 다른 법을 적용한다는 것은 잘못되었다고 생각합니다. 의약품과 마찬가지로 식품의 효능 연구도 최종적으로는 인체에 미치는 작용을 연구한 이후에야 분명히 밝혀질 수 있습니다."

인간이 지금까지 취급하지 않았던 새로운 종류의 첨가물들만이 문제가 아니다. 그와 더불어 오랜 역사가 흐르는 동안 효능이 입증되고, 몸의 원기를 북돋워주는 것으로 밝혀진 전통 조리법들이 점차 사라지고 있는 것도 큰 문제다. 시장은 새로운 제품들을 중심으로 확장되고, 그런 제품들의 광고가 점점 더 커지기 때문이다. 그래서 오랜 세월을 거쳐 입증된 예방책을 이용하지 못함으로써 건강을 해칠 수 있는 위험도 함께 커진다.

전 세계적으로 효능이 입증된 몇 안 되는 전통 건강식 중 하나로 닭고기 수프를 들 수 있다. 물론 그 조리법은 지역마다 다르다. 그중 간단한 방법을 설명하자면 다음과 같다.

먼저 큰 냄비에 수프용 닭을 통째로, 또는 조각으로 잘라 넣은 뒤 식용유를 조금 넣어 한동안 볶아준다. 그런 다음 고기가 잘 잠기도록 물을 붓고 끓이면서 거품을 걷어낸다. 거품을 걷은 뒤 생강과 마늘을 한움큼 잘라 넣고 약한 불로 2～3시간 정도 푹 익힌다. 불을 끄기 30분 전쯤에 양파 몇 개를 크게 썰어 넣는다. 나중에 체로 걸러내고 불을 끄면 완성이다.

이런 닭고기 수프가 건강식품을 만드는 다국적 식품 산업계에게서 환영받지 못하는 것은 당연하다. 학자들이 이런 수프를 연구해보면 실제로 매우 우수한 효과가 확인된다. 가령 감기에 걸렸을 때 할머니들이 처방해주는 민간요법처럼 말이다. 효능이 입증되고 나면 학자들은 그 수프에 들어 있는 작용물질을 찾아내려고 애쓴다. 최근에는 일본 연구가들이 건강에 좋은 영향을 주는 것으로 추정되는 두 가지

펩티드를 확인했다(장난처럼 보이겠지만 하나는 이름이 MNVKHWPWMK 이고, 다른 하나는 VTVNPYKWLP이다). 중국 학자들은 심지어 나노 입자 까지 찾아냈다.

그런데 그런 작용물질을 찾아내고 나면, 학자들이 그것을 따로 분 리해 인공적으로 만들어낸 뒤 식품 기업에 넘겨 상품화할 위험이 존 재한다. 그러면 닭도 변형이 된다.

인간의 유전자와도 조화를 이루고 효능이 입증된 건강한 조리법 이 식품 기업에 의한 대량 생산으로 바뀌고 있는 상황은 국민 건강 을 위협하는 위험 요소다. 새로운 제품들의 광고 효과가 막강한 데 다 많은 사람이 광고의 약속을 믿기 때문에 그러한 위험의 정도도 함께 높아진다. 특히 영원한 아름다움을 간직한 채 장수할 수 있다 고 약속하는 전문가들의 유혹은 더 막강한 힘을 발휘한다.

02

아름다운 삶의
예언자들과
그   들   의
비싼   처방전

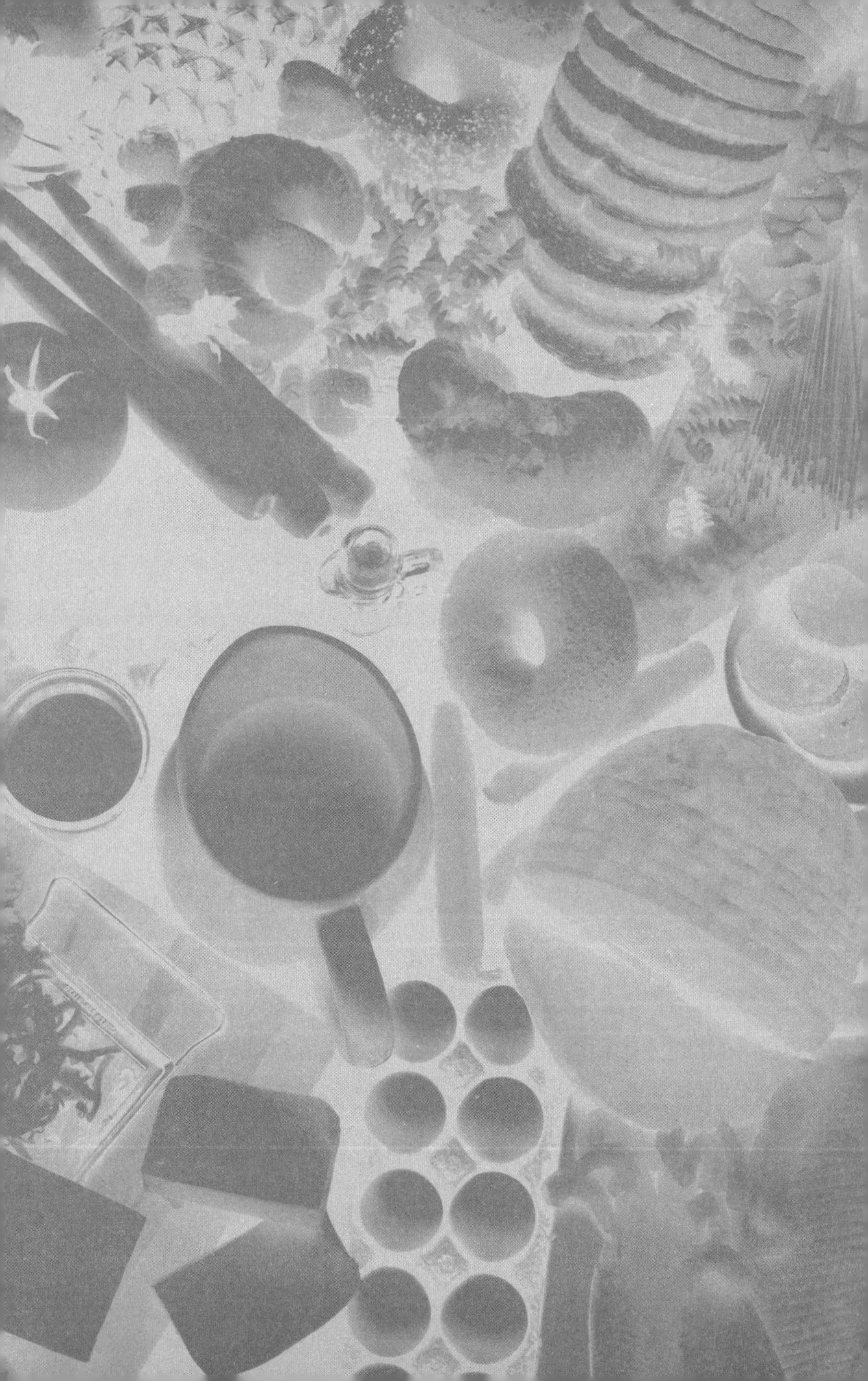

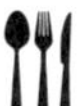

아 름 다 운 삶 의

예 언 자 들 과

그   들   의

비 싼   처 방 전

호숫가 바로 옆 호화 호텔은 연수를 하기에는 더없이 쾌적한 장소
다. 밀라노에서 동쪽으로 자동차로 1시간 30분가량 지나면 가르다
호수 근처에 인구 4300명의 작은 도시 파덴게가 나오고, 그곳에 릴
레 산테밀리아노 호텔이 있다. 낮은 기와지붕의 아담한 4성급 호텔
로 모든 시설이 더없이 세련된 곳이다. 테라스에서는 수영장과 호수
를 바라보며 기분 좋게 아침식사를 즐길 수 있다.

이날 이른 아침에는 호수 위로 검은 구름이 걸려 있고 가랑비가 내
렸다.

일행은 독일 각지에서 온 사람들이다. 호텔 앞 주차장에는 각기
다른 종류의 스포츠카들이 주차되어 있다. 포르쉐 여러 대와 재규어
카브리오, 메르세데스 벤츠 SLS 쿠페다. 여성들은 조금 말랐다 싶을

정도로 날씬했고, 한 여성은 거의 영국 모델 빅토리아 베컴처럼 보였다. 다들 편안한 복장으로 버뮤다 반바지, 치노 반바지, 치마와 폴로 티셔츠를 입었다. 젊은 박사들 중 한 남성은 시원한 카고 바지와 린넨 티셔츠 차림에 목에는 가볍게 숄을 둘렀다. 파란색 옷을 입은 여성은 루이뷔통 가방을 들고 있다. 아침식사가 끝난 뒤 1층에서 워크숍이 진행될 예정이다.

이들의 직업은 의사지만 이들을 찾는 환자들은 모두 건강하다. 단지 자기 자신과 삶이, 외모가 조금 불만족스러울 뿐이다. 이 의사들은 그런 사람들을 기꺼이 돕고 싶어 한다.

젊은 의사들은 이곳에서 아름다움과 장수에 대해, 그것을 위해 할 수 있는 일이 무엇인지 토론하려고 한다. 오늘의 이 모임은 독일 예방 및 항노화의학협회 GSAAM이 개최하는 워크숍이다. 젊은 의사들은 미용성형 의학 분야의 최신 동향을 알고 싶어서 이 자리에 모였다. 미용성형 의학자들은 어쩌면 앞으로 더 큰 의미와 영향력을 얻게 될 새로운 의학의 개척자들이다. 먼저 회장이 인사말을 한다. 키가 큰 은발머리 신사인데, 한때는 금발머리였을 것이다. 그 역시 편안한 휴가복 차림이다. 인사말을 마친 베른트 클라이네궁크 교수는 본격적으로 주름에 대해 설명했다. 주름의 종류가 얼마나 많은지 놀라울 지경이다. 코와 입 주위 주름, 미간 주름, 뺨 주름, 입가 주름, 잔주름 등등. 반가운 소식은 그런 주름을 없앨 수 있다는 사실이다.

클라이네궁크 교수는 여러 가지 주름 제거술도 소개했다. 해당 부위를 팽팽하게 펴주는 독인 보톡스와 주사제를 투입하는 필러 시술에 대해, 그리고 주름방지크림에 대해 설명했다. 그 밖에 피부 미용 사들이 아닌 진짜 의사들만 처방할 수 있는 호르몬에 대해서도 언급 했다. "우리는 처방전을 쓸 수 있습니다. 그 분야는 우리가 독점하는 시장입니다." 그는 앞으로의 사업 전망이 매우 밝다는 점도 지적했 다. "이 시장은 아주 큽니다." 기능성 크림만 보더라도 시장 규모가 120억 유로에 이른다고 했다. 클라이네궁크 교수는 앞으로 엄청난 가능성이 열려 있다는 사실을 재차 강조했다. 그는 나중에 합류하게 될 이 사업 분야의 개척자 요하네스 후버 교수와 공동 사업을 준비 했다. "이 길을 처음 시작할 때 후버 교수가 계셨습니다. 후버 교수 가 이리로 오신다니 더없이 반가운 일입니다."

의사들은 이미 해당 내용이 소개된 소책자를 받았다. 클라이네궁 크 교수는 위험이 따를 수 있다는 사실을 인정한다. "우리는 이미 변 호사들을 선임했고, 그들이 대응책을 준비하고 있습니다." 에스트로 겐이나 테스토스테론 등의 호르몬은 다루기가 무척 까다롭다. 그의 말대로 자칫 잘못하면 생식력이 떨어질 수 있기 때문이다. 그래서 의사들이 원래는 건강한 사람들에게 강력한 효과의 성분을 투여하 는 이 사업에서는 변호사들의 역할이 매우 중요하다.

편안한 휴가복 차림의 의사들은 의학의 달콤한 측면을 보여준다. 일상적인 업무에서 벗어나 있으면 그 안에 파묻혀 있을 때보다 더 아름답게 보인다. 이들은 사람들이 원하는 바를 들어준다. 사람들은 어쩔 수 없어서가 아니라 인생이 좀 더 아름다워질 수 있다는 생각 에, 또는 좀 더 오래 살기를 바라기 때문에 그들을 찾는다. 이들은 사람들이 평소에는 결코 생각하지도 못했을 욕망을 부추긴다. 항노화 의사들은 질병 예방의 개척자들이다. 이들은 새로운 건강식품들의 장밋빛 약속에 대한 본보기를 제공한다.

이 의사들은 새로운 학문 분야의 이른바 외판원들이다. 식품 산업과 제약 산업을 비롯해 미화와 수명 연장, 삶의 최적화에 관계하는 모든 분야에 새로운 수익원을 열어준다.

항노화 의사들은 기초를 마련하고, 새로운 약속의 길을 개척하며, 어느 정도는 안전하다는 환상도 퍼뜨린다. 그로 인해 수많은 사람이 아무 걱정 없이 새로운 약속을 믿고 따른다. 젊음과 변치 않는 아름다움을 유지하면서 살 수 있다는 약속은 너무나 매혹적이다.

아름다움을 말하자면 우선 외모부터 떠올릴 수 있겠으나, 의사들은 아름다움과 건강은 자연적으로 밀접하게 결합되어 있으며 진정한 아름다움은 내면에서 우러난다고 말하길 좋아한다. 교부 철학자 아우구스티누스Augustinus (354~430)도 건강은 '가장 뛰어난 미의 예술가'라고 했다. 건강은 내면에서부터 몸을 아름답게 한다고 했다. 아우구스티누스는 영양의 중요성도 강조했다. '자연스러운 아름다움을 위해서는 무엇보다 적당히 먹고 마시는 것이 필요하다. 그것이 육체를 건강하게 할 뿐만 아니라 아름다움도 발산하게 하기 때문이다.' 다만 그 아름다움은 '신으로부터 주어진 외형'의 한계를 벗어나지는 못한다.

항노화 의학 진영의 전사들은 이를 인정하려 하지 않는다. 오늘날 '신으로부터 주어진 외형'에 만족할 사람이 어디 있단 말인가? 항노화 의사를 찾는 고객들은 운명에 개입할 기회를 얻게 된다고, 클라이네궁크 교수는 말한다. 그들은 이렇게 말할 수 있을지 모른다. "나는 단순한 피조물만이 아니라 창조자이기도 하다." 그러므로 보다 높은 질서의 일부라고.

과거에 건강은 인간의 힘으로 어찌지 못하는 우주에 깃든 운명이었다. 각 시대의 정신적 입장과 시기와 지역에 따라 편차는 있었지만, 상위에 존재하는 권능이 지상의 만물을 조종하고 인간에게 행운과 불행을 보냈다. 인간을 상대로 놀이를 추구한 절대적 힘은 신들이었고, 고대 그리스의 경우 신들의 아버지 제우스가 그것을 이끌었다. 고대 이집트에서도 건강은 신의 선물로 여겨졌고, 병은 신들이 내린 징벌로, 외부로부터 아니면 나쁜 정령들과 마법 행위, 또는 벌레들에게서 비롯되었다. 그 신은 기독교와 유대교에는 하나님이고, 이슬람교에는 알라, 힌두교에는 카르마다. 과거에는 병이 생기면 신을 원망하고 신에게 한탄했다. 결국 건강과 수명을 결정하는 것은 유전자들이고, 오직 신만이 삶이 어떻게 흘러가고, 누가 병에 걸리고, 다리가 부러지고, 얼마나 오래 살지 안다고 생각했다. 사람들은 지금까지 그렇게 생각했다. 또는 내 생명은 신의 손 안에 놓여 있다고 말했다. 중요한 것은 신이었고, 건강은 신에 달려 있었다.

오늘날에는 건강이 대안 종교다. 아름다움, 건강, 영원한 젊음은 새로운 우상 숭배의 대상이 되었다. 향과 촛불, 영생에 대한 갈망의 분위기가 풍기고, 적어도 조금 더 아름답게 조금 더 오래 살고 싶어 하는 욕망을 느낄 수 있다. 항노화 의사들은 몸을 가장 성스러운 것으로 여기는 새로운 숭배 의식을 주관하는 대제사장들이다. 그들 스스로 자신들을 항노화의 주교이고 추기경이라고 말하며, 후버 교수를 그들의 '교황'이라고 칭한다.

그들은 항노화 의학을 설명하기 위해 고대 신전의 모습을 선택했으며, 그 신전은 7개의 기둥을 근거로 한다. 그 기본 요소로는 건강한 생활방식, 균형 잡힌 영양 섭취, 정신적 균형을 꼽을 수 있다. 거기에 보다 강력한 무기들로는 비타민과 영양제 보충과 호르몬 요법, 마지막으로 미적인 항노화 방법인 수술과 주사제 투입이 있다.

인간에게는 아름다움에 대한 권리가 있다는 주장도 제기되었다. 네덜란드 우트레히트 대학 윤리학 연구소의 마르쿠스 뒤벨 교수는 '행동 능력이 있는 인간'이 된다는 것은 '도덕적 선'이라고 했다. 그래서 한 인간이 자신의 외모를 사회적으로 낙인찍힌 것으로 체험한다면, 그것을 바꾸려는 욕구가 배척되어서는 안 된다는 것이다.

의학은 새로운 영역으로 과감히 나아갔다. 지금까지는 질병 치료를 통해 성공적으로 수익을 올렸다면, 이제 새로운 사업 시장을 개척했다. 기능을 고치는 대신 최적화시키는 것이다. 이제는 단순히 예방이 아니라 삶에 대한 자신의 생각을 실현하는 것, 삶을 디자인하는 것이 중요해졌다. 독일 비텐-헤르데케 대학의 마티아스 케트너 실천 철학 교수는 '소원 성취 의학'이라는 개념을 처음으로 사용했다. 과거의 의학은 '치료의 이념 아래 환자를 돌보는 것이 핵심 사업인 완치 의학'이었다. '그에 반해 소원 성취 의학은 의학적 지식과 능력을 환자 치료의 객관적인 목적을 넘어서는 개별화된 목적에 사

용한다. 소원 성취 의학은 건강한 사람들의 건강에 집중한다.'

희망 콘서트로서의 의학은 무궁무진한 가능성을 열어준다. 항노화 의사들은 아름다움과 수명 연장이라는 모든 유혹을 동원해 무대를 세우고, 이미 소원을 들어줄 채비를 갖추고 있는 최적화 산업의 품으로 고객들을 몰아댄다. 이 산업 분야는 전 세계에서 열리는 국제 박람회에 제품을 출시한다. 그들은 프랑크푸르트, 마드리드, 상파울로, 상하이 등지에서 더 나은 삶과 더 아름다운 인간에 대한 비전을 전파한다.

고속도로 옆 국제공항과 바로 연결되어 있는 이곳 제네바 팔엑스포 건물에서도 마찬가지다. 평소 팔엑스포의 거대한 전시장에서는 국제 모터쇼가 열린다. 지금은 의학 및 제약 산업계가 생각하는 더 나은 삶에 대한 이상을 소개하는 박람회도 열린다. 각종 영사물과 사진, 비디오들이 황홀할 정도로 아름다운 삶의 희망을 보여준다. 환하게 웃는 어머니와 아버지들, 눈도 건강하고 심장도 건강한 영리한 아이들, 건강한 뼈를 가진 건강한 사람들, 우산을 쓰고 있는 건강한 아이들, 스키복을 입고 노익장을 과시하는 노인들, 행복한 노년을 즐기는 여성과 남성들. 날씬한 아시아 사람들은 살 빼는 알약을 선전한다. 세계화된 시대의 세계화된 시장이기 때문이다. 관련 산업계는 식품을 개선하는 첨가물들 덕분에 삶이 더 좋아지고 아름다워지고 행복해질 수 있으며, 무엇보다 오래 살 수 있다는 믿음을 심어주려고 한다. 식물성 스테롤과 비타민, 어유, 유산균 생산자들은 그런 첨가물들이 새로운 세계를 가능하게 해준다고 선전한다.

향수 원료와 방향성 물질을 생산하는 짐리제Symrise는 똑똑하게 해주는 첨가물을 소개한다. 글루탐산나트륨과 인공감미료 아스파탐을 생산하는 일본 기업 아지노모토Ajinomoto도 참가했다. 덴마크 첨가물 업체인 다니스코Danisco는 굉장히 넓은 전시장을 차지하고 있다. 다니스코는 날씬하게 해주는 첨가물과 장 활동을 극대화시키는 건강한 유산균을 제공한다. 나아가서는 '우리는 여러분의 심장을 건강하게 해줍니다'라고 광고한다. 다니스코도 식물성 스테롤을 생산한다.

세계 최대의 종합 화학 회사인 바스프BASF도 식물성 스테롤을 판매한다. 바스프는 건강식품 분야에 진출해 놀라운 혁신을 이루었다. '인간 영양 글로벌 사업' 분야의 책임자인 마시모 아르마다는 바스프가 식품 산업 제품에 '쾌감 인자'를 보충하는 해결책을 제공할 수 있을 거라고 말한다. 바스프는 건강식품 분야를 새로 발견했고, 기막힌 말장난 같은 신조어로 '뉴트리션Newtrition TM'이라는 상표를 만들어냈다. 영어 단어 'New'와 'Nutrition'을 합성해서 만든 것이다. 광고 문구는 '먹어라. 느껴라. 살라'이다.

바스프는 식품 산업에 원료만 제공하는 것이 아니다. 이제는 건강의식이 강한 능동적이고 활기찬 사람들을 위한 완성품도 직접 생산하며, '바스프 뉴트리션 - 건강한 결정'이라는 광고를 통해 선전한다. 바스프는 속도 면에서도 건강한 영양을 현대의 시간에 적응시켰다. 그래서 마시기만 하면 곧바로 날씬해지는 제품 '셰이프 업Shape Up' 앰플을 만들었다. 바스프의 광고에 따르면, 이 제품은 '실용적이면서도 맛있는 무엇인가를 찾는 바쁜 현대인이 건강을 위해 할 수 있는 이상적인' 대안이다.

1회용 스틱 형태로 나오는 제품들도 소비자에게 건강보충제를 실용적으로 제공하는 지적인 구상이다. 건강에 유익한 작용물질을 가루로 만들어 작은 봉지에 담는 것이다. 이런 형태로 나오는 비타민과 오메가-3 지방산을 소비자들은 바로 입안에 털어 넣으면 된다. 심장을 보호하는 '웰니스@하트Wellness@heart' 제품도 마찬가지다. '혈중 콜레스테롤 수치를 떨어뜨리고 싶은 사람은 베가퓨어Vegapure 상표의 식물성 스테롤 제품을 좋아할 것이다. 작은 봉지에 들어 있고 밀감 맛이 난다.' 맛이 아주 좋고 복용하기도 편리하다.

이런 제품들과 광고는 소비자를 유혹한다. 작은 봉지를 꺼내서 바로 입에 넣기만 하면 건강해진다고 하니 말이다. 그처럼 간단하게 질병을 예방할 수 있다면 병에 걸린 사람은 모두 자기 잘못 때문에 그리 되었다는 얘기 아닌가. 그러하니 건강 검열 경찰 앞에서 자신을 변호해야만 할 것이다. 건강 검열 경찰은 모두가 자기 건강을 위해 최선을 다하고 있는지 예방 상태를 감독한다. 그것을 거부하는 사람은 유죄 판결을 받는다. 예방을 하지 않았기 때문이다. 자기 건강과 사회에 책임이 있으며, 그와 함께 건강보험료 상승에도 어느 정도 책임이 있기 때문이다.

물론 건강 검열 경찰이란 없다, 아직은. 오래전 계몽주의 시대에 나온 구상일 뿐이다. 가령 마지막 만능 천재로 여겨지는 고트프리트 빌헬름 라이프니츠Gottfried Wilhelm Leibniz(1646~1716)도 그런 생각을 했다. 그는 '모든 인간은 이성적인 삶을 이끌어갈 능력을 갖고 있다'

고 했다. 라이프치히에서 태어난 라이프니츠는 유럽 전역에서 활동했다. 질병 예방의 완전화를 위해 건강 검열 경찰이 필요하다는 주장은 그의 수많은 구상 중 하나였다. '아침에 일어나면 떠오르는 생각들이 너무 많아서 그것을 기록하는 데 하루가 부족할 지경이다.'

라이프니츠는 유명한 철학자이자 과학자였고, 계산기와 풍속 측정 기구를 만들었으며, 잠수함 설계도와 자물쇠 개선안을 만들었다. 그 밖에도 광산에서 채굴된 광석을 운반하는 데 이용하는 체인을 개발했다. 또한 수학의 역사에도 교대급수 수렴 판정법(라이프니츠 판정법)과 라이프니츠 수열의 발견자로서 이름을 올렸다. 라이프니츠는 세속법과 종교법의 박사이기도 했다. 그의 질병 예방 계획은 그것과 연관된 것으로 보인다. 그에게 건강은 '세속의 모든 재물 가운데 가장 귀중한 것'이었고, 건강을 유지하는 것이 예방의 과제였다. '예방하는 의학의 기초가 세워지기만 해도 우리의 고통은 별다른 어려움 없이 퇴치될 수 있을 것이다.'

라이프니츠는 '건강고해성사'의 발명가였다. 그것은 의사 앞에서 행하는 고백이다. 의사는 건강 검열 경찰의 중심인물이며 한 인간의 전체 생활 태도와 식이요법에 따르는 생활 방식을 책임진다. 라이프니츠는 식품에 대한 감시도 의사에게 맡기려 했다. 의사의 다양한 경험은 문서로 기록되어 보관되어야 하며 모든 학문적 실험도 기록되어야 한다. 마지막으로 라이프니츠는 모든 주민에 대한 예방 검사를 정기적으로 실시해야 하고, '일반적인 건강고해성사'도 실시해야 한다고 요구했다.

다른 사람들도 건강 검열 경찰 설립을 선전했다. 전체 6권짜리 저서 《완전한 의학 경찰의 체계》(1779~1819)를 쓴 독일 의사 요한 페터 프랑크Johann Peter Frank도 그중 한 사람이었다. 최근에는 독일 제2공영방송 ZDF가 그러한 주장을 제기했다. ZDF는 '건강 경찰'이라는 프로그램에서 라이프니츠의 '건강고해성사' 착상을 되살렸다. ZDF 방송은 프로그램을 요약해서 보도했다. '일찍부터 눈에 띄게 늙는 것에 대한 두려움이 크다.' 이런 경우에 건강 경찰이 도움이 될 수 있다는 것이다. 건강 경찰이 예고 없이 찾아와 불편한 질문을 던진다. "당신은 건강하게 늙어갈 수 있도록 생활하고 있습니까? 당신의 인생을 바꾸려 할 때 문제가 되는 것은 무엇입니까? 그것을 어떤 방법으로 시도하고, 장기적으로는 어떻게 성공할 수 있습니까?" 이것이 건강고해성사의 기본적인 질문이다. 라이프니츠의 구상과 마찬가지로 건강 경찰의 지휘 책임은 의사에게 있다. 여성 의사면 더 좋다. 의사는 전 출격대를 대동하고 이동한다. "불시에 나타나서 이동 실험실에서 참가자들의 건강 상태를 현장에서 바로 검사한다." 검사한 뒤에는 결과가 따른다. 참가자들은 개선을 약속해야 하고 건강 경찰의 규정에 따라 생활 태도를 바꾸어야 한다. 그들은 100일 동안 건강 경찰의 감독을 받는다. "결국에는 성공이냐 실패냐가 분명하게 드러난다."

성공이냐 실패냐. 건강을 운명으로 생각하고, 개인에게 모든 책임을 돌리지 않았던 과거에는 그것이 간단했다. '병은 운명이 아니다.' 오늘날에는 이렇게 말한다. 이 말은 그럴듯하게 들린다. 그러나

병과 노화 현상을 예방할 수 있는 가능성이 더 많을수록 실제로 그렇게 해야 한다는 압박감은 더 커진다.

항노화 의사들에게 이는 더없이 환영할 만한 일이다. 그들은 준비가 되어 있다. 정오 무렵 가르다 호숫가 워크숍에 참석한 일행에게 후버 교수가 도착했다는 소식이 전해졌다. 오전에는 호수 위로 구름이 걸려 있고 가랑비가 내렸다. 정오가 되자 날이 화창해지면서 매혹적인 풍경이 펼쳐졌다. 눈부시게 빛나는 파란색 풀장이 보였고, 야자수와 지중해소나무, 파란 비치파라솔과 파란 하늘이 모습을 드러냈다. 이제는 산도 보였다. 모터보트들이 호수 위를 가로질렀다. 산들바람이 불었다. 사내아이 둘이 풀장에서 물장구를 치며 놀고 있다. 아이들의 어머니는 비키니 차림으로 풀장 모서리에 걸터앉아 아이들을 지켜본다. 풀장 주변에는 장미 덩굴이 높이 자라 있다. 항노화 의사들은 그 위쪽 테라스에 앉아서 비타민 E와 혈압강하제에 대해 담소를 나눈다. 간단한 다과가 준비되어 있다.

마침내 모습을 드러낸 요하네스 후버 교수는 퍽 수수해 보였다. 빈 의과대학 교수인 그는 빈에서 바로 이곳으로 왔다. 후버 교수는 무척 바쁜 사람이다. "6월에만 벌써 세 번이나 로마를 방문했습니다. 매주 어디선가 강연을 하지요." 그는 호르몬과 유전자, 노화의 종말에 대한 책을 집필하고, 《뉴잉글랜드 의학저널New England Journal of Medicine》 같은 저명한 학술지에 논문을 발표한다.

"여러분 모두 잘 알고 계실 테니 더 이상 설명할 필요 없겠지요? 빈에서 오신 후버 교수입니다!" 행사 책임자 중 한 명이 그를 소개했다. 후버 교수는 오후 3시부터 강연을 시작했다. 그는 준비된 연단에 서서 노트북 컴퓨터를 열고는 차분한 어조로 말을 이어갔다. 중간에 누군가 질문을 하면 매혹적이고도 경쾌한 태도로 대답했고 찬사를 아끼지 않았다. 항노화 의사들은 서로에게 퍽 상냥하고 주름살도 별로 없다. 후버 교수는 새로운 의학에 대해 말했다. "이는 우리가 대학에서 배웠던 의학이 아니라 완전히 새로운 의학입니다." 그는 항노화에 관한 최신 연구 동향에 대해서도 설명했다. 식품이나 실험실에서 얻은 물질로 암을 예방하는 화학 예방Chemoprevention이 그것이다. "누구나 일정 나이가 되면 자기 안에 악성 종양을 갖게 됩니다. 가령 유방암이 있습니다. 유방암은 여성의 몸에서 20년 전부터 자라기 시작하지만 암에 걸린 여성은 그런 사실을 모릅니다. 발견되지 못하게 하는 것들이 너무 많으니까요. 그러다가 뭔가 발견되면 그때는 이미 너무 늦은 경우가 많습니다. 그런데 이제 암의 초기 단계를 알 수 있는 방법이 있다면, 그것을 막을 적합한 물질이 있다면 어떨까요? 분명히 도움이 되는 간단한 것이라면, 그것은 더없이 매혹적인 가능성이겠지요."

가령 암을 예방하는 데 쓰이는 치료제 DFMO (Difluormethylornithine)를 들 수 있다. 요하네스 후버 교수는 슈퍼 과일에 관한 미국 학자들의 최신 연구 결과를 보고했다. 또 브로콜리, 콜리플라워, 사보이 양배추, 래디시, 무, 마늘, 생강 등 몸에 좋다는 11가지 채소를 언급했다. 이어서 브로콜리에 함유된 설포라판Sulforaphane 같은 다양한 작용물질의 효능과 무에 들어 있는 미로시나아제Myrosinase 효소, 이

노시톨Inositol, 비타민 B2, 콩과 식물들의 항암 효과에 대해서도 설명했다.

그는 과일이 후성유전학Epigenetics에 영향을 주었다고 했다. 후성유전학은 유전자의 조절 변화를 연구하는 새로운 학문이다. 후버 교수는 이미 후성유전학에 관한 책도 썼다. 그는 다시 토마토에 함유된 리코펜lycopene 성분을 언급하면서 남성호르몬이 많은 토바고 남성들을 상대로 진행된 연구 결과를 예로 들었다. "전립선을 건강하게 유지하려는 남자는 리코펜과 커큐민Curcumin을 섭취해야 합니다." 후버 교수는 그런 식으로 각각의 작용물질과 성분을 나열했다. 효능이 입증된 성분들은 상당수에 달한다. 그러나 혈액 수치상으로만 그럴 뿐 인체에 대한 효능이 입증된 것은 아니다. 모든 것이 매우 복잡하게 들리지만 후버 교수는 관련 분야에 정통한 사람이다. 그래서 11가지 채소와 영양제 몇 알만 먹으면 간단하게 해결될 것처럼 들린다. 게다가 모든 것을 쉽게 구입할 수도 있다.

그러나 그 성분들이 그것을 구입하는 사람들에게 실제로 도움이 되는지, 오히려 해가 되는 것은 아닌지는 분명하지 않다. 다만 해당 산업 분야를 먹여 살린다는 사실만큼은 분명하다. 후버 교수도 그 분야에서는 중소기업가이기도 하다. 그는 오전에는 항상 빈 대학에 있지만 오후 3시부터는 항노화 의사로서 프린츠 오이겐 거리 16번지에 있는 자기 병원에서 일을 본다. 중간층이 있는 고급스런 건물 2층이 그의 병원이다.

여기 모인 의사들 모두 자기 사업을 하고 있다. 후버 교수는 항노화 협회 회장인 클라이네궁크 교수와 공동으로 회사를 설립했다. 클라이네궁크 교수도 그 사업과 별도로 '유로메드 클리닉'의 부인과 원장을 맡고 있다. 가르다 호수 호텔에서 피부와 피부를 팽팽하게 하는 비타민제에 대해 이야기한 피부과 의사 에바 마리아 마이겔은 함부르크에 있는 '아름다운 피부과학 및 분자교정 미용학 센터'에서, 다른 말로 하자면 '스킨케어' 센터에서 일한다.

세상을 아름답게 하고 수명을 연장하는 데 종사하는 사업은 그 규모가 엄청나다. 거대 기업들도 앞장서서 그 사업을 추진한다. 가령 음식 문화의 세계 중심지 파리에 자리 잡은 다논 연구 센터에서는 세계 25개국에서 모인 연구진 750명이 새로운 식품을 연구하고 있다. 마가린을 생산하는 유니레버는 네덜란드 블라딩엔에 '구조화된 유화제 연구 센터'를 열었다. 225명의 연구진이 그 연구 센터와 머스터드의 중심지인 프랑스 디종, 미국 뉴저지의 잉글우드 클립스 연구소에서 유니레버를 위해 일하고 있다. 그들은 계속해서 경색에 효과가 있는 제품 개발에 매달리고 있다. 스위스 로잔에서 8킬로미터가량 떨어진 마을의 제네바 호수 근처에는 네슬레의 연구 센터가 자리 잡고 있다. 네슬레는 로잔에도 지역 대학과 공동으로 '건강 과학 분야 세계 최고 수준의 연구소'로 성장할 연구소를 설립했다.

네슬레는 미용 분야에까지 진출했다. 네슬레 연구자들은 프랑스의 세계적인 화장품 기업인 로레알L'Oréal의 연구진과 공동으로 새로운 제품을 개발했다. 그들은 '네슬레와 로레알의 연구가들이 아름다움의 미래를 발전시킨다'는 모토 아래 미용 보조식품을 출시했다. 두 기업의 공동 투자로 설립된 회사의 이름은 이네오브Innéov이다. 이네오브는 비듬을 방지하는 '이네오브 건강한 머리카락 SD', 태닝 제품인 '이네오브 인텐시브 선 안티옥스'를 비롯해서 피곤하고 지쳐 보이는 피부에 생기를 주는 제품과 다리가 붓는 것을 막아주는 제품까지 내놓았다.

멋진 계획이 아닐 수 없다. 제품에 들어간 첨가물도 쉽게 알 수 있다. 가령 남성용 탈모 방지용 제품에는 대표적인 에너지 음료 '레드불Red Bull'에 함유된 작용물질 중 하나인 타우린이 들어가 있다. 녹차에 함유된 폴리페놀 성분도 포함되어 있다. 실제로 녹차는 거의 모든 측면에서 유익하다. 포도씨에 함유된 폴리페놀과 지중해소나무에서 추출한 식물성 스테롤도 들어가 있다.

식물성 스테롤은 심장을 보호하려는 목적으로 마가린에 첨가했지만 혈관을 막은 바로 그 성분이다. 독일연방위해연구소가 섭취하지 말라고 권고했던 바로 그 첨가물이다. 그런데 그 성분이 인체에 해롭지 않으면서 탈모에 좋다고 첨가된 것이다.

위험에 대한 경고 문구는 적혀 있을까? 첨가물로 사용해도 좋다고 허용한 기관은 어디였을까? 네슬레는 식물성 스테롤을 '인간이 섭취하기에 안전한' 첨가물로 분류한 유럽식품안전청의 결정을 환기시켰다. 연방소비자보호청과 식품안전국에는 제품 판매를 시작하기 위해 해당 상표의 샘플을 제출했다고 했다. 그 밖에도 이네오브 측은 다음과 같이 확신했다. "우리는 임상 연구에서 효능을 시험했고, 제품을 판매하기 전에 이네오브의 모든 제품에 대한 세심한 안전성

평가를 실시했습니다." 따라서 위험에 대한 경고 문구가 있을 리가 없었다.

건강한 섭생, 더 오래 지속되는 아름다움, 영원한 젊음을 약속하는 묘약들의 새로운 세계에는 분명 숨겨진 위험 요소들이 있다. 하나같이 툭 불거진 두툼한 입술을 가진 상류층 자녀들, 끝없는 가슴 확대 욕망으로 어느 날 마지막 수술에서 더 이상 깨어나지 못한 한 포르노 배우는 단지 눈에 보이는 희생자들일 뿐이다.

세상에 나오기도 전에 추려지는 태아도 그 새로운 세계의 희생자들이다. 출생 전 진단을 통해 다운증후군이라 불리는 트리소미 21을 가진 태아의 96퍼센트는 낙태된다. 장애아를 낳는 것이 무책임한 일이라도 되는 것처럼 말이다. "자라는 생명도 상품과 마찬가지로 취급되고 있습니다. 생명을 주문하고 검열하고 주문을 취소하고는 지워버리지요." 프라이부르크 대학의 생명윤리학자인 조반니 마이오 교수의 말이다.

인간은 새로운 가능성의 제물이 되었다. 인간은 과거보다 더 자유로워졌고 자기 삶을 스스로 결정할 수 있다. 건강을 검열하는 경찰은 실제로는 존재하지 않는데도 환자들은 자신이 병에 걸린 상황을 변명해야 한다는 압박감을 갖는다. 마이오 교수는 이렇게 말한다. "병에 걸린 사람은 잠재의식 속에서 왜 자신의 건강을 소홀히 했냐는 질문을 받는다고 느낍니다."

건강한 사람도 자기를 변명해야 할 책임을 느낀다. 병에 걸리지 않게 예방해야 한다는 압박감에 시달린다. 가령 흰머리가 많은 사람은 왜 염색하지 않느냐고 스스로에게 물어야 하고, 주름이 있는 사람은 보톡스 주사로 주름을 없앤 이웃집 여성과 자신을 비교하지 않을 수 없다. 고기에 붙은 기름을 먹는 사람은 자신을 다이어트의 죄인으로 보게 된다.

인간은 창조자로서 자기 몸을 자유롭게 다루려고 하지만 오히려 몸을 통제할 힘을 잃게 된다. 통용되는 규정에 따라 건강한 생활 태도와 건강한 섭생을 지키고 새로운 요구들을 만족시키려 할수록, 자신의 몸이 외부의 영향에 좌우되기 때문이다. 폴란드 사회학자 지그문트 바우만에 따르면 예전 사람들의 몸은 '생산자의 몸'이었다. 노동자들은 몸이 강했던 반면에 재봉사들은 허약했다. 그런데 오늘날은 대부분이 '소비자의 몸'을 갖고 있다. 소비자의 몸은 시장에서 공급하는 제품들에 의해 몸의 형태와 구조가 만들어진다. 각 기업이 특허를 낸 성분들이 몸 상태를 결정하는 것이다. 인스부르크 영양의학자 막시밀리안 레도초프스키는 이렇게 말한다. "우리는 앞으로 네슬레형 인간, 크래프트 식품형 인간이 나오리라는 점을 예상해야 합니다."

규정에 따라 질병을 예방하는 식생활에 충실하려는 사람은 자신의 몸을 현재 통용되는 규정(콜레스테롤 수치, 비타민, 장내 세균)에 종속시키고 해당 제품들을 섭취해야 한다. 식이요법 규정을 둔 오늘날의 건강 종교는 현재의 학술적 연구 결과에 따라 '청정한' 것을 정해 정확한 식사 계율을 발표한다. 거기에는 보통 저지방 식사, 표준 혈액 수치, 영양소 수치가 포함된다. 이른바 건강에 유익하다는 새로운 건강식품은 이 표준 수치를 근거로 삼는다. 그 수치는 건강을 위협하는 새로운 위험의 토대이기도 하다.

건강한 사람이 자신에게는 전혀 부족하지도 않은데 효능이 매우 강한 중요 성분을 섭취한다면, 그 성분은 신체의 균형에 해를 끼칠 수 있다.

유럽 항노화 협회의 교황으로 여겨지는 후버 교수 자신은 그러한 표준 수치에 대해 놀라울 정도로 무심하다. 또 오늘날 존재하는 뛰어난 기술적 가능성도 이용하지 않는다. 강연을 마친 후버 교수는 호텔 테라스에 앉아 가르다 호수를 바라본다. 그는 자신에게 좋은 것이 무엇인지 당연히 알고 있고, 조금은 우쭐해하는 측면도 있다. 그는 키 180센티미터에 몸무게는 78킬로그램이다. 몸무게가 너무 많이 나가서 72킬로그램까지 살을 뺄 생각이라고 했다. 그 역시 외모의 아름다움을 유지해야 한다는 압박감을 느끼는 걸까? "좋은 본보기를 보이고 싶습니다. 그런데 최근에 머리카락이 너무 빨리 희어져서 조금 걱정입니다. 한 2~3년 전부터 그런 것 같습니다."

후버 교수는 크리스티앙 디오르의 회색 양복에 황금빛 커프스단추가 달린 줄무늬 셔츠를 입었고, 거기에 어울리는 빨간색 넥타이를 맸다. 신발도 값비싼 제품을 신었다. 손에는 오래된 밀리우스 시계를 차고 있다. 그는 그 시계가 특별한 것은 전혀 아니라고 말한다.

"시계나 자동차로 나를 규정하고 싶지는 않습니다."
"자동차는 어떤 것을 타시는지요?"

"메르세데스 벤츠 S클래스입니다. 하지만 안전을 고려해서 가장 작은 형으로만 탑니다."

"후버 교수님은 건강을 위해서 무엇을 하십니까?"

"더 오래 살기 위해서 무엇을 하냐고요? 소식을 하고 가능하면 저녁은 먹지 않는 것 외에는 특별히 없습니다. 소식은 수명을 연장하는 유일한 방법입니다. 빈의 쾨니히 추기경을 통해 그런 생각을 갖게 되었습니다. 쾨니히 추기경은 저녁에는 아무것도 먹지 않는다고 하는데, 지금 아흔여덟 살이 되셨지요. 디너 캔슬링Dinner Cancelling 방법입니다. 처음에는 저녁 10시면 통증을 느낄 겁니다. 위통과 두통이 따르지요."

"그 밖에 다른 것은 없습니까?"

"녹차를 많이 마시고 마늘을 먹습니다. 매일 10분간 명상을 하고 25분 동안 운동을 합니다. 달리기를 하죠."

"유전자 검사는요?"

"난 정신이 멀쩡한 사람입니다."

"전립선 검사는 하십니까?"

"그럴 필요가 없습니다."

"특별히 섭취하시는 비타민이 있습니까?"

"없습니다."

"더 필요하다고는 생각하지 않으시나요?"

"그럴 필요는 없습니다."

"어떻게 알 수 있습니까?"

"내 속에서 그렇게 말하니까요."

"다른 영양제는요?"

"유일하게 오메가-3 지방산을 섭취합니다. 그 밖에는 진화 과정을 통해 생겨난 것, 즉 자연 식품들을 섭취하면 다른 부작용을 염려하지 않아도 될 겁니다."

전혀 뜻밖의 말이었다. 진화는 후버 교수 같은 빈 사람에게 '비너 슈니첼' 같은 음식을 선사했다. 오스트리아식 커틀릿 요리인 비너 슈니첼이 건강에 미치는 영향은 아직 연구되지 않았다. 그러나 이 음식이 맛도 좋고 몸에 좋다는 사실은 이미 국경을 넘어 널리 알려졌다. 빈에서는 송아지 고기만으로 만드는 비너 슈니첼의 조리법은 다음과 같다.

얇게 저민 송아지 고기를 소금과 후춧가루로 간을 한 뒤 밀가루에 묻힌다. 계란을 풀어 잘 저어준 뒤 밀가루 묻힌 고기를 충분히 담갔다가 꺼낸다. 마지막으로 양쪽에 빵가루를 묻힌 뒤 프라이팬에 버터를 두르고 중간불에서 노릇노릇하게 굽는다. 실제보다 더 간단하게 들릴 것이다. 잘 익힌 뒤 레몬 조각을 얹어 감자샐러드를 곁들여 먹는다.

이렇게 조리한 비너 슈니첼은 자연 발생적인 만족감을 불러일으킨다. 연구를 한다면 인체에 미치는 긍정적인 효과도 학문적으로 증명할 수 있을 것이다. 그러면 보험회사들이 슈니첼을 장려할 수도 있을 것이다.

실제로 아렌트 외트커는 '수요에 맞게 최적화된 맛좋은 식품' 소비에 대해 의료보험 회사에서 보너스를 주어야 한다고 요구했다. 아렌트 외트커는 아우구스트 외트커의 증손자로, 독일 농식품 산업 분야를 대표하는 '독터 외트커Dr. Oetker' 회사를 이끄는 인물이다. 물론 그가 말하는 식품은 비너 슈니첼이 아니라 인공적으로 만들어 대량 생산하는 새로운 건강식품들이다.

그런데 이상한 점은 보험회사들이 그런 건강식품들을 구원자로 여기지 않는다는 사실이다. 오히려 점점 더 심각한 위협으로 다가오는 새로운 위험 요소로 파악하고 있다.

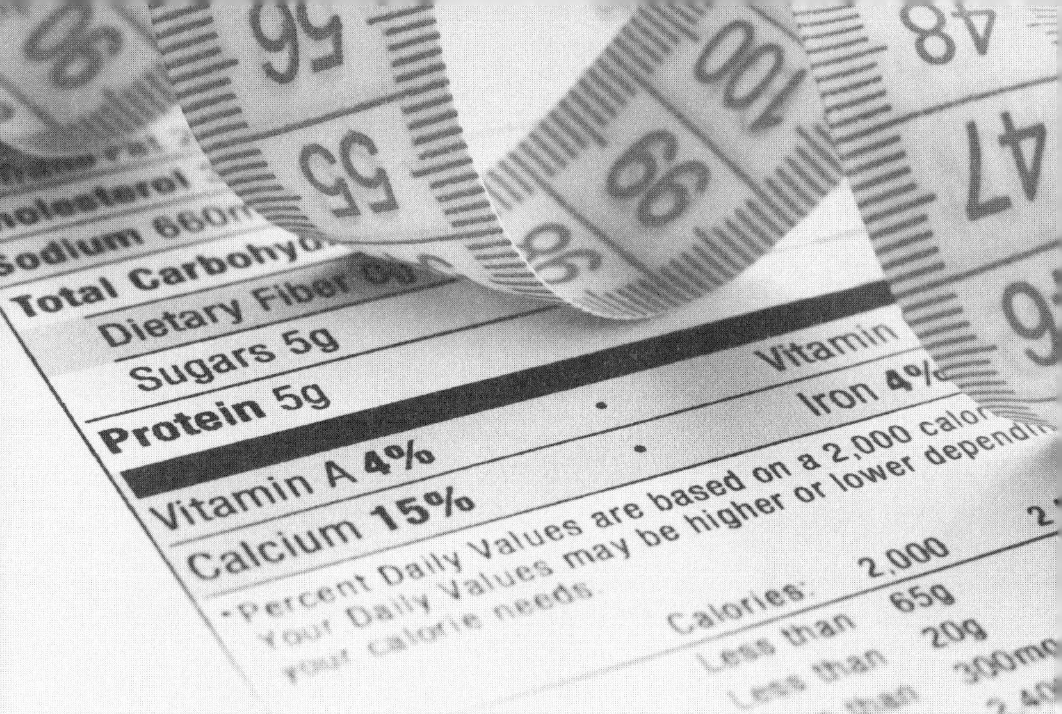

오늘날에는 건강이 대안 종교다.

아름다움, 건강, 영원한 젊음은 새로운 우상 숭배의 대상이 되었다.

그렇지만……

건강한 섭생, 더 오래 지속되는 아름다움, 영원한 젊음을 약속하는

묘약들의 새로운 세계에는 분명 숨겨진 위험 요소들이 있다.

인간은 새로운 가능성의 제물이 되었다.

환자들은 병에 걸린 상황을 변명해야 한다는 압박감을 갖는다.

건강한 사람도 자기를 변명해야 할 책임을 느낀다.

병에 걸리지 않게 예방해야 한다는 압박감에 시달린다.

원자력과 지진에 이어 비타민제까지, 위험평가원이 보는 세상

독극물 응급센터의 새로운 응급 환자들

칼슘으로 인한 심근경색과 비타민 C로 인한 신장결석

비타민 A 과잉에 의한 태아 기형

신문과 뉴스에는 나오지 않는 비타민 사망자 소식

누가 관리 감독해야 할 것인가?

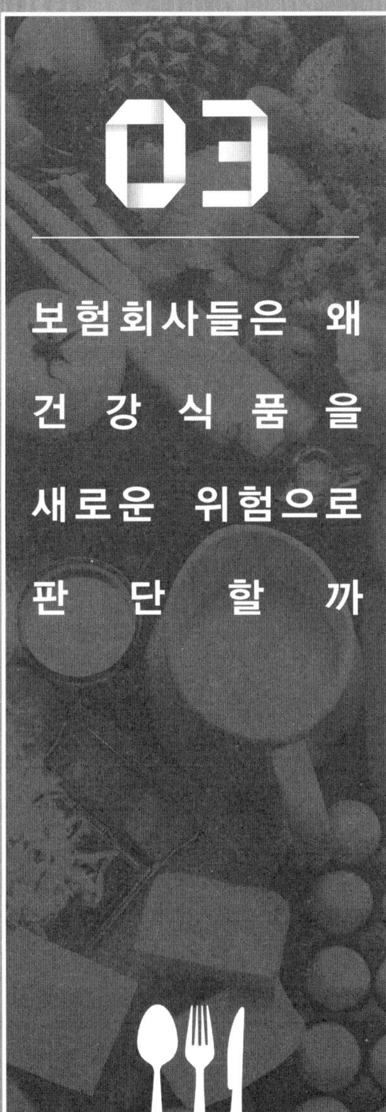

03

보험회사들은 왜
건강식품을
새로운 위험으로
판단할까

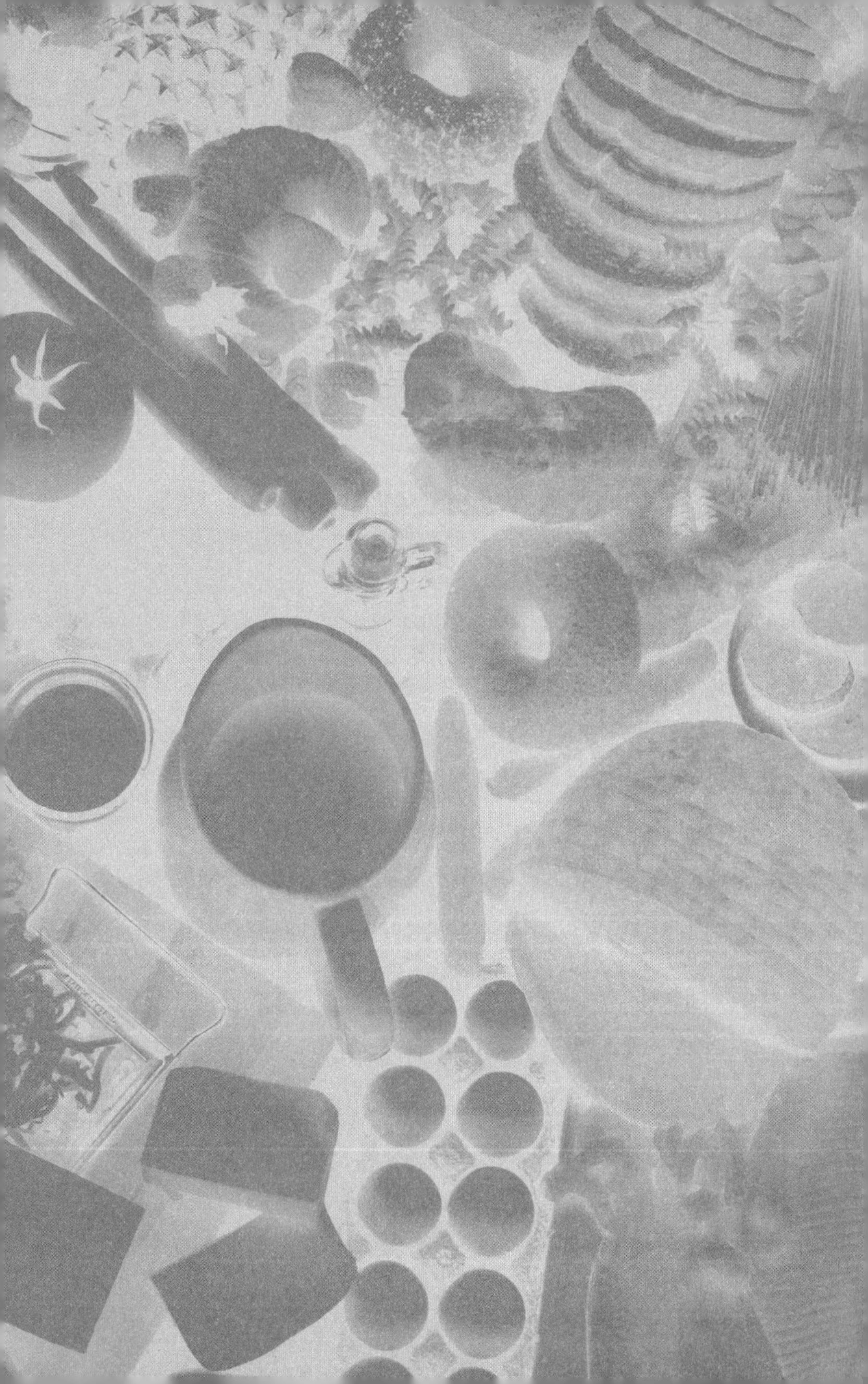

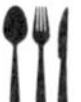

그들은 지구상에서 일어나는 아주 큰 위험들을 다룬다. 지진이나 원자력, 홍수 등이다. 세계를 나락으로 빠트릴 수 있는 재정 위기나 유전공학도 이들의 영역이다.

막강한 위험을 다루는 삶이라 해도 아름다운 환경에서라면 견디기가 한층 수월할 것이다. 볼프강 프랭크와 그의 동료들은 더없이 쾌적한 환경에서 일한다. 사무실에는 값비싼 가구들과 고급스런 의자가 비치되어 있고 구내식당에서는 호수가 내려다보인다. 건물 전면은 담쟁이덩굴과 등나무가 무성하게 자란 거대한 초록색 울타리로 둘러싸여 있다. 주변은 온통 환하고, 탁 트여 있고, 투명하다.

그들이 일하는 곳은 세계 최대 규모의 생명보험 및 의료보험을 위한 재보험회사인 스위스 리Swiss Re이다. 재보험은 각 보험회사들의 손해가 너무 클 때 손해의 전부 또는 일부를 보상해야 한다. 스위스 리는 사옥의 건축 양식을 중요하게 여긴다. 볼프강 프랭크의 사무실이 있는 이곳 뮌헨 본부의 건물이 그렇다. 거대한 총알을 세워놓은 형태의 유명한 런던 본부 빌딩이나 호숫가 요트항 바로 근처에 있는 취리히 본사 건물을 보아도 알 수 있다.

볼프강 프랭크의 직업은 위험을 평가하는 일이다. 스위스 리 재보험사는 전 세계에서 활동한다. 누가 어디서 일하는가는 중요하지 않다. 프랭크는 취리히와 런던에 있는 동료들과 함께 일한다. 위험은 그들의 영업이다. 그래서 영업 이익을 내려면 항상 새로운 위험을 주시하고 있어야 한다.

최근에 볼프강 프랭크와 동료들은 전 세계에서 대규모로 판매되고 있는 이른바 건강식품에서 발생할 수 있는 위험을 조사 중이다.

볼프강 프랭크는 무테안경에 세련된 진회색 셔츠와 비싼 청바지를 입었고 고급 스니커즈를 신었다. 그는 서류를 준비했다. 서류는 여러 개의 원과 네모, 사진들을 보여준다. 소송에서 그의 역할을 알려주는 것들이다. 그는 상품 계약심사팀의 부팀장이다. 단순히 서명만 하는 것이 아닌 계약심사는 보험 사업의 핵심이나 다름없다. 그와 동료들은 계약서를 준비한다. 그것을 위해 위험을 정확히 평가할 줄 알아야 한다. 그가 담당하는 분야는 의약품, 의료품, 화학물질, 의료 실수, 식품이다. 식품 중에서도 전문가들이 '기능성 식품'이라고 부르는 새로운 건강식품이다.

볼프강 프랭크는 위험 평가 엔지니어이자 화학 박사다. 화합물에 관한 논문으로 박사학위를 받았기 때문에 화학첨가물 문제를 제대로 평가할 수 있다. 그는 보험 의학 잡지에 발표한 논문에서 그 주제를 다루었다. 논문의 제목은 '기능성 식품—새로운 위험인가?'였다.

논문에서 그는 이렇게 썼다. '건강과 활력에 대한 약속은 곧바로 기능성 식품을 구매하도록 유혹한다. 면역력을 강화시킨다는 요구르트나 멀티비타민이 건강에 해로울 수도 있다는 사실을 누가 생각이나 할까? 그러나 보험 산업과 생산자들에게는 그러한 위험 중 몇몇이 존립 기반을 위협하는 위험을 나타낼 수도 있다.'

다국적 식품 기업들이 기능성 식품을 전 세계 시장에서 대규모로 판매하고 있다는 사실도 중요한 요인이다. 그로 인해 피해 규모도 커질 수 있기 때문이다. 따라서 보험회사들은 새로운 건강식품을 유전공학이나 나노 기술처럼 '떠오르는 위험'으로 간주한다. '이러한 위험은 근본적으로 막대한 손실의 가능성을 포함하고 있다. 그 여파는 현재로서는 제한적으로만 평가될 뿐이며, 따라서 금전적으로는 전혀 예측할 수 없다.'

불안감을 주려는 말처럼 들릴 것이다. 그러나 프랭크 같은 위험 평가 엔지니어는 감정적인 차원에서 생각하지 않는다. 보험회사의 위험평가원들은 새로운 건강식품에 지극히 냉정하게 접근한다. 그들은 약속에 현혹되거나 불안감에 휘둘리지 않는다. 보험회사 사람들에게 가장 중요한 척도는 돈이다. 보험회사가 위험에 대해 말한다는 것은, 그 위험을 믿느냐 믿지 않느냐의 문제가 아니라 돈이 빠져나가는 것을 뜻한다. 건강하지 않은 식품과 음식에 든 병원체가 비용을 초래하게 한다는 것은 보험회사들이 사업 보고서와 결산표에서 발견하는 객관적 사실이다. 지출과 수입, 흑자와 적자의 문제다.

그 때문에 보험회사가 건강식품을 다루고 있다는 사실은 놀라운 일이 아닐 수 없다. 더욱이 그런 식품이 위험할 수 있다고 생각하는 사람은 없을 테니 말이다. 보험회사 입장에서는 소비자들의 그런 생각이 위험을 증가시키는 또 다른 요인이다.

위험은 실제로 존재한다는 이유만으로 중요해지지는 않는다. 위험은 이제 막 인식되었을 때, 통제할 수 없을 때, 제한할 수 없을 때, 불규칙적으로 확산될 수 있을 때 중요성을 띠게 된다. 국가 기관이 그런 위험을 통제할 수 없을 때도 마찬가지다. 보험회사 매니저들은 위험 상황을 예의 주시한다.

보험회사들이 다국적 기업에 반감을 갖는 것은 물론 아니다. 그들 자신이 다국적 기업이니 말이다. 그러나 보험회사들은 다국적으로 활동하는 거대 식품 기업이 위험한 제품을 전 세계에 판매함으로써 증가하는 위험을 냉정하게 주시하고 있다.

보험회사들이 건강식품의 위험을 주시하는 이유는 원래는 건강했는데 더 건강해지려다가 병에 걸린, 가련한 희생자들에 대한 동정심 때문이 아니다. 건강할 때는 상관없지만 병에 걸리면 비용을 초래하기 때문이다. 보험회사들은 광고에 대한 반감도 전혀 없다. 그들도 광고를 한다. 다만 광고를 통해 손실이 더 커질 수 있다고 생각한다. 건강한 사람이 막대한 비용을 쏟아 부은 광고를 보면서 첨가물이 들어간 요구르트와 마가린을 통해 더 건강해지고 싶다는 유혹을 느끼고, 그로 인해 위험이 발생할 수 있기 때문이다.

위험과 부작용에 대한 소식은 계속 증가하고 있다. 가령 미국 독극물 응급센터에 접수된 2천 건의 신고 전화에서 신고자들은 심근경색, 간질환, 출혈, 염증 등 식품 보조제와 관련된 다양한 이상 증세를 알렸다. 심지어는 3건의 사망 사고도 보고되었다. 이상 증세를 유독 자주 일으키는 것으로 신고된 첨가물은 크롬, 멜라토닌, 아연 등이다. 인삼, 마황, 성요한초St. John's wort(주로 유럽에서 중앙아시아에 걸쳐 분포하는 여러해살이 허브-편집자) 같은 천연 물질도 거기에 포함된다. 건강을 위해 복용한 식품첨가물 때문에 독극물 응급센터로 실려 가는 것인데, 이는 사람들이 전혀 예상하지 못한 일이었다.

뮌헨 루트비히 막시밀리안 대학 부속병원 II의 부르크하르트 괴르케 교수는 한 국제회의에서 식품 첨가제, 특히 미국 허벌라이프Herbalife 사의 제품으로 인해 간 손상이 발생할 수 있다는 점을 보고했다. 그가 조사한 바로는 적어도 22건에서 부분적으로는 생명을 위협하는 간 손상이 입증되었다고 했다. 허벌라이프는 이러한 비난에 즉시 반박했다. 심지어는 유익한 균을 첨가해 만든, 널리 알려진 요구르트도 비난의 대상이 되었다. 그런 요구르트의 첫 번째 희생자 중 한 사람은 간농양으로 사망한 74세의 핀란드 여성 환자였다. 이 환자는 이른바 우리 몸에 유익한 활생균이라고 하는 프로바이오틱스Probiotics 요구르트를 매일 먹었다. 핀란드 의사들은 정확한 원인을 밝히려고 했고, 유전자 지문 검사 덕분에 락토바실러스 람노서스

지지Lactobacillus rhamnosus GG 유산균이 농양을 유발했다는 사실을 밝혀냈다. 바로 그 노부인이 즐겨 먹던 요구르트에 들어 있는 성분이었다.

이런 사고는 슬픈 일이지만 개별적인 사례이며, 주로 면역력이 약해진 입원 환자들에게서 발생한다. 한 여의사는 빈 대학병원에서도 환자들이 프로바이오틱스 때문에 병에 걸린 사례가 있었다고 말했다. 그래서 환자들이 그런 제품에 대해 문의하면 권하지 않는다고 했다.

저명한 프로바이오틱스 반대자인 볼프강 그라닝거Wolfgang Graninger 교수도 빈 대학병원에서 일한다. 빈 대학병원은 유럽 최대 규모의 병원이다. 일 년에 70만 명의 환자를 진료하고, 4만 8천 건의 수술을 시행하며 4천 5백 명의 간호 인력과 1천 6백 명의 의료진을 보유한 거대 복합 의료 기관이다. 건물 1층에는 스타벅스 카페와 아시아식 피자 스낵 코너, 매점, 슈퍼마켓, 제과점, 화원, 은행이 있다. 수많은 방문객들이 고속도로 넓이의 홀을 지나다니고, 곳곳의 표지판들은 각 병동과 엘리베이터, 에스컬레이터가 있는 곳을 일러준다.

위층 그라닝거 교수의 병동 앞에서 환자들은 하얀색 플라스틱 의자에 앉아 차례를 기다린다. 창밖으로는 언덕과 빈 시가지가 보인다. 그라닝거는 감염 및 열대병 내과 과장으로 두 분야 질환의 전문가다. 그는 N 6.12.07 방에서 환자들을 진료한다. 방 앞에는 중앙아프리카 가봉의 무아옝오고웨 지방에 있는 랑바라네 알베르트 슈바이처 병원의 포스터가 걸려 있다.

그라닝거는 프로바이오틱스가 특히 민감한 환자들에게는 위험할 수 있다는 사실에 관심을 기울인 최초의 연구자 중 한 사람이었다. 대부분 면역력이 약한 나이든 환자들이 감염성 심내막염에 걸리곤 했다. 그런 염증으로 목숨까지 잃었다는 소식도 끊이지 않았다. 그러나 그들은 대부분 면역 기능이 손상된 사람들이었다. 그라닝거도 다른 사람들에게는 그런 위험이 없다고 판단한다. "건강한 사람이 프로바이오틱스 요구르트 때문에 위험해질 수 있다고는 생각하지 않습니다." 그럼에도 불구하고 그라닝거는 프로바이오틱스를 맹렬하게 반대한다. 그는 사람들에게 말한다. "여러분의 장을 조용히 좀 내버려두십시오! 특수 세균 하나로 장내에 존재하는 모든 세균에 영향을 줄 수 있다는 것은 국민을 오도하는 것입니다."

요구르트에 첨가되는 특수 세균들은 또 한 가지 미묘한 작용을 한다. 아마도 훨씬 많은 사람이 그 영향을 받을 텐데, 바로 보이지 않게 비만을 초래한다는 것이다. 이러한 사실은 생산자들에 의해 학문적으로도 증명되었다. 그래서 그 세균들은 가축 사료에도 투입된다. 로스토크 대학 '유용 가축학 및 응용과학 연구소'의 한 연구팀이 비육돈 120마리를 조사한 결과 몸무게가 7퍼센트 상승했다. 사료에 들어간 세균은 락토바실러스 플란타룸Lactobacillus plantarum DSM 8862와 DSM 8866이었다. 비육닭들도 몸무게가 늘었다. 닭 900마리를 상대로 실시한 비육 실험에서 닭들에게 프로바이오틱스를 넣은 사료를 먹였더니 '비육이 끝난 뒤 모든 닭의 몸무게가 300그램에서 500그램까지 더 나갔고, 그로써 유전 물질의 지표를 훌쩍 넘어섰다.' 거위를 상대로 실시한 다른 실험에서도 무게가 증가했다. 미국에서 1세에서 4세까지의 어린이에게 일명 비피더스균으로 불리는 비피도박테리움 락티스Bifidobacterium lactis HN019를 먹인 연구에서도 몸무게 증가를 관찰할 수 있었다.

보험회사는 이런 결과에도 관심을 갖는다. 프랭크의 스위스 리 동료로 취리히 본사에서 일하는 레토 슈나이더는 그런 위험을 담당한다. 그는 이렇게 말한다. "사람들이 더 뚱뚱해지는 것은 결국 사회와 보험회사들에게는 더 많은 비용 지출을 뜻합니다. 특히 의약품과 간호 비용을 책임져야 할 의료보험의 입장에서는 더욱 그렇습니다. 우리는 이 문제에서도 재정 위기와 마찬가지로 도미노 효과를 염려합니다." 비만은 결국 다른 질병도 수반하기 때문이다.

프로바이오틱스는 알레르기 질환에도 영향을 미칠 수 있다. 의학자들은 원래 프로바이오틱스가 알레르기를 막을 수 있으리라고 기대했다. 그런데 알레르기를 오히려 더 악화시킬 수 있는 것으로 나타난 것이다. 일본 학자들은 심지어 '이종 단백질에 대한 알레르기 반응'까지도 관찰했다. 미구균Micrococcus luteus이라는 세균인데, 알레르기에 의한 쇼크로 죽음에 이르는 경우가 발생했다. 물론 사람이 아닌 쥐들을 상대로 한 실험 결과였다. 취리히 공과대학의 레오 마일레 교수는 프로바이오틱스가 인체에서도 장 조직의 투과성을 높여서 감염이나 알레르기를 유발할 수 있다고 지적했다. 그 밖에도 그러한 세균들은 항생제의 내성을 퍼뜨릴 수도 있다고 했다.

심지어는 흠잡을 데 없는 명성을 가진 꼭 필요한 성분들도 부작용을 일으킬 수 있으며, 정량을 초과한 경우에는 해악을 끼칠 수 있는 것으로 나타났다. 가령 우유와 치즈에 다량 함유된 칼슘은 인류 역사에서 지금까지는 별다른 문제를 일으키지 않았다. 그래서 칼슘은 좋은 이미지를 누리고 있고, 다논은 요구르트와 치즈 제품에 칼슘을 첨가했다. 데엠 매장에서 판매하는 '다스 게준데 플루스 칼슘 1000+D3'처럼 칼슘 영양제를 따로 구입할 수도 있다. 칼슘 섭취는 실제로 골절의 위험을 줄이고 장암의 위험을 15퍼센트까지 줄일 수 있다.

그러나 인공적으로 식품에 첨가된 칼슘은 심근경색을 유발할 수도 있다. 《브리티시 메디컬 저널》에 발표된 연구 결과에 따르면, 1만 2천 명의 참가자를 상대로 실시한 조사에서 그 위험이 30퍼센트까지 증가한 것으로 나타났다. "1천 명이 5년 동안 칼슘을 섭취한다고 치면, 통계상 골절은 26건을 막을 수 있지만 심근경색은 14건이 더 늘어납니다." 뉴질랜드 오클랜드 의과 대학 이안 레이드 교수의 말이다. 따라서 비스바덴 독일내과협회는 칼슘제를 '의사와 상담한 후에 보다 신중하게 복용'하라고 권고한다.

생선과 아마씨, 우유와 치즈에 함유된 몸에 좋은 오메가-3 지방산의 경우도 알약 형태로 복용할 때는 그 성질이 달라질 수도 있다. 연방위해평가원은 오메가-3 지방산을 과도하게 복용했을 때 혈액 응고에 영향을 주어 자발적인 출혈을 초래할 수 있다고 경고한다. 나아가서는 면역계에도 악영향을 줄 수 있다고 한다.

그러나 건강에 가장 광범위하게 영향을 미치는 성분은 합성비타민들이다. 보험회사의 입장에서는 소비자들이 비타민을 건강에 유익하다고 믿고 있다는 사실이 굉장히 중요하다. 건강에 좋다는 생각으로 비타민을 다량으로 구입하기 때문이다. 그러나 실제로는 비타민이 오히려 해를 끼치는 경우가 많은 것으로 보인다.

미국 세인트루이스 대학의 내과의 맥스 호르윗Max Horwitt의 고전적인 연구에 따르면, 비타민과 무기질을 혼합된 알약 형태로 복용하는 사람이 그렇지 않은 사람들보다 심근경색이나 암으로 죽는 비율이 높다고 한다. 그러나 그런 사실은 영양제를 판매하는 회사가 동봉한 쪽지에는 적혀 있지 않다. 데엠에서 판매하는 어린이와 성인을 위한 13가지 비타민과 레시틴을 함유한 '다스 게준데 플루스 비타민스틱'에도 명시되어 있지 않다.

많은 비타민의 부작용은 이미 증명되었다. 심지어는 특별히 해롭지 않다는 비타민 C도 부작용을 나타낸다. 매일 3~4그램을 섭취했을 때 설사와 위장장애를 야기할 수 있으며, 그 밖에도 요석 발생을 촉진할 수도 있다. 유럽과 미국 의사들은 비타민 C를 복용한 환자들에게서 신장결석도 발생했다고 보고했다. 다량으로 복용했을 때는 유전체에 손상을 입혀 암까지 발생시킬 수 있으며 심장도 공격할 수 있다. 미네소타 출신의 학자들은 당뇨병에 걸린 여성 환자 1923명을 15년 동안 관찰했다. 그 결과 매일 비타민 C를 300밀리그램 이상 복용한 환자는 다른 환자에 비해 심근경색이나 뇌졸중으로 사망할 위험이 두 배나 높았다.

흡연자의 경우에는 합성 비타민 E나 베타카로틴이 폐암의 위험을 높일 수 있다. 이러한 점들을 보면 합성비타민이 암세포를 키우는 것이 분명하다. 노스캐롤라이나 대학에서 실시한 연구에서는 뇌암에 걸린 쥐들에게는 일반 사료를, 뇌종양에 걸린 다른 쥐들에게는 비타민을 줄인 사료를 먹였다. 그 결과 비타민을 줄인 사료를 먹은 쥐들은 종양 크기가 더 작았고 암세포의 20퍼센트가 저절로 죽었다. 반면에 일반 사료를 먹은 쥐들의 암세포는 겨우 3퍼센트만 죽었다.

비타민 B6는 신경 손상, 즉 사람이 자기 몸에 대한 감각을 잃어버리는 신경병증을 초래할 수 있다. 하루에 50~500밀리그램의 양을 장기적으로 복용했을 때 팔다리에 끊임없는 간지럼증을 동반한 심각한 신경질환으로 이어질 수 있다.

일명 '호프Hope(Heart Outcomes Prevention Evaluation Study)'라고 불리는 연구도 유명해졌다. 첫 번째 호프 연구에서는 나이든 사람들의 경우 심혈관 질환에 비타민 E가 아무 소용이 없다는 결과가 밝혀졌다. 이어진 두 번째 연구에서는 심지어 비타민 E로 인해 심근쇠약의 위험이 현저하게 높아지는 것으로 나타났다. 볼티모어 존스홉킨스 대학의 에드거 밀러 교수를 중심으로 한 심장학자들은 국제단위로 계산할 때 하루에 비타민 E 200IU(=135밀리그램) 이상을 복용하면 조기에 사망할 위험이 높아진다고 경고한다. 그러나 영국 제약 회사 글락소스미스클라인 컨슈머 헬스케어GlaxoSmithKline Consumer Healthcare에서 생산하는 '압타이Abtei 비타민 E 600N'의 상자나 첨부된 주의사항 설명서에는 그런 사실이 적혀 있지 않다.

물론 비타민제를 복용했다고 바로 죽는 것은 아니며, 그렇다고 확실히 더 일찍 죽는 것도 아니다. 다만 일찍 죽을 위험이 높다는 것이다. 수많은 연구가 그런 결과를 보여준다. 미국의 유명한 의학지인 《미국의학협회지 Journal of the American Medical Association》는 18만 1천 명이 참가한 47개 연구를 종합해 평가했는데 우려할 만한 결과가 나왔다. 규칙적으로 비타민을 섭취한 사람들의 사망률이 그렇지 않은 사람들보다 5퍼센트나 높게 나온 것이다.

덴마크 코펜하겐 대학병원의 크리스티안 글루드 박사도 비슷한 결과를 얻었다. 그는 23만 2천 6백 명을 상대로 실시한 68번의 실험에서 더 오래 살기를 바라는 비타민 애호가들의 소망이 실현되지 않았다는 사실을 확인했다. 오히려 그 반대였다. 비타민 A와 E나 베타카로틴을 복용한 사람이 더 일찍 죽는 경우가 많았다. 이 연구에서도 사망률은 5퍼센트가 높았다. 비타민 A를 복용한 경우에는 심지어 16퍼센트까지 높아졌다.

글루드 박사는 이렇게 결론지었다. "이러한 식품보조제들은 치명적일 수 있습니다." 그것도 아주 많은 사람들에게 위험할 수 있다고 했다. 독일에서는 비타민을 섭취하는 성인 중 20퍼센트에서 해마다 7천 명이 비타민으로 인한 죽음에 이르고 있다. 이들이 곧바로 죽는다면 7천 명의 사망자는 텔레비전이나 신문들이 크게 다루어야 할 심각한 재앙일 것이다. 교통사고 사망자보다 비타민 사망자가 두 배나 많으니 말이다. 미국에서는 어림잡아 계산해 일 년에 4만 5천 명이 때 이른 죽음을 맞이한다고 한다.

그러나 그런 보도는 격렬하고 거센 비난에 부딪힌다. 크리스티안 글루드 박사의 연구에 대해서도 격렬한 비난이 쏟아졌다. 호엔하임 대학의 한스 콘라트 비잘스키 교수는 '학술 포퓰리즘'을 비난한다. 그는 그런 위험을 완전히 다르게 평가한다. 물론 학자들은 위험의 규모에 특별한 역할을 한다. 그들이 소비자들의 태도에 중요한 영향을 주기 때문이다. 학자들이 위험은 없고 장점만 있다고 선전하면 소비자들은 그런 제품을 구입할 것이다. 학자가 소비자들에게 확신을 심어줄수록 비타민은 더 많이 팔릴 것이고, 그로 인해 더 많은 비타민 소비자가 병에 걸릴 수도 있다. 그렇게 되면 보험회사들이 지출하는 비용도 더 많아질 것이다. 그 때문에 학자나 교수들도 위험 요소일 수 있다. 그들은 위험과 피해 규모를 크게 할 수도 있고 작게 할 수도 있다.

영양의학자 비잘스키 교수는 식품 첨가물의 유익함을 평가하는 자리에 자주 등장한다. 그는 과일과 채소에 대해서도 비판적으로 언급한 적이 있었다.

하루에 다섯 번 신선한 과일과 채소를 먹어야 한다는 캠페인이 한창일 때 비잘스키 교수는 회의적인 반응을 보였다. "지금까지 과일과 채소를 많이 먹으라는 충고가 어떤 근거로 나왔는지는 정확히 알려지지 않았습니다." 게다가 '하루에 다섯 번 캠페인'의 배후에는 모종의 이해관계가 얽혀 있어서 '채소-과일업체의 로비 구조'가 나타난다고 주장했다. 독일 과일 주스 생산업체인 베커스 베스터Beckers Bester나 미국의 다국적 과일업체 돌Dole이 그러한 캠페인을 후원한다는 것이다.

비잘스키는 원래 기업들의 로비에 반대하지 않는다. 다만 그 자신은 다른 분야를 편들고 있을 뿐이다. 가령 그는 유럽 글루탐산나트륨 산업 연맹을 위해 교수진으로 구성된 협의단을 구성해 논란의 여지가 많은 향미증진제를 인체에 완전히 무해한 것으로 발표했다(저자의 다른 저서 《식품의 거짓Die Ernährungslüge》 참조. 한국어로는 《내 아이의 뇌를 공격하는 나쁜 식품들》이라는 제목으로 출간되었다 - 옮긴이).

비잘스키는 저명한 《뉴잉글랜드 의학저널》에 임신부가 비타민 A를 너무 많이 섭취하면 신생아에게서 심각한 기형이 발생한다고 발표한 하버드 대학의 케네스 로스만 교수도 비난했다. 그러한 결과가 '저자들에 의해 과대평가되었다'는 것이다. 비잘스키는 영양학자들의 기관지이자 영양 상담자들의 필독지이기도 한 《영양 전망》에 발표한 방대한 논문에서, 비타민 A에 대해 새로운 안전 조치를 취하거나 생산자들에게 제약을 가하는 것에 반대했다. '안전을 위한 한계치의 수정은 불필요하다'고 주장했다.

비잘스키는 기업들과의 협력 작업에도 기꺼이 응한다. 그래서 특별한 영양제들을 판매하는 기업의 광고 지면에 전문가로서 모습을 드러내기도 했다. 또 수년 동안 호엔하임 대학의 공식 휘장을 걸고 이른바 '호엔하임 협의 대화'를 주관했다. 그는 기업들과 여러 협회에 이 협의 대화에서 작성된 성명서가 '전문가의 감정서 역할을 할 뿐만 아니라 학술 홍보 목적으로도 이용될 수 있다'고 선전했다. 호엔하임 협의 대화에서는 종종 비타민을 다룰 때가 많았다. 협의 대화의 결과는 독일영양협회 DGE 같은 단체에서 공식적으로 추천하는 권장 식품이나 영양제로 등장했다.

비잘스키는 비타민 전문가로서 대중매체에서만 인기가 높은 것이 아니라 전문가들 사이에서도 막대한 영향력을 발휘한다. 그는 독일 영양의학협회 DGEM의 학술자문위원회에서도 비타민을 담당하고 있다.

이처럼 합성비타민을 위해 전력을 다하는 사람이 비단 비잘스키 교수 한 사람만은 아니다. '응용비타민연구협회'도 비타민 피해 사례에 대한 보도에 적극적으로 반박하며, 비타민 E에 의해 심장 손상이 발생할 수 있다는 점을 지적한 '호프 연구의 과대평가'를 경고했다. 그러나 이 협회는 경제적 이해관계에서 완전히 자유롭지 못하다. 물론 회장을 맡고 있는 포츠담 대학 영양학 연구소의 플로리안 슈바이게르트 교수는 그동안 믿을 만한 활동을 보여왔다. 그러나 협회 이사진은 비타민 산업을 강력하게 대변하는 인물들로 구성되어 있다. 그들의 면면을 살펴보면 다음과 같다. 비타민 회사 오르토몰의 의학 및 홍보 담당자 토라 슈나이더스, 화학 기업 바스프의 베른트 하버, 미국 제약 회사 화이자Pfizer의 비타민 자회사 화이트홀 머치Whitehall Much에서 일하는 토마스 셰틀러, 네덜란드의 거대 비타민 기업 DSM에서 일하는 페트라 티어시와 폴커 슈피처다. DSM은 다국적 제약 회사인 스위스의 호프만 라로슈Hoffmann La Roche에서 비타민 사업을 인수해 세계 비타민 시장을 선도하고 있다.

비타민의 성공은 근본적으로 그처럼 적극적으로 활동하는 대변자들 덕분이다. 그들은 수십 년 전부터 비타민 생산업체들로부터 조직적으로 후원을 받았다. 비타민을 최초로 개발해 시장에 출시한 호프만 라로슈는 일찍부터 비타민의 중요성을 일반에 선전하는 홍보 단체를 설립했다. 그 단체의 이름은 '영양 및 비타민 정보 협회'였다. 독일영양협회 회장을 지낸 폴커 푸델 박사도 다른 동료들과 함께 학술자문위원회 소속이었다. 이 홍보 단체는 합성비타민의 판매고 상승 소식을 정기적으로 알렸다. '비타민 첨가 식품을 이용하면 최적의 식단을 구성하기가 매우 간단하다. 멀티비타민이나 과일 주스, 야채즙을 규칙적으로 마시는 사람은 동시에 수분 공급도 걱정하지 않아도 된다.'

비타민의 성공은 처음부터 계획적인 마케팅의 성공이었다. 비타민이 엄청난 규모의 사업으로 부상하는 데는 학자들과 국가 기관 후원자들의 역할이 지대했다. 처음에는 이 새로운 화학제품에 대한 수요를 확립하는 것이 가장 시급한 문제였다. 사람에게는 원래 그런 합성비타민이 필요 없기 때문이다. 그 사실은 당연히 생산자들 자신이 그 누구보다도 잘 안다. 가령 훗날 비타민 기업으로 성장하는 호프만 라로슈가 그랬다. 빌레펠트 대학의 역사학자 비트 베히Beat Bächi가 《모두를 위한 비타민 C》에서 밝혔듯이 라로슈는 처음에 비타민 생산에 전혀 관심이 없었다. 베히는 이렇게 썼다. '처음에는 합성비타민 C를 판매할 시장조차 형성되지 않은 상태라 우선은 그 시장부터 만들어야 했다.' 전문가들은 시장을 만드는 활동을 마케팅이라고 부른다. 비타민의 성공은 그런 공격적인 마케팅 덕분에 비로소 가능했다. 스위스 태생의 역사학자 베히는 라로슈 기업의 내부 자료들을 동원해 비타민 C의 수요가 계획적으로 창출되는 과정을 꼼꼼하게 증명했다.

폴란드 출신의 화학자 타데우스 라이히슈타인Tadeus Reichstein은 친구 고틀리프 뤼셔와 바젤의 라로슈 본사로 찾아와 자신이 새롭게 발견한 합성비타민 C 조제법에 대한 특허를 팔겠다고 제안했다. 라로슈는 처음에는 그 제안을 거절했다. ‘성인들은 보통 신선한 채소와 과일에 함유된 비타민 C를 충분히 섭취하기 때문’에 합성비타민이 불필요하다고 판단한 것이다. 그것이 1933년 5월이었다. 그 해에 라로슈의 내부 자료는 이렇게 기록했다. ‘비타민 C의 직접적인 사용 가능성은 현재로서는 아직 없다.’ 그러면서 괴혈병을 제외하고는 비타민 C를 투입해 치료할 수 있는 질병이 없다는 것을 이유로 들었다.

그러나 얼마 지나지 않아 라로슈 경영진은 비타민 사업의 수익 가능성을 발견했다. 합성비타민이 누구에게도 필요하지 않다는 사실 자체를 마케팅 부서에서 일종의 도전으로 생각하게 된 것이다. 라로슈의 내부 자료에는 이렇게 기록되어 있다. ‘순진한 사람, 특히 가정주부는 그것을 원하지 않는다. 맛을 보든 눈으로 보든 비타민 성분을 구매하려는 자극이 생기지 않는다. 따라서 과제는 다음과 같다. 지성을 겨냥한 선전, 지성을 통해 자기보존 욕구를 독려하는 선전을 통해 수요를 창출해야 한다.’

순진한 사람들은 건강 문제에 관해서는 의사의 말을 믿는다. 라로슈는 바로 의사들을 겨냥했다. ‘의사들에게 비타민 C 결핍이라는 개념을 주입하기 위한 계몽 캠페인'을 동원한 것이다. 라로슈는 의사들에게 '그들의 양심에 어긋나지 않는 한' 비타민 C에 대한 긍정적인 감정서를 써달라고 부탁했다. '외적으로 건강한 환자들에게 새로운 질병을 만들어내려면' 의사들이 필요했고, '선전을 통해 수요를 창출해야' 했기 때문이다.

그러나 의사들은 당시 질병 치료를 주로 다루었다. 그래서 비타민 C를 투입하려면 먼저 비타민으로 치료할 수 있는 있는 건강상의 이상이 먼저 확립되어야 한다고 보았다.

라로슈의 마케팅 담당자들은 오늘날에도 판매 촉진에 이용되고 있는, 비타민 '공급 부족'이라는 새로운 의학적 범주를 떠올렸다. 그야말로 천재적인 전략이었다. 그들은 '기업의 관심사를 소비자들의 마음에 들게 하는 것'이 목표였다. 약간의 '속임수'를 동원해 대중에게 '비타민 C 결핍증의 위험'에 대한 불안감을 불러일으키는 것이다. 역사학자 베히에 따르면 라로슈의 성공은 건강에 대한 새로운 규정과 맞물려 있었다. 건강은 개인에게서 분리돼 통계적 수치가 되었고, 이후로는 '통계적 건강 개념'이 통용되었다.

마케팅 조치의 핵심은 의료진의 도움을 받아서 수요를 만들어내는 것이었다. 라로슈는 운동선수들도 동원했다. 그 일환으로 1954년 스위스에서 개최된 월드컵에서 우승한 '베른의 영웅들'인 독일 국가대표 선수들에게 비타민 C를 제공했다.

라로슈는 그때부터 이미 정부 기관을 동원한 영향력 행사 가능성도 이용했다. 1945년 합성비타민 C의 창시자인 타데우스 라이히슈타인은 새로 설립된 스위스 약전(의약품 법전) 비타민 위원회 회장에 올랐는데, 그는 그 사이 라로슈에 고용되어 있었다.

오늘날 비타민은 재보험회사 스위스 리의 '떠오르는 위험' 목록에 올라와 있다. 거기서는 학술 분야 전문가들에 의한 위험 및 유익함 평가가 일정한 역할을 한다. 현재의 법적 상황도 마찬가지다. 나아가서는 전 세계 감독 기관들의 입장도 일정한 역할을 한다. 그들은 발생 가능한 피해 규모와 재정적 차원을 판단한다. 위험한 제품의 판매가 무분별하게 진척되면 위험 또한 제동이 걸리지 않은 채 계속 증가하기 때문이다.

따라서 보험회사들은 많은 시간과 노력을 들여 현재의 추세를 예의 주시하고 있다. 스위스 리의 위험 평가 매니저 프랭크는 이렇게 말한다. "우리는 원보험자들과 관계를 맺습니다. 독일연방위해평가원과 유럽식품안전청, 미국식품의약국 같은 관청들과도 접촉합니다. 우리는 어디든 다니면서 언제나 최근의 동향에 정통하려고 노력합니다. 물론 기업체들과도 접촉합니다. 우리는 그것을 위험 시찰이라고 부릅니다. 현장 방문이죠."

위험 평가 매니저 프랭크는 매사를 신중하게 검토해야 한다. '비타민의 피해 가능성은 어느 정도인가? 빵 한 조각과의 차이는 무엇인가?' 이런 문제를 검토할 때는 그의 사적인 견해는 전혀 고려되지 않는다. "나는 화학자입니다. 우리가 하는 일은 순전히 기술적·학술적 평가일 뿐입니다. 체계적인 위험 평가입니다. 하나의 체계이고, 관념입니다."

그 일에는 많은 사람이 관여하고 있다. 가령 '보험계리사팀'도 있다. 이들은 계산을 담당한다. 마치 거미줄 사이로 햇빛이 들어오는 어두운 방에서 일하는 것처럼 비밀스럽게 들릴지 모르겠지만 그렇지 않다. 보험계리사는 보험 수학자의 현대식 변형이다. 보험계리사 협회도 있다. "하나의 직업 분야입니다. 보험회사의 핵심 영역이죠."

보험회사에서는 모든 것이 체계적이고 사무적으로 진행된다. 위험 평가 매니저가 위험을 평가할 때, 모든 사적인 것은 배제되고 평가 장치를 통해 실태 파악에 들어간다. 이 과정에서는 오로지 객관적인 사실, 발생 가능한 위험, 예상되는 규모, 지금까지 발생한 피해에 대한 파악만 중요하다. 그렇게 모든 주관적인 것을 배제하고 나면 객관적인 평가 내용이 걸러진다. 위험이 순전한 수치와 순전한 돈으로 드러난다. 건강식품에 의한 위험이든, 비타민이나 요구르트, 마가린에 의한 위험이든 매한가지다. 볼프강 프랭크가 스위스 리의 위험 평가 매니저로서 그 일을 할 때면 그가 무엇을 좋아하는지 싫어하는지는 전혀 중요하지 않다. 그 과정에서 모든 사적인 것은 사라진다. "나의 위험 평가, 내 의견, 위험 평가 결과는 부서에 있는 다른 동료와의 협력 속에서 계약심사 과정으로 흘러들어갑니다. 아주 복잡한 일이고, 복잡한 과정입니다. 엄청난 시간과 노력을 요하는 과정입니다. 그래서 혼자서는 할 수 없는 일이죠. 계약심사 과정은 팀플레이입니다."

볼프강 프랭크는 회사들을 찾아가 조사를 하기도 한다. 수많은 질문을 던지고 회사 시설을 시찰한다. "화재보험사의 동료는 벽을 관찰합니다. 벽은 어떤 형태인지 스프링클러 시설은 갖춰져 있는지 살펴봅니다. 우리는 식품의 위험 지대를 시찰합니다." 식품 생산에 대한 엄격하고 효과적인 관리 감독이 이루어진다면 위험은 당연히 제한될 것이다. 그러면 부주의한 일처리로 순식간에 엄청난 피해를 야기하는 일도 쉽게 일어나지는 않을 것이다. 1990년대 초 미국에서 발생한 사건처럼 말이다. 당시 미국의 한 낙농업체는 비타민 D를 우유에 첨가하고 균일하게 젓는 일을 소홀히 했다. 그 결과 사망자가 여럿 발생했고 엄청난 액수의 손해배상 요구가 이어졌다.

그러나 비용은 문제의식 결여와 계몽 부족으로도 발생할 수 있으며, 그것은 또 하나의 위험 요인이다. 사람들이 음식에 소금이나 후추를 넣듯이 아무런 의심 없이 식품첨가제를 넣어 먹는다면 말이다. 한 요양원에서는 다양한 식품첨가제를 점심 식탁 위에 올려놓았다. 요양원 손님들은 건강에 좋다는 그 첨가제들을 점심으로 먹었다. 그 중 최소한 두 명은 그 첨가제들 때문에 건강이 악화되었다. 43세 간호사와 그녀의 50세 남편은 빵-우유 다이어트로 몸 안의 독소를 제거하려고 요양원을 찾았다. 그러나 독을 제거하는 대신 오히려 심한 중독에 걸렸다. "내 평생 그렇게 속이 괴로웠던 적은 없었어요." 그러나 요양원장은 그녀의 고충을 단순히 '일시적인 다이어트 위기'로 대수롭지 않게 여겼고, 그녀에게 발륨을 제공했다.

처음에는 가벼운 불쾌감뿐이었다. 그러나 집으로 돌아온 직후부터 심각한 중독 현상이 나타나기 시작했다. 두 사람은 머리카락이 빠져서 항암 치료를 받는 환자처럼 보였다. 아내는 1년 반 동안 가발을 쓰고 다녀야 했다. 손톱과 발톱도 모두 빠졌다. 아내는 발에 감각이 없다고 했고, 강한 두통과 경련, 시력장애를 호소했다. 남편은 몸무게가 겨우 60킬로그램밖에 되지 않았다.

요양원장은 부주의로 인한 상해죄로 유죄 판결을 받고 벌금 3천 유로를 부과 받았다. 요양원에서 식품보충제로 제공한 가루는 미량 원소 셀레늄이었다. 의사인 요양원장은 이렇게 말했다. "그것으로 즉시 자살도 할 수 있다는 사실은 알고 있었습니다."

적은 양으로는 생명을 유지하는 데 꼭 필요한 것이라도 양이 많아지면 여러 가지 부작용을 일으킬 수 있다. 가령 보스턴 대학 메디컬 센터의 마이클 홀릭 교수는 원래는 젊고 건강했지만 건강에 대한 걱정과 예방으로 병에 걸린 한 환자를 진료했다. 비타민 D가 문제였다. 무역 회사에 다니던 이 42세 뉴욕 남성은 '프로롱제비티Prolongevity'라는 상표의 고함량 비타민제를 복용했다. 그러나 그 비타민제는 적어도 '팀'이라는 이 남성에게는 생활 개선 작용을 하지 못했다. 팀은 고함량 비타민제를 복용했을 때 발생할 수 있는 부작용을 보여주는 매우 인상적인 사례였다.

처음에는 긍정적이라고 판단했던 효과가 나타났다. 식욕이 사라졌던 것이다. 그는 마침 비만과 싸우고 있던 참이라 그것을 다행스런 우연으로 받아들였다. 그러나 몇 주가 지나자 성기능에 문제가 발생했고, 이어서 두통과 현기증, 무기력증이 생겼으며 곳곳에서 근육통이 생겼다. 팀은 의사를 찾아갔고, '처방전 없이 길모퉁이 상점 어디에서라도 살 수 있는' 비타민 D 가루에 중독되었다는 진단을 받았다. 팀의 신장과 간, 심지어 혈관까지 모든 것이 딱딱하게 굳어 있었고 혈압이 너무 높았다. 학자들이 권하는 권장량에 비해 1천 배나 많은 양의 비타민 D를 복용한 결과였다.

동맥경화증이 어느 정도 진행된 62세 미국인 남성이 뇌졸중을 일으켰다. 피를 묽게 해주는 약과 함께 매일 2그램의 비타민 C를 복용한 것이 원인이었다. 고함량의 비타민 C가 동맥경화증 약의 효능을 무력화시킨 것이다.

당국의 제한 조치와 효과적인 관리 감독이 이루어진다면 이러한 피해 위험은 현저하게 줄어들 것이다. 점점 빈번하게 발생하는 비타민 부작용에 직면한 미국 보건복지부는 국가가 국민을 보살피고 보호해야 할 의무를 제대로 수행하지 못했으며, 비타민제 허용에서도 너무 느슨한 조치를 취했다고 개탄했다.

그나마 몇몇 국가는 비타민 부작용 위험에 발 빠른 대응을 보였다. 영국 보건 당국은 '현재까지는 비타민 과다 복용의 안정성 여부를 보여주는 확실한 자료가 없다'는 이유로 비타민 B6의 경우 하루 10밀리그램 이상 복용하지 말라고 경고했다.

노르웨이 당국은 한 걸음 더 나아가 인공적으로 비타민과 무기질을 첨가한 식품에 규제를 가했다. 비타민 B와 철분을 첨가한 '켈로그 멀티 콘플레이크' 생산을 일시적으로 중단시킨 것이다. 노르웨이 국민은 다른 경로로 비타민과 무기질을 이미 충분히 섭취하고 있으며, 비타민 첨가물의 장기적 효과에 대한 확실한 근거가 없다는 것이 그 이유였다.

덴마크 식품감독국은 너무 많은 비타민을 혼합했다는 이유로 켈로그에서 나오는 비타민 12종을 첨가한 콘플레이크와 6종을 첨가한 뮈슬리바의 허용을 거부했다. "그런 비타민 성분들로 인해 소비자들이 안전한 상한치를 초과할 위험에 빠집니다." 감독 당국의 파올로 드로스트비의 말이다.

독일 연방위해평가원도 비타민으로 인해 발생하는 위험을 연구했고, 그 결과에 대한 상세한 입장을 연방 정부에 전달했다. 연방위해평가원은 특히 비타민 A를 위험하다고 판단했다. 따라서 비타민 A는 '고위험군으로 분류되어야' 한다고 했다.

연방위해평가원에 따르면 '만성적으로 많은 양의 비타민 A를 섭취하는 경우 원치 않는 골밀도 저하를 초래할 수 있다.' 그 밖에도 임신부가 많은 양을 복용했을 때는 기형아를 낳을 수 있다는 의혹을 제기했다. 또 '일반적으로 섭취하는 식품에 첨가물을 넣을 경우 특정 제품의 무분별하고 일방적인 섭취로 비타민 A의 공급 과잉'을 초래할 수 있다며 우려를 표명했다.

연방위해평가원이 내린 결론은 다음과 같다. 비타민 A는 '마가린과 혼합지방 제품들 외에는 식품첨가제로 사용되어서는 안 된다.' 대신 소비자들에게 '간이 들어간 제품처럼 비타민 A가 풍부한 식품을 자주 섭취하라고 권해야 한다.'

그것으로 연방위해평가원은 자신들의 법적인 의무를 수행했다. 그러나 소비자들은 계속해서 아무런 통제 없이 비타민 A가 첨가된 제품들을 구입한다. 가령 ‘뮐러 10가지 비타민이 첨가된 멀티비타민 과일 우유’, ‘호에스Hohes C 멀티비타민’, ‘밀루파 밀루밀 분유’, ‘알레테 초콜릿 드링크’, ‘네슬레 베바 성장기 우유’, 유기농 우유 ‘힙 바이오 콤비오틱’, ‘베비비타 성장기 분유’ 등이 그런 제품들이다. 이런 제품에 비타민 A를 첨가하지 못하게 해야 한다는 책임감을 느낀 사람이 아무도 없었던 듯하다. 아니면 소비자들에게 간을 섭취하라고 권고할 생각을 하지 못했거나.

보험회사 입장에서 볼 때 정부가 위험을 알고 있으면서도 그것을 막으려고 나서는 사람이 없다는 사실도 위험을 높이는 또 다른 요인이다. 게다가 소비자도 자신은 물론이고 아이들까지 위험에 빠트린다는 사실을 전혀 모르고 있으니 말이다.

사람들은 에데카 슈퍼마켓이나 데엠 매장, 또는 약국에서 물건을 구입하면 안전하다고 생각한다. 바로 그러한 점이 그들을 경솔하게 만들 수 있다. 소비자들은 알레테나 밀루파의 분유와 뮐러의 멀티비타민을 고르면서 비타민 A의 한계 복용량이 어느 정도인지 알지 못한다. 모든 것이 지극히 정상적이고 전혀 해롭지 않게 보이기 때문이다. 보험회사에서 입장에서는 바로 그러한 점이 문제다. 프랭크는 《보험 의학Versicherungsmedizin》 잡지에 발표한 논문에서 이미 다음과 같이 썼다. ‘기능성 식품들이 일반 식품처럼 판매되고 있고, 생산 과정을 고려할 때 제품이 건강에 미치는 영향을 모든 사람에게서 평가할 수 없다는 사실도, 부작용이 발생했을 때 보험회사의 손실을 야기할 수 있다.’

프랭크는 사람들이 건강에 좋다는 잘못된 생각으로 그런 제품을 구입하는 경우에도 손해가 발생할 수 있음을 지적했다. '나아가서는 여러 가지 상호작용이나 장기간 복용에 따른 개인적인 피해도 생각할 수 있으며, 순전히 설명 부족이나 현혹용 광고 때문에 발생하는 피해도 생각할 수 있다.'

그러나 아무것도 첨가하지 않은 진짜 음식에서는 그런 피해가 발생하지 않는다. 특히 오랜 시간에 걸쳐 믿을 만한 것으로 입증된 음식의 경우에는 설명도 부족하지 않다. 가령 전통적인 스위스 음식 뮈슬리가 그 한 가지 예다. 뮈슬리를 만드는 방법은 무수히 많다.

> 먼저 요구르트 500그램과 생크림 0.1리터를 그릇에 넣고 잘 저어준다. 거기에 바닐라 설탕(버본 바닐라 가루를 넣어 직접 만든다) 한 스푼, 아마유 두 스푼, 여러 가지 곡물 플레이크 100그램을 넣고 잘 섞어준다. 냉장고에 며칠 넣어둔다. 아침이면 1인분을 덜어내 계절에 따라 딸기, 체리, 귤 등과 호두 몇 조각을 넣어 먹는다.

뮈슬리는 원래 막시밀리안 오스카 비르혀 베너Maximilian Oskar Bircher-Benner(1867~1939)라는 스위스의 영양학자로부터 유래했다. 그 당시의 영양전문가들은 자연에서 얻는 식품을 적극 추천했다. 어떤 사람들은 산업화된 식품에 맞서 싸우기도 했다.

그러나 지금은 영양전문가들 자체가 문제다. 그들은 건강한 섭생에 관한 이상한 조언들을 발표하는데, 거기에는 때로 사람들을 건강하게 하기보다는 병들게 하는 내용들도 포함되어 있다. 그 때문에 비록 좋은 뜻에서 하는 조언들이겠지만 이제는 사람들의 불만을 사고 있다.

잼을 바른 빵이 몹쓸 음식인가요?

커피의 유해성을 증명하고자 했던 왕

샐러드가 뇌를 텅 비게 한다고 말한 힐데가르트 폰 빙겐

통밀빵 때문에 생긴 철분 결핍?

독일 학교의 영양 교육 프로그램을 후원하는 네슬레

광란에 좋은 음식은?

프렌치프라이에 대한 병적 두려움

최고의 조언은 영양에 관한 조언을 따르지 말라는 것

04

영양전문가들의
이상한
조언들

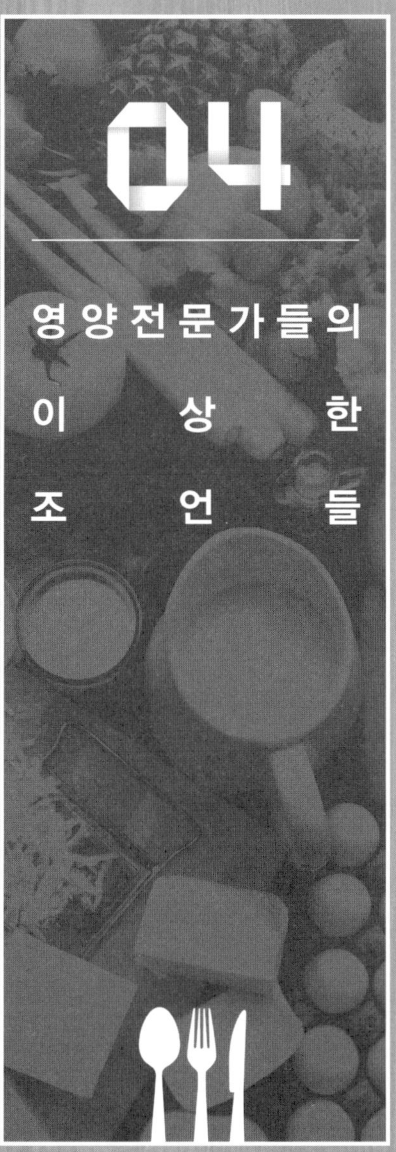

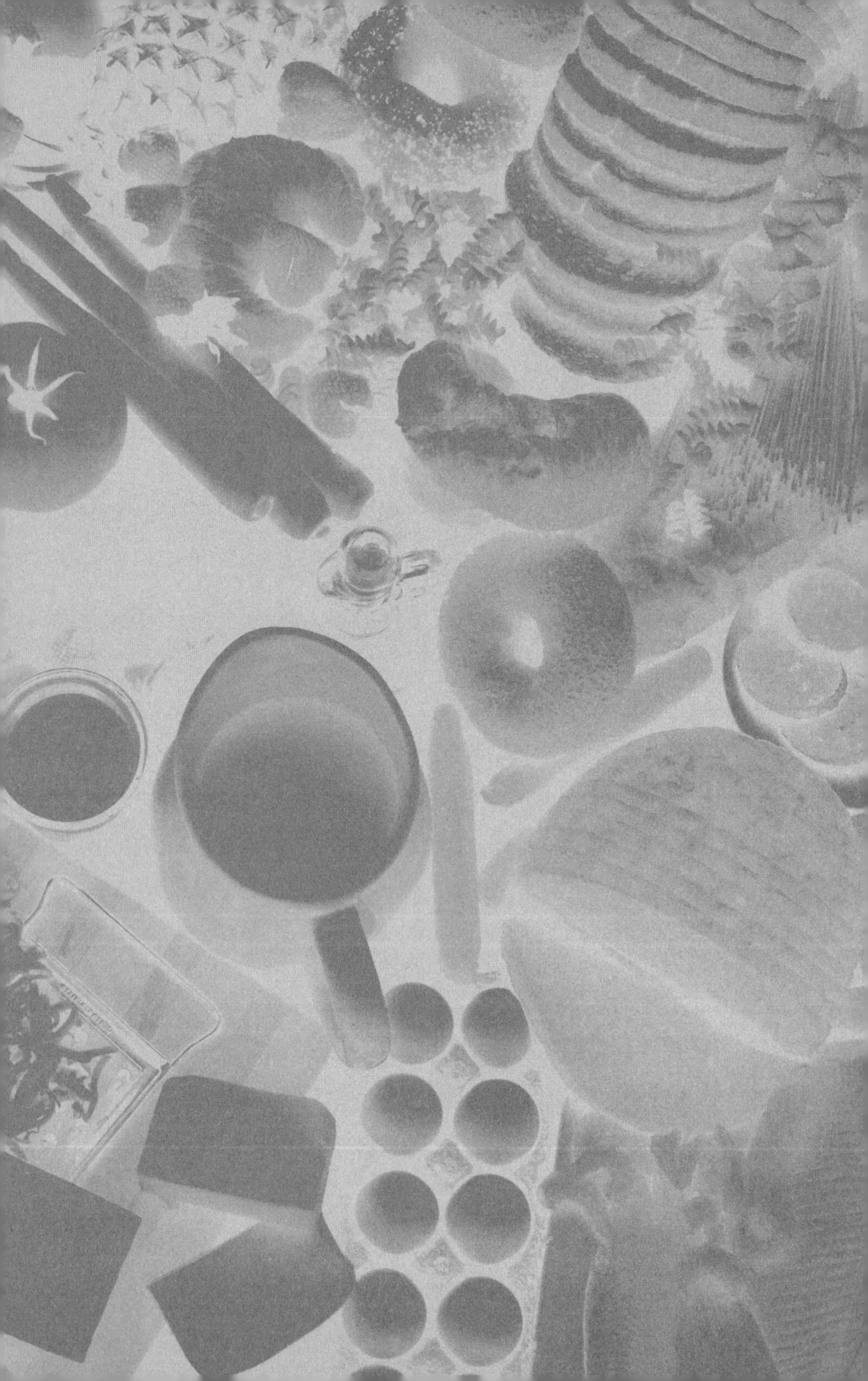

이곳은 베를린 중심부에 자리 잡은 근사한 지역이다. 햇살이 비치는 날이다. 조금 높은 곳으로 올라가면 작은 공원이 나타나는데 그곳에는 일광욕을 할 수 있는 잘 가꾸어진 잔디밭이 있다. 라벤더와 장미 꽃을 심은 작은 화단도 보인다. 해먹과 미끄럼틀, 회전목마를 갖춘 인상적인 놀이터도 있다. 이곳은 엄마들이 야외 카페에 모여 앉아 카페라테 마키아토를 즐겨 마시는 지역이다. 지금도 자전거를 탄 아버지가 어린이용 안장에 딸을 태우고 막 지나가는 모습이 보인다.

패션 부티크와 갤러리, 유기농 상점이 있고, 맞은편에는 하인리히 하이네 서점이 있다. 주변 분위기는 쾌적하고 국제적이라는 느낌을 자아낸다. 음식점들도 국제적이어서 스페인, 프랑스, 중국 레스토랑이 있다. '달콤한 죄악'이라는 아이스크림 상점도 있다. 이처럼 베를린 신시가지는 다채로운 면모를 보인다. 골목을 돌아가면 바로 고전적인 베를린의 모습도 나타난다. 터키 음식점 시티 일디즈 되너, 피자 파스타, 케밥, 커리 소시지를 파는 정육점이 있고, 몇 골목만 더 가면 맥도날드도 있다. 모든 것이 가능하다.

그럴수록 이곳 학교에서는 더 엄격하게 학생들을 관리한다. 학교는 낡은 벽돌 건물에 철문과 파란 깃발이 달려 있다. '베를린 코스모폴리탄 스쿨'이다. 정문에는 그곳에서 번지고 있는 풍진의 위험을 경고하는 게시판이 걸려 있고, 임신부에게 주의를 당부하는 글도 적혀 있다. 신분증이 있어야만 안으로 들어갈 수 있다. 아니면 초인종을 눌러서 용건을 확인받아야 한다. 이곳 담장 뒤에서는 독일 학교들 중에서 어쩌면 가장 엄격하다고 할 수 있는 영양 관리가 시행되고 있다. 아이들은 잼을 바른 빵조차 학교에 가져와서는 안 된다. 학교장 이본 벤데 선생은 그런 빵이 너무 달다고 했다. 이본 벤데 선생은 단정한 머리 모양에 몸에 꼭 맞는 옷을 입은 날씬한 여성이었다. 유리 재질의 목걸이를 걸고 은은한 립스틱을 칠했으며, 중간 정도 굽의 가죽 펌프스를 신었다. 이 학교에서는 콜라와 초콜릿은 금지고, 모든 것이 통제된다. "저는 교장으로서 그런 일에도 주의를 기울이고 있습니다." 학부모들 사이에서는 벌써 가벼운 불만이 터져 나오기 시작했다. 한 어머니는 신문에 이렇게 썼다. '잼을 바른 빵이 몹쓸 음식인가요? 아이들의 건강을 위한다는 것은 다 좋습니다. 하지만 학교와 유치원 측의 규제는 점점 도를 지나치고 있습니다.'

물론 이러한 반대의 목소리가 다른 행동으로까지 이어지지는 않았다. 영국에서는 '정크 푸드에 찬성하는 엄마들'이 유명한 스타 요리사인 제이미 올리버Jamie Oliver가 제안한 건강한 학교 영양에 반대해 아이들에게 텔레비전에서 선전하는 햄버거를 들려 보냈다. 그러나 이곳 코스모폴리탄 스쿨에서는 정크 푸드를 몰래 들여보내는 사람은 없다. 그것을 원하는 학부모도 아무도 없을 것이다.

이곳 학부모들이 벌이는 전쟁은 아마도 대리전일 것이다. 어쩌면 전쟁이 아니라 지나친 참견에 대한 가벼운 저항일 뿐이다. 잼을 바른 빵을 먹기 위한 싸움이고, 무엇이 허용되고 무엇이 금지되어야 하는가를 정하려는 싸움이다. 목표가 합리적이라는 점에는 누구나 동의한다. 문제는 학교 측의 독재였다. 영양의 독재가 문제였다. 당연히 아이들의 건강을 위한다는 명분이었지만.

베를린 코스모폴리탄 스쿨은 국제 학교지만 영양과 관련해서는 옛 프로이센 방식의 엄격한 규제를 따르고 있다. 어쩌면 그것이 필요할지도 모른다. 국제 학교에서는 어느 하나의 주도적 음식 문화를 결정하는 것이 쉽지 않다. 게다가 이곳 베를린 지방의 음식 문화도 기준이 될 수는 없을 테니 말이다. 세계화 시대에 지방 고유의 음식 문화는 그 정신적 영향력을 잃었다. 이 학교에서 무엇보다 중점을 두는 것은 아이들에게 건강한 음식을 먹이는 일이다. 비만 아이들이 점점 늘어나는 상황이기 때문이다. 교장 선생은 이렇게 말했다. "우리가 아이들의 건강을 위해서 하는 일에 누가 반대를 하겠습니까?"

이브 벤데 교장 선생은 영양전문가들의 조언을 주도적인 음식 문화를 정하는 도덕적 척도로 삼았다. "우리 학교는 그러한 조언들의 핵심을 실행하고 있습니다. 모든 영양전문가들이 추천하는 것들입니다. 책에 적힌 내용들과 원칙의 통합이죠." 문제는 바로 그것이다. 학부모들은 전문가들의 영양 상담 이데올로기에 반대한다. 그러한 반대 또한 충분히 이해할 만한 것이, 무엇을 먹고 무엇을 먹지 말지를 규제하고 가르치려 드는 실행 방법에 대해서는 불만이 높아질 수밖에 없으니 말이다. 그 모든 일들은 당연히 건강한 영양이라는 원칙 하에서 일어난다. 사람들이 병들수록 건강한 영양에 대한 목소리는 점점 커진다. 그와 함께 영양전문가들이 말하는 내용도 더 중요해진다.

단호하게 통밀과 저지방 식품, 야채 구이와 샐러드를 권하는 영양전문가들의 성향을 비웃을 수 있다. 패스트푸드가 지배하는 음식 문화에서는 그들을 주변 집단으로 여길 수도 있다. 그러나 슈퍼마켓에 전시되는 상품들과 법조항에 이르기까지, 그들이 설파하는 영양 이데올로기의 중요성은 결코 과소평가할 수 없다. 영양전문가들의 영향력은 대학과 전문가 학술 단체에서 여성 잡지, 국가와 정치에까지 두루 미친다. 사람들의 일상생활도 그들의 영향을 받는다. 적어도 영양에 대한 의식과 태도에서는. 그들이 무엇을 건강한 것으로 여기는지 누구나 알고 있다. 그래서 그것을 지키지 않으면 영양 종교의 도그마를 위반하게 되고 양심의 가책을 받는다. 그러나 많은 사람들은 그것을 지키면서 산다. 저지방 음식을 먹고, 지방과 먹는 즐거움에서 벗어난 삶을 살아간다. 그러한 삶으로 어쩌면 스스로에게 해를 입히면서 말이다.

영양 이데올로기의 발전은 식량 공급에 주도권을 쥐게 된 식품 기업들의 비상과 밀접하게 결합되어 있다. 식품 기업의 영향력이 확대될수록 전통적인 영양 섭취법의 수호자인 가정주부와 요리사들의 중요성은 점차 사라졌다. 그 빈틈에 등장한 것이 바로 영양전문가들이다. 그들은 원래 산업화된 식품에 반대했다. 가령 의학교수 베르너 콜라트Werner Kollath는 당시 산업화된 저질 식품의 대항마로 개발되고 선전되던 자연 식품의 옹호자였다. 그는 쥐들을 상대로 실험하면서 처음에는 설치류가 먹기 좋은 빵, 케이크, 과자와 같은 문명식을 먹였다. 불쌍한 쥐들은 곧 가엾은 상태가 되었다. 만성변비와 충치에 시달렸고, 관절이 약해졌으며, 장내세균총이 위험하게 변하면서 암의 전단계가 발생했다. 베르너 콜라트는 그때부터 쥐들에게 합성비타민을 먹였다. 정크 푸드를 즐기는 소비자가 건강을 위해서 규칙적으로 멀티비타민을 복용하는 것처럼 말이다. 그러나 아무런 변화도 일어나지 않았고 쥐들은 계속 시름시름 앓았다. 그러다가 효모와 낱알, 채소를 먹이자 쥐들은 그제서야 눈에 띄게 생기를 되찾았다. 이 실험을 토대로 콜라트는 다음과 같은 결론을 내렸다.

'우리가 먹는 식품을 가능한 한 자연적으로 내버려둬라!'

그사이 영양전문가들과 식품 산업 분야는 서로 동맹을 맺었다. 때로 영양전문가들은 식품 기업의 위임을 받아 움직인다. 따라서 독립적이지 못하다. 당연히 신뢰성도 없다. 원칙은 줄어들었고, 영양전문가들은 이제 영양이 떨어지는 공장 식품에 맞서 싸우지 않는다. 자연 식품을 옹호하던 그들은 이제 기껏해야 통밀빵과 곱게 간 기장을 넣어 만든 야채전을 권한다. 그 밖에는 임의로 선택한 그때그때 목표에 따라 샐러드와 시금치를 추천하거나 기름기가 뜨는 수프와 두툼한 껍질이 달린 베이컨에 반대한다. 그 결과 음식 문화의 진화를 거치면서 성취한 것들이 무시되고, 세계 곳곳에서 발달한 귀중한 음식 문화가 경시되며, 먹는 즐거움을 느끼지 못하는 저지방과 통밀의 세계만 남게 되었다.

그러나 이러한 영양전문가들의 조언은 토대가 굳건하지 못하다. 합리적인 근거가 부족하기 때문이다. 학문적 배경이 의심스러운 경우도 많다. 그래서 영양전문가들의 캠페인은 건강에는 그다지 쓸모가 없고 심지어는 건강을 해치기까지 한다. 그들은 위험을 증가시킨다. 그래서 그들의 조언을 따르지 않는 사람들이 더 건강하게 산다.

"모든 조언을 안심하고 흘려들어도 된다. 시간이 조금 지나면 다른 학자들이 나와서 지금까지 요지부동으로 통용되던 것의 정반대가 옳다는 점을 밝혀낼 것이기 때문이다." 독일 시사주간지《슈피겔 Spiegel》의 편집자이자 저술가인 울리히 피히트너 Ulrich Fichtner의 말이다. 대학에서 영양 분야를 연구하는 학문을 영양학이라고 한다. 또는 그리스어로 집을 뜻하는 '오이코스 oikos'와 영양을 뜻하는 '트로페 trophe'를 합성해 '외코트로포로기 Ökotrophologie', 즉 가정영양학이라고도 부른다. 피히트너는 이렇게 말한다. "영양학은 가장 낮은 수준의 수수께끼 풀이다. 지구상에서 인간의 영양에 관한 학문보다 더 임의적인 학문 분야를 찾기는 어려울 것이다."

그 원인은 방법론에 있다. 식품은 매우 복잡하고, 인간의 몸은 더 말할 필요도 없다. 그런데 그 두 가지를 동시에 연구하려면 실험실의 세계는 불합리할 정도로 단순화되어야 한다. 따라서 피히트너에 따르면 '영양학의 실험 배치는 대개 너무 단순해서 그 결과가 몹시 우스울 수밖에 없다.'

영양학이 자기 연구 대상에만 집중하고 사람들을 편안히 먹게 내버려둔다면 특별히 나쁠 것은 없다. 그러나 영양학은 사람들에게 끊임없이 조언을 하려고 혈안이 되어 있다. 바로 그 점이 문제다.

원래 영양학이라는 학문은 불필요하다. 지구상의 어떤 생물도 먹고 사는 것에 관한 학문이 필요하지 않다. 독수리든 원숭이든, 벌레든 말벌이든, 영양이든 누든, 모두가 아무런 문제없이 자기한테 필요한 것을 스스로 알아서 먹고살 수 있다. 오직 만물의 영장이라는 인간만이 조언자가 필요하고 영양에 관한 학문이 필요한 것처럼 보인다. 그러나 모든 학문과 마찬가지로 영양학도 제한된 범위 내에서만 진술의 타당성을 요구할 수 있다. 인식은 계속 발전하기 때문이다. 따라서 많은 사람들이 말하듯이 학문의 그때그때 수준은 원래 그때그때 오류의 수준이기도 하다. 그것은 불가피한 일이다. 의학에서도 마찬가지다. 다만 의학의 그때그때 수준에 따라 치료를 받아야 하는 환자에게는 선택의 여지가 없다. 병이 들었고 당장 치료를 받아야 하니 말이다. 그에 반해 평범하게 먹는 사람들은 대부분 건강하다. 그들이 만일 현재의 오류 수준에 맞게 음식을 먹는다면 오히려 병이 들 수도 있다.

영양에 관한 조언의 역사는 기나긴 오류의 역사다. 그중에서도 운동선수들의 능력을 향상시키는 데 일조하려 했던 오류들은 우습기까지 하다.

가령 '투르 드 프랑스' 대회에 참가하는 자전거 선수들에게 권유된 내용을 살펴보자. 1903년에 개최된 제1회 투르 드 프랑스 대회에서는 출발 직전에 담배를 피우면 폐가 넓어져서 호흡이 한결 좋아진다는 것이 공식적인 견해였다. 1회 대회 우승자인 모리스 가랭Maurice Garin의 모습을 담은 자료 사진이 그 증거를 보여준다. 참가 선수들은 자전거를 탈 때, 구간을 달릴 때, 당시의 권유에 따라 가능한 한 물을 적게 마셨고, 대신에 계란을 곁들여 맥주와 레드와인을 마셨다.

그러한 권고는 나중에 완전히 바뀌었다. 물은 아무리 많이 마셔도 충분하지 않다고 했다. 오히려 사람들은 평소에 물을 너무 적게 마신다는 것이다. 갈증은 매우 좋지 않은 척도라서 그것을 기준으로 물을 마시면 안 된다고 했다. 독일영양협회는 영양소 공급 권고 수치에서 '갈증은 예외적인 상황에서만 수분 섭취를 자극하는 수단이 되어야 한다'고 적시했다. 따라서 갈증이 시작되기 전에 물을 마셔야 한다는 것이다. 태어나는 순간부터. 예를 들어 1세에서 4세까지는 정확히 820밀리리터를 마셔야 하고, 4세부터는 920밀리리터, 7세부터는 940밀리리터를 마셔야 한다. 그 양은 계속 늘어나서 25세에서 51세까지는 1410밀리리터를 마시다가 그 이후에는 1230밀리리터로 줄고, 65세부터는 1310밀리리터를 마셔야 한다. 어떤 전문가들은 심지어 성인에게 필요한 하루 수분 섭취량을 2리터로 규정한다. 다른 생물들은 그런 계량컵 없이도 필요에 따라 물을 마실 수 있다는 사실이 그저 이상할 뿐이다. 말이나 하마, 코끼리는 필요할 때 적당히 물을 마신다. 영양협회는 오직 인간만이 밀리미터 단위가 표시된 계량컵이 필요하다고 여기는 듯하다.

그러나 인간에게도 그런 계량컵은 필요하지 않다. 그것을 뒷받침할 학문적 증거는 빈약하다. 펜실베이니아 대학의 신장 전문가 단니고이아누와 스탠리 골드파브 박사는 물과 건강과의 관련성을 연구한 논문들을 조사했다. "그 어떤 연구도 인간이 하루에 2리터의 물을 마셔야 한다는 점을 증명하지 못했다." 독일 베스트팔렌 주 뤼덴샤이트 신장학 및 인공신장 센터의 얀 갈레 교수에게는 갈증이 다시 중요한 척도로 등장한다. "신체가 건강하고, 1리터를 마신 뒤에 갈증을 느끼지 않는 사람은 더 이상 강제로 마실 필요가 없다."

가장 유명한 예로는 커피의 위험에 관한 오류를 들 수 있다. 영양연구의 초기부터 그 점을 증명하기 위한 실험이 진행되었다. 연구자가 일국의 왕이었던 관계로 방법의 선택은 전반적으로 자유로웠다. 스웨덴 왕 구스타브 3세(1746~1792)는 커피가 건강에 해롭다고 확신했다. 그래서 실험을 통해 커피가 얼마나 빨리 죽음에 이르게 하는지를 증명해 보이려고 했다. 이 실험은 '구스타브 3세의 커피 실험'이라는 이름으로 역사에 기록되었다. 구스타브 3세는 사형 선고를 받은 죄수 두 명을 실험 대상으로 삼았다. 그중 한 사람에게는 커피를, 다른 사람에게는 차를 마시게 했고, 의사 두 명에게 실험을 감독하도록 했다. 두말 할 나위 없이 비윤리적인 실험이었다. 하지만 왕에게는 그럴 힘이 있었다.

감옥에서 한 죄수는 커피를, 다른 죄수는 차를 계속 마셨다. 그들은 마시고 또 마셨다. 그러다가 의사들이 먼저 죽었다. 죄수들은 계속 마셨다. 그 다음에는 왕이 죽었다. 죄수들은 계속 마셨다. 마침내 차를 마시던 죄수가 83세로 죽었고, 그 다음으로 커피를 마시던 죄수가 죽었다.

결국 이 실험은 커피가 그렇게 해롭지 않다는 사실을 증명했다. 그럼에도 불구하고 커피는 1794년 스웨덴에서 금지되었다. 그 이후로도 커피에 대한 혐오는 영양 상담 분야에서 수백 년 동안 이어졌다. 커피가 수분을 빼앗는다는 것이다. 왕들이 자연과학자들을 퇴직시킨 뒤로도 영양전문가들은 오랫동안 커피가 몸의 수분을 빼앗는다고 주장했다.

그런데 오랫동안 아무도 그 주장을 검증하지는 않았던 것으로 보인다. 가령 커피를 마신 뒤 소변량을 측정하는 방식으로라도 말이다. 네브라스카 오마하에 있는 '인간영양센터Center for Human Nutirition'의 크리스틴 라이머스는 동료 연구원들과 함께 그 실험을 시도했다. 실험 시간은 24시간이었다. 실험 대상을 두 그룹으로 나누어 한쪽은 카페인이 없는 음료만 마시게 하고, 다른 쪽은 커피와 차, 콜라를 마시게 했다. 놀랍게도 모든 대상자의 소변량은 거의 똑같았다. 결국 커피가 수분을 과도하게 빼앗는다는 주장은 옳지 않은 것으로 드러났다.

"커피가 일반적으로 해롭다는 주장은 오늘날 더는 견지될 수 없다." 독일 뮌스터 대학 식품화학연구소장 토마스 호프만 박사의 말이다. 독일영양협회 대변인은 일간 《쥐트도이체 차이퉁》 지와의 인터뷰에서 커피가 수분 도둑의 오명을 쓰게 된 것은 '과거의 연구에 대한 잘못된 해석'에서 비롯되었다고 했다. "새로 얻은 지식을 전달하고 싶어서 너무 성급하게 기준으로 끌어올린 것이죠." 이 말은 어느 정도는 과장을 한다는 뜻이다.

과거의 영양연구가들에게는 엄격한 자연과학적 방법이 그다지 큰 역할을 하지 않았던 것으로 보인다. 영양학과 영양의학이 자연과학 분야에 속해 있는 오늘날의 시각에서는 매우 놀라운 일이다. 그들은 한마디로 새빨간 거짓말을 추천했다. 과거에는 그것이 다른 식으로는 불가능했다는 측면도 고려할 만하다. 영양에 관한 기준을 세워 오늘날 여러 계층에서 추앙받고 있는 성 힐데가르트 폰 빙겐Hildegard von Bingen(1098~1179)을 예로 들어보자. 베네딕트 수도회의 수녀였던 힐데가르트는 살아생전에 대규모의 추종자 공동체를 거느렸다. 그녀가 설립한 수도원은 밀려드는 인파 때문에 분원을 세워야 할 정도였다.

힐데가르트 폰 빙겐은 '하늘의 소리'가 자신에게 말을 하면, 그 계시를 받아 적었다고 했다. 따라서 어차피 지상의 검증으로는 접근하지 못하는 높은 곳에서 온 지혜였다. 일례로 그녀는 '최고의 곡물은 밀'이라고 했고, 배는 상당히 회의적으로 언급한 반면에 블랙베리는 좋다고 했다. '호두를 많이 먹은 사람에게는 가벼운 열이 발생한다'

고 했고, 곰의 고기를 먹으면 사람이 '욕망에 빠져 수레바퀴처럼 이
리저리 구른다'고 했다. 또 감초 가루는 '광란'에 좋다고 했는데, 힐
데가르트의 공동체에서 말하는 광란이 무엇인지는 오늘날까지도 밝
혀지지 않았다.

영양에 관한 조언에의 욕구는 중세에도 컸던 것으로 보인다. 독일
귀족들은 심지어 정평이 나 있는 아랍어 서적 《건강게시판Tacuinum
Sanitatis》을 독일어로 번역하게 했다. 생활방식과 섭생에 관해 조언하
는 삽화가 들어간 건강 서적이었다. 저자는 바그다드의 기독교 가정
에서 태어난 이븐 부틀란Ibn Butlan이었다. 그의 저서는 시칠리아의 만
프레드 궁전에서 뷔르템베르크 공작 에버하르트 1세(1445~1496)의
가족에게 주기 위해 번역되었다.

예를 들어 '흰 빵을 먹으면 변비에 걸린다'거나 개암나무 열매가
'뇌에 좋다'는 이븐 부틀란의 말은 매우 현대적으로 들리지만, 일부
는 이상한 내용도 있다. 전갈이나 벌레에 물렸을 때는 마늘이 도움
이 되지만, 식초와 기름을 섞지 않은 한 눈과 뇌에는 해롭다고 했다.
또 배는 약한 위장에 해롭고 쓸개의 기능을 방해한다고 했다. 그에
대한 대비책으로 아침식사 직후에 마늘을 먹는 것이 좋다고 했다.
그러나 당시 이 서적을 접할 수 있는 사람은 극히 제한적이었다. 일
반 백성들은 화려한 삽화가 들어간 그 책을 구입할 능력이 없었기
때문이다.

반면에 먹고 마시는 것을 얼마큼 즐겨도 되는가 하는 문제를 둘러
싼 논쟁에서는 상황이 조금 달랐다. 기독교인들은 쾌락과 죄악 사이

에서 갈피를 잡지 못했다. 한편으로 육체는 신의 선물로 여겨지기 때문에 소중히 다루어야 했다. 그러나 여러 가지 기호품 또한 신의 선물이므로 거부할 이유가 없었다. 그런 이유로 기독교도 사이에서 포도주의 역할에 대한 논쟁이 벌어졌다. 포도주는 성서에서 공식적으로 축복을 받았다. 일례로 사도 바울은 제자 디모데(디모데전서 5장 23절)에게 이렇게 권유했다. '이제부터는 물만 마시지 말고 포도주도 조금씩 마셔라.' 사람들은 오랫동안 이 말을 따랐던 것으로 보인다. 그래서 3세기에 교부 노바티아누스는 그에 대해 단호한 조치를 취할 필요를 느꼈다. 그는 '아침 일찍부터 술을 마시는' 기독교도의 습관을 비난했다. 그러면서 '이들이 술에 취한 상태로 식사를 하러 온다면 오후에는 무슨 일을 할 수 있단 말인가?' 하고 걱정했다.

유대인들의 식사 규정도 유대교의 경전인 토라에서 유래했으며, 그 안의 금지와 계율에는 건강에 대한 관점도 들어 있다. 유대인에게는 율법에 맞는 청정한 음식(코셔)만 허락되는데, 이는 합당하고 순수한 음식을 뜻한다. 지금은 이러한 관점은 오히려 사라졌고, 곰돌이젤리와 화학첨가물도 '코셔'로 여겨진다.

건강에 좋고 추천할 만한 것으로 여길 수 있는 음식에 대한 문제는 모든 문화에 퍼져 있었다. 섭생법은 서양뿐만 아니라 중국에서도 고대의 가르침을 이루는 전형적인 구성 성분이었다. 중국에서는 수백 년 전부터 장수의 약제를 구하려고 애를 썼다. 자기 무덤에 흙으로 구운 수많은 병사들을 배치한 진나라의 시황제(기원전 259~210)는 영양과 건강 문제를 연구했다. 그러나 당시 사람들이 찾던 불로장생의 영약은 마법의 약이나 다름없었다. 시황제는 갖가지 '민꽃식물(버섯류, 양치류, 이끼류)'의 효능을 연구하는 전문가들을 거느리고 있었으며, 그러한 식물을 먹으면 가벼운 환각 증세를 일으켰다. 의사와 마법사의 경계가 모호했다.

오늘날에는 상황이 그와는 전혀 다르다. 모든 것이 엄격하게 과학적으로 입증되어야 하기 때문이다. 그러나 영양전문가들이 가장 즐겨 권하는 몇몇 음식은 합리적인 근거도 없이 거의 맹목적으로 숭배를 받는다. 샐러드가 그 한 예가 될 것이다.

샐러드는 많은 전문가들이 가장 중요하게 권하는 음식이다. 샐러드처럼 흠잡을 데 없는 명성을 누리는 음식도 없을 것이다. 오늘날 수많은 여성이 샐러드만 먹고 산다. 레스토랑을 찾는 여성 손님은 사무실에서 오든, 아이들을 돌보다 오든, 또는 운동을 즐기다가 오든, 샐러드를 주문한다.

비판적인 영양학자 우도 폴머Udo Pollmer가 폭로했듯이 샐러드는 사실 젖은 휴지 한 장만큼만 건강하다. 양상추 샐러드 100그램은 95퍼센트가 수분으로 이루어졌고, 13.1칼로리에 비타민과 무기질은 거의 없다. 섬유질은 1.8그램 들어 있다. 반면에 프렌치프라이 100그램에는 섬유질 2.5그램이 들어 있다. 물에 젖은 휴대용 휴지 한 장의 성분은 실제로 샐러드와 거의 비슷하다. 그래서 수도원장 힐데가르트 폰 빙겐이 들었다는 '하늘의 소리'도 샐러드를 전혀 중시하지 않았다. '조리하지 않고 먹었을 때 아무데도 쓸모없는 샐러드의 즙은 인간의 뇌를 텅 비게 하고, 위와 장을 병원 물질로 채운다.'

오늘날에도 건강에 좋다는 음식을 선택하는 문제에서는 여전히 일종의 마력이 작용하는 듯하다. 올바른 근거가 없기 때문이다. 심지어는 좋은 뜻에서 시도된 교육을 통한 계몽 활동에서도 마찬가지다. 연방 소비자보호국의 재정 지원과 당국의 위임을 받아 행동하는 'AID 영양, 농업, 소비자보호 정보 서비스' 협회의 계몽 활동이 그러한 경우다. AID는 영양 교육을 위한 혁신 방안의 하나인 이른바 '영양 면허증'이라는 프로그램을 퍽 자랑스러워한다. 만약 사자들이 영양 면허증에 관한 설명을 들을 수 있다면 아마 곧바로 포복절도할 것이다. 먹이를 사냥하러 나가기 전에 면허증이 있어야 한다니 말이다. 지구상의 그 어떤 생물도 음식물을 섭취하기 위한 면허증 따위는 필요하지 않다.

'영양 면허증'은 초등학교 3학년에서 쉽게 딸 수 있다. 2시간씩 6번 수업을 들으면 된다. 수업은 전적으로 아이들에게 맞춰 아주 재미있게 진행되고, 음식에 관한 다양한 주제를 다룬다. '재미있는 빵 얼굴 만들기', '신선한 야채를 먹는 즐거움', '여러 가지 색깔의 누들 샐러드', '과일 맛 생치즈'. 그런 다음 시험을 치르고, 마지막에는 찬 음식만으로 이루어진 뷔페가 제공된다. 극히 제한된 수강생들을 위한 식사 허가인 셈이다. 식단에는 육류나 햄, 소시지는 물론이고 계란도 없다. 모두 찬 음식이고 간단한 조리조차 필요하지 않다. '뜨거운 감자 요리' 시간에만 조리가 필요하다. 지금까지 8만 명의 학생이 수업에 참가했다.

'영양 면허증' 프로그램은 식품 기업 네슬레도 즉시 따라하고 싶어 할 만큼 기발한 아이디어였다. 그러나 AID는 상당히 불쾌한 반응을 보였고, 네슬레는 자체적으로 '교육 공격'이라는 프로그램을 시작했다.

학생들은 영양 교육 활동이 선호하는 목표 대상이다. 학생들에게 이른 시기부터 식품에 대해 다양한 정보를 제공하는 것은 당연하다. 결국은 무엇보다 학생들의 미래와 건강이 중요하기 때문이다. 그래서 건강한 영양에 관한 이야기가 나오는 곳이면 식품 기업들도 거기에 관여하고 싶어서 예의 주시한다. 아마 건강에 꼭 좋다고만 할 수 없는 제품들도 생산하기 때문일 것이다. 그럼에도 불구하고 영양학자와 영양상담사, 그리고 식품 산업 단체들은 서로 긴밀하게 결합되어 있다고 느낀다.

그것은 그렇지 않아도 훼손된 영양 연구 분야의 명성에 더 불리하게 작용한다. 주간지 《디 차이트》는 산업의 영향이 영양 연구의 '신뢰성 부족'을 더 첨예화시킨다고 썼다. 예를 들면 영양 문제와 관련해 독일에서 가장 중요한 전문 기구인 '독일영양협회'에서도 그런 문제가 발생한다. 독일영양협회는 연방 정부에 조언을 하고, 영양 상담과 권장 식품, 영양소 섭취 권장을 위한 기준을 마련한다.

그런데 독일영양협회의 대표들은 수년 전부터 식품 산업의 이해 관계를 위해 애쓰고 있다. 가령 영양협회의 회장을 역임했으면서 라로슈의 홍보 단체인 '영양 및 비타민 정보 협회'에서 활동하는 폴커 푸델 교수가 대표적인 예다. 독일영양협회는 권장 식품을 결정할 때도 이해관계자의 입장을 지지할 때가 있다. 비타민 최소 섭취량에 관한 문제가 논의되는 '영양소 섭취 권장량'을 정할 때는 비타민 산업의 몇몇 대변자들을 참석시키기도 했다.

나중에 영양협회 회장이 된 본 대학의 페터 슈텔레 교수는 호엔하임의 한스 콘라트 비잘스키 교수와 함께 논란이 분분했던 향미증진제 글루탐산나트륨을 옹호했다. 심지어는 하루에 1파운드(대략 453그램)를 섭취해도 전혀 해롭지 않다고 했다. 프라이부르크의 학술 기자이자 독일영양협회 회장단의 일원인 다그마 프라이프라우 폰 크람은 '통조림 요리사들'이라는 이상한 이름을 가진 단체를 위해 앞장섰다. 이 단체의 목적은 '통조림 식품의 뛰어난 특징을 감안해 통조림 식품이 시민들 사이에서 마땅히 누려야 할 위상을 부여하는 것'이었다. 가정영양학자협회도 '통조림 요리사들' 단체를 다논과 네슬레, 페레로Ferrero처럼 '협조적 구성원'으로 생각한다.

식품 회사들은 영양전문가들의 학술회의와 교육에서도 중요한 역할을 하는데, 가령 유니레버와 '통조림 요리사들(통조림 식품 교육)'이 주관하는 심포지엄과 강연회가 개최된다.

영양전문가들이 전달하는 내용에서는 해당 분야에서 두드러지게 활동하는 교수들이 중요한 역할을 한다. 자기 분야를 대표하는 이 교수들도 다국적 식품 기업 다논이 전 세계 17개국에 설립한 '다논 영양 연구소'에서 만난다.

잘 알려졌다시피 다논은 칼슘과 비타민을 첨가한 유제품 프루흐트츠베르게와 특수 박테리아를 첨가한 액티멜과 액티비아 요구르트로 애쓴다. 그리고 해당 분야의 대표적인 교수들은 다논을 위해 힘쓴다.

다논 독일 연구소의 경우 독일영양협회의 전 회장이었던 뮌헨 공과대학의 귄터 볼프람 교수와 뷔르츠부르크 대학의 하인리히 카스퍼 교수가 이사회에 포진해 있다. 학술자문위원회에도 저명한 교수들이 포진해 있다. 독일영양협회 회장 헬무트 헤제커 교수, 스위스 장크트 갈렌 어린이 병원의 쿠르트 베를로허 교수, 포츠담 레브뤼케 영양 연구소의 하이너 뵈잉 교수, 킬 대학의 헬무트 에르버스도블러 교수, 뮌헨 대학의 한스 하우너 교수와 베르톨트 콜레츠코 교수, 함부르크 대학의 한스 슈타인하르트 교수 등이다. 그로써 다논은 해당 분야의 뛰어난 전문가들을 비호하고 있다.

다논은 미래의 소비자들에게도 관심을 보이면서 장난감이나 교재를 보낸다. 가령 '다니엘의 영양 가방'이라는 교재가 있다. 콘플레이크 기업 켈로그도 영양 교육을 실시하며, 맥도널드는 '맥도널드 푸드 체크' 서비스를 제공한다. 건강한 섭생을 전파해야 할 많은 영양 코치들과 상담가들도 네슬레를 위해 일한다. 이들은 학교와의 협력 속에서 유기농 농장으로 떠나는 현장체험학습 등 다양한 활동을 전개한다. 지금까지 수천 학급이 이 행사에 참가했다. 함부르크에서는 모든 학교의 24퍼센트, 튀링겐 지방에서는 22퍼센트가 참가 신청을 했다.

'네슬레 교육 공격'은 다수의 시민이 네슬레가 원하는 바와는 다르게 먹고 산다는 자체 연구 결과에 따라 시작된 프로그램이다. '여기서 교육은 생활 습관과 식습관에 긍정적이고 계몽적인 영향을 주는 기본적인 요소로 간주된다.' 네슬레는 그런 교육에 기꺼이 도움이 되고자 했다. 고양이에게 생선 가게를 맡긴 격이라고 생각하는 사람은 전혀 없었다. 적어도 전문가들 사이에서는. 예를 들면 기센 대학 영양학 연구소의 잉그리트 우테 레온호이저 교수는 네슬레의 활동을 훌륭하다고 생각했다. 네슬레의 발표에 따르면 그녀는 '발의자들이 올바른 것을 인식했다'고 칭찬했고, '그것은 영양 교육에 대한 값진 기여'가 될 거라고 했다.

하지만 세련된 베를린 중심부에 위치한 코스모폴리탄 스쿨에서는 제아무리 막강한 네슬레의 군단도 힘을 발휘하지 못한다. 네슬레의 '네스퀵'도 이본 벤데 교장의 검열을 통과하지 못한다. 네스퀵은 이 학교의 블랙리스트에 오른 음료다. 이미 언급했듯이 이 학교에서는 잼 바른 빵도 금지된다. 아마 그것이 처음 학부모들을 화나게 한 이유였을 것이다. 한 엄마는 이렇게 썼다. '아들이 방과 후에 집으로 돌아오더니 학교에서 간식을 감독하는 시간에 기분 나쁜 일이 있었다고 했어요. 집에서 가져간 잼을 바른 빵이 건강에 나쁘다고 했다는 거예요. 그러면서 망고 크림을 얹은 요구르트는 집에서도 먹지 않는 편이 좋고, 그 사실을 엄마에게 말해도 좋다고 했다는 것입니다. 세상에!'

코스모폴리탄 스쿨에서는 쉬는 시간에 빵을 감독한다고 했다. 빵 말고도 여러 가지가 레이더망에 잡혀 있다. 그 엄마는 금지된 간식의 목록도 발표했다. 학교에서 보낸 가정통신문에는 이렇게 적혀 있다. '자녀들이 에너지 음료와 아이스티, 레모네이드, 주스, 코코아,

딸기 셰이크, 단 요구르트 음료와 건강 음료(액티멜에는 설탕과 감미료가 잔뜩 들어가 있습니다), 주스 혼합 음료, 유기농 혼합 음료, 이온음료, 스무디를 학교에 가져오지 않도록 해주십시오. 스낵류도 마찬가지입니다. 에너지바, 뮈슬리바, 스포츠바, 발리스토 초코바, 딸기바, 크루아상, 유기농 에너지바, 각 나라 고유의 특별 간식, '누텔라Nutella' 땅콩잼과 초코잼 등을 금지하며 유기농 제품이라도 금지합니다. 유기농 제품에도 설탕이나 아가베 시럽, 꿀, 감미료 같은 설탕 첨가제가 들어 있습니다.'

벤데 교장은 누군가 자신이 정한 규정에 의구심을 나타낼 수 있다는 사실을 이해하지 못했다. "어쨌든 그것이 옳고 건강에 좋으니까요." 벤데 교장은 학교를 돌아다니면서 모든 일이 제대로 돌아가고 있는지 항상 살핀다. 학교 건물은 용도에 맞게 개조한 옛 건물이다. 원래는 독일 최초의 노동청 건물이었다. 1990년대에는 호적 사무소로 바뀌었다가 지금은 학교가 되었다. 유치원과 초등학교, 김나지움이 들어서 있으며, 모든 곳에서 영어와 독일어를 사용한다. 이곳에서 350명의 어린이들이 수업을 듣고 보살핌을 받는다.

어린 남자아이 하나가 복도로 나왔다. 이름은 시드니다. 시드니는 문 옆에 놓인 작은 상자를 들고 교실로 들어갔다. 상자에는 반 아이들에게 나누어줄 우유가 들어 있다. 벤데 교장이 설명을 덧붙였다. "설탕이 들어가지 않은 흰 우유입니다. 학부모들이 학교에서는 흰 우유만 주자고 결정했습니다. 물과 사과 소다수도 있습니다. 그 밖에 다른 음료는 일체 허용되지 않습니다. 네스퀵도 안 되고 카바Kaba

도 안 됩니다. 아침에는 건강에 좋은 과일과 물을 줍니다. 차는 마셔도 되지만 설탕이나 감미료를 넣어서는 안 됩니다. 우리는 차에 설탕을 넣지 않도록 감독을 합니다."

설탕과 간식을 통제한다고?

"설탕이 들어 있으면 바로 아웃이죠."

어떤 교실에 '스프라이트' 병이 놓여 있는 것이 보였다. 코카콜라에서 만든 무척 단 음료수다. 벤데 교장이 확인하더니 말했다. "물이 들어 있네요."

벤데 교장은 아래층 카페테리아로 향했다. 수도원처럼 무척 소박한 공간이다. 테이블과 의자들이 놓여 있고 벽에는 아무것도 없다. 유리로 된 테이블 옆에 빵들이 보였다. 카페테리아에는 빵이 있었다. 벤데 교장이 설명했다. "하얀 밀가루로 만든 빵이 아니고 여러 가지 곡식이 들어간 빵이랍니다."

"전체적인 관리가 프로이센 군대식으로 너무 엄격한 건 아닐까요? 집에서 가져오는 간식까지 너무 독재적으로 감독하신다고는 생각하지 않으세요?"

벤데 교장은 질문을 제대로 이해하지 못했다. 그녀는 이렇게 말했다. "저는 프로이센이 아니라 베를린 출신입니다." 벤데 교장은 자신의 사명을 확신했다. 실제로 아이들에게 설탕처럼 단 네스퀵이나 콜라, 스낵보다 흰 우유를 주는 것이 더 낫기는 하다.

학부모들의 반대에 관한 질문을 받은 영양전문가는 학교에서만 시행되는 일인데 무슨 문제가 있냐고 말했다. "문제는 그런 식품들이 학교에서까지 소비되어야 하느냐 하는 것입니다. 여가 활동을 할 때나 주말에, 일과가 끝난 뒤나 휴가 중에 그런 것을 먹을 기회는 얼마든지 많지 않습니까?"

영양상담사가 자신이 정한 식품법의 적용 범위를 자발적으로 제한하는 것도 조금은 이상하긴 했다. 때로는 그들 자신도 무엇이 옳은지 확신하지 못하는 것처럼 보였다. 무엇이 옳고 건강한지 정확히 모르는 것 같았다.

뮌헨 대학 영양 의학자이자 독일영양협회 회장단의 일원인 한스 하우너 교수는 실제로 그렇게 말한다. "근본적으로 최상의 영양이 무엇이라고 말할 수 있는 사람은 아무도 없습니다." 호엔하임 대학의 영양 의학자 한스 콘라트 비잘스키 교수도 모르기는 매한가지다. 그는 전공 강의를 시작하기 전에 학생들에게 이렇게 제안했다. "강의가 끝난 뒤 건강한 영양이 무엇인지 말할 수 있는 사람에게는 상을 주겠습니다." 그러나 상을 수여한 적은 아직 한 번도 없다.

사실 그다지 놀라운 일도 아니다. 있지도 않은 건강한 영양에 대해 끊임없이 생각하다 보면 머리가 돌아버릴 테니 말이다. 올바른 영양에 대한 끝없는 걱정은 강박관념으로, 질병으로 발전할 수 있다. 의사들은 이미 그 병을 지칭하는 전문용어까지 찾아냈다. 건강한 식습관에 과도하게 집착하는 이른바 오소렉시아 너보사Orthorexia nervosa이다. 전형적인 증세는 프렌치프라이에 대한 병적인 두려움이다. 이러한 두려움이 심지어는 죽음을 초래할 수도 있다. 이 질환을 처음 발견한 사람은 콜로라도 포트콜린스의 일반의 스티븐 브라트

먼Steven Bratman이다. 그는 병적으로 생식에 집착하다가 심각한 결핍 증세로 사망한 케이트 핀이라는 여성 환자를 관찰했다. 영국 레딩 대학의 정신약리학자 데이비드 워버튼은 이렇게 말한다. "우리가 올바르게 먹고 있는가에 대한 끊임없는 걱정은 콜레스테롤이나 지방, 알코올, 카페인, 니코틴보다 더 우리의 건강을 해칩니다."

그로써 영양전문가들의 조언 자체가 건강을 위협하는 요인이 되었다. 사람들이 거기에 완전히 길들여진다면 말이다. 영양전문가들로 인해 촉진된 건강한 식습관에 대한 끊임없는 걱정만이 위험 요소는 아니다. 전문가들의 개별적인 조언도 건강을 위협할 수 있다.

통밀을 예로 들어보자. 통밀은 이른바 자연식 철학의 마지막 보호구역이나 다름없으며, 질 낮은 산업 식품이 적에서 스폰서로 순화된 이후 어느 정도는 신화처럼 떠받들어지고 있다. 자연식 애호가들은 통밀은 나쁜 흰 밀가루보다 영양소를 더 많이 함유하고 있다고 주장한다. 그래서 아기들도 통밀을 먹어야 한다고 말한다. 그러나 다른 한편으로 통밀은 철분 결핍을 촉진할 수 있다. 통밀의 외부 껍질에는 피트산이 들어 있는데, 이 물질은 철이나 아연 같은 무기질의 체내 흡수를 방해한다.

《노이에 취리허 차이퉁》의 설명에 따르면 무기질의 흡수 방해는 음성 인산기 때문이다. '피트산 분자는 6개의 음성 인산기를 갖고 있으며, 그것으로 식품과 함께 섭취된 철이나 아연 이온을 매우 효과적으로 막을 수 있다.' 그러나 피트산을 제거할 수 있는 요령이 있다. 발효를 시키면 피트산이 분해된다. 그래서 전통적으로 이스트를 넣어 발효시킨 빵에는 피트산이 적게 들어 있다. 그런데 영양전문가들은 이스트빵이 아닌 통밀빵을 권한다. 《노이에 취리허 차이퉁》은 그것이 심각한 결과를 초래한다고 여긴다. '그 때문에 일부 전문가들은 통밀이 풍부한 음식 섭취로 인한 피트산 소비 증가를 적어도 많은 여성들과 어린 아이들에게서 관찰되는 철분 결핍의 한 원인으로 보고 있다.'

영양전문가들의 조언에는 부정적 측면도 있다. 그들은 수년 동안 우리 몸이 요구하는 것보다 더 많은 양의 물을 마시라는 도그마를 유지해왔다. 그러나 그것은 물중독이라는 신체 이상을 초래할 수 있다.

수분을 과도하게 섭취하면 혈액과 체액이 묽어지면서 염분 농도가 낮아진다. 희석 효과로 혈액 속 염분 농도가 낮아지면 인체는 전해질의 균형을 잃게 된다. 그로 인해 구토, 두통, 정신착란 같은 신경장애가 발생하며, 심한 경우에는 뇌부종으로 이어진다. 나아가서는 2002년 보스턴 마라톤에 출전한 여성 선수의 경우처럼 사망에 이를 수도 있다. 2007년에는 22세의 데이비드 로저스가 런던 마라톤이 끝난 뒤 사망했다. 28세의 제니퍼 스트레인지는 캘리포니아의 한 라디오 방송국이 개최한 물 많이 마시기 대회에 참가한 뒤 사망했다.

과도한 과일 섭취도 건강에 해로울 수 있다. 점점 더 많은 사람을 과당흡수장애로 내몰기 때문이다. 이는 특히 곤란한 문제다. 사람은 과일을 먹어야 한다. 그런데 수많은 산업 식품은 변형된 과당을 함유하고 있다. 그 결과 너무 많은 과당을 섭취해 인체는 권태와 소화 불량 반응을 보인다. 인스부르크 대학의 영양의학자 막시밀리안 레도초프스키는 이미 과당흡수장애로 인한 우울증 사례를 보고했다.

지금까지 가장 큰 영향력을 행사한 영양전문가들의 조언은 지난 수십 년 동안 지속된 지방 반대 캠페인일 것이다. 그러나 저지방 식사는 아무런 효과를 거두지 못했을 뿐만 아니라 오히려 사람들의 건강에 해를 끼쳤다. 저지방 식사의 결과를 연구한 모든 자료를 평가한 하버드 대학의 월터 윌레트 박사는 그렇게 확언했다. 그는 영양전문가들도 비난했다. "유감스럽게도 많은 영양학자들이 대중에 세분화해서 알리는 것을 너무 어려운 일이라고 생각한다. 대신에 '지방은 나쁘다'라는 단순한 구호만 전달한다."

영양전문가들의 조언이 건강에 유익하기보다 해를 끼쳤다면, 그들의 권고를 따르지 않은 사람들이 분명 더 나은 상태일 것이다. "더 건강하게 먹고살아야 한다는 지속적인 조언은 사람을 더 건강하게 하기보다는 오히려 병들게 한다." 뉴욕 알베르트 아인슈타인 칼리지의 전염병학자 폴 마란츠 교수의 말이다. "질병 예방과 건강한 섭생에 관한 수많은 권고 사항들은 과학적인 근거가 없다. 무엇이 해롭고 무엇이 유익한지에 대한 근거가 없는 한, 영양에 관한 어떠한 권고도 따르지 않는 것이 최선이다."

그러니 많은 사람들이 영양전문가의 권고에 회의적인 태도를 보이거나 반대하는 것도 놀라운 일은 아니다. 베를린 코스모폴리탄 스쿨의 규정에 반대하던 엄마는 신문에 글을 쓰기 위해 심리학자를 찾아가기도 했다. 정신요법 의사이자 저술가인 에크하르트 시퍼다. 그는 영양학계의 엄격한 규정과 관련하여 한 가지 흥미로운 구별을 했다. '건강한 식품과 관련해 원칙에 충실하다는 것은, 어떠한 예외도 인정하지 않고 원칙을 고수하는 것과는 다르다.'

그 엄마는 에크하르트 시퍼의 말을 듣고 이따금 저지르는 작은 위반도 해롭지 않을 수 있다는 결론을 내렸다. "교육은 몸을 보살피고 몸에 좋은 것을 주어야 한다고 가르칩니다. 그러나 작은 위반이 괜찮다고 알려주는 것도 교육입니다. 무엇이 건강한지 안다고 해서 때때로 건강하지 않은 것을 먹는 것까지 막을 수는 없습니다. 아이는 어쩌다 맛있는 것을 즐기는 작은 위반도 배워야 합니다."

베를린 코스모폴리탄 스쿨은 무엇이 건강한지에 대해 분명한 확신을 갖고 있다. 그렇지 않으면 벤데 교장이 그처럼 명확한 노선을 정할 수는 없었을 테니 말이다. 벤데 교장은 학교를 돌아다니면서 모든 것이 제대로 돌아가고 있는지를 거듭 살핀다. 한 번은 걸음을 멈추고 서서 몸을 숙이더니 바닥에 놓인 스테인리스 그릇을 집어 들었다. 전날 과일을 넣었던 그릇이다. 다행히 금지된 것이 들어 있지는 않았다. 그릇에는 과일 껍질이 조금 남아 있었다.

"바나나와 사과네요. 우리 학교에서는 오후 3시에 전 학급에 과일을 나누어줍니다. 유기농으로 기른 잘 익은 과일들이죠."

당연히 잘 익은 유기농 과일이겠지.

이 학교에서는 유기농이 이데올로기적 기본 장비에 속하는 것처럼 보였다. 수업 시간에도 유기농에 관해 다룬다. 예를 들면 유기농 제품 중에서 어떤 것이 더 맛있는지를 묻는 설문조사가 실시되었다. 거기에 관한 포스터도 제작되었다. 표제는 '유기농 식품이 더 맛있다고 생각하는 사람?'이었다. 그 포스터는 P3a반 207호 교실에 걸려 있었고, 맛있는 유기농 식품의 종류를 보여주었다. 사과, 당근, 모차렐라 치즈도 있지만 대부분의 학생들은 빵을 선택했다.

교문 밖에는 '루나 자연식 급식 서비스'라고 적힌 흰색 운반 차량이 한 대 서 있었다. 원칙에 충실한 이 학교가 주문하는 모든 유기농 식품을 공급하는 곳이다. 유기농 식품 전문 회사로 자리 잡은 이 업체는 베를린에 있는 유치원과 학교에 멕시코 야채 구이, 유기농 밀과자, 옥수수 크림스프, 셰퍼드 파이(으깬 감자에 다진 양고기를 넣어 만든 파이)를 공급한다.

유기농 식품은 일반적으로 비싸다고 여겨지지만 전혀 그렇지 않다. 문제는 그것으로 어떻게 만들어 먹느냐에 달려 있다. 급식 서비스에서 제공하는 식품도 특별히 비싸지는 않다. 물론 집에서 만들면 그보다는 더 저렴하다. 간단한 음식을 만들면 훨씬 싸다. 가령 독일 남부 지방의 전통 국수인 슈페츨레Spätzle를 만들어보자.

먼저 밀가루 300그램과 계란 하나, 소금 한 줌과 물을 준비한다. 오목한 그릇에 모든 재료를 넣고 나무 주걱으로 반죽한다. 반죽에 기포가 생길 때까지 계속 치댄다. 반죽을 도마 위에 놓고 잘 편 다음 약 5밀리미터 굵기로 썰어둔다. 끓는 물에 국수를 넣고 익히다가 국수가 물 위로 떠오르면 건져낸다. 곧바로 먹을 수도 있고, 물기를 뺀 뒤 나중에

프라이팬에 기름을 두르고 살짝 볶아먹을 수도 있다.

이렇게 집에서 만들면 가장 비싼 유기농 밀가루와 계란을 사용한다고 해도 완제품을 슈퍼마켓에서 살 때보다 훨씬 저렴하다. 당연히 맛도 훨씬 좋다.

단지 그런 식품이 과연 건강에도 더 좋을까 하는 의문이 남는다. 코스모폴리탄 스쿨에서는 그렇다고 확신한다. 슈페츨레를 직접 만들어 먹는 애호가들도 마찬가지다.

그러나 얼마 전부터 유기농 분야 전문가들 사이에서도 유기농 식품이 정말로 더 건강한가에 대한 의구심이 커지고 있다.

"우리가 먹는 식품을 가능한 한 자연적으로 내버려두시오!"

원래 영양학이라는 학문은 불필요하다.
지구상의 어떤 생물도 먹고사는 것에 관한 학문이 필요하지 않다.
독수리든 원숭이든, 벌레든 말벌이든, 영양이든 누든,
모두가 아무런 문제없이 자기한테 필요한 것을
스스로 알아서 먹고살 수 있다.
오직 만물의 영장이라는 인간만이 조언자가 필요하고
영양에 관한 학문이 필요한 것처럼 보인다.
올바른 영양에 대한 끝없는 걱정은 강박관념으로,
질병으로 발전할 수 있다.

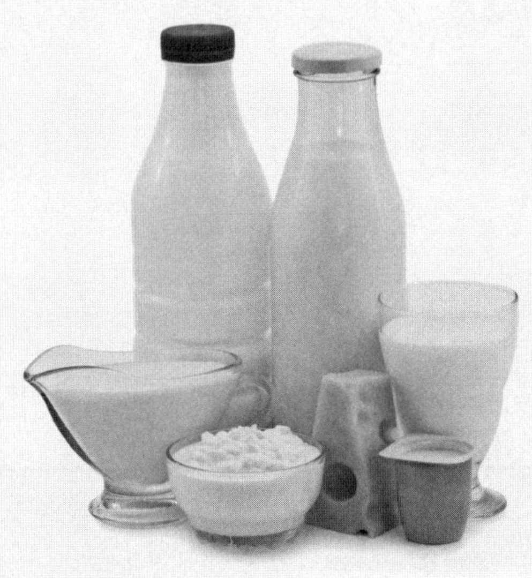

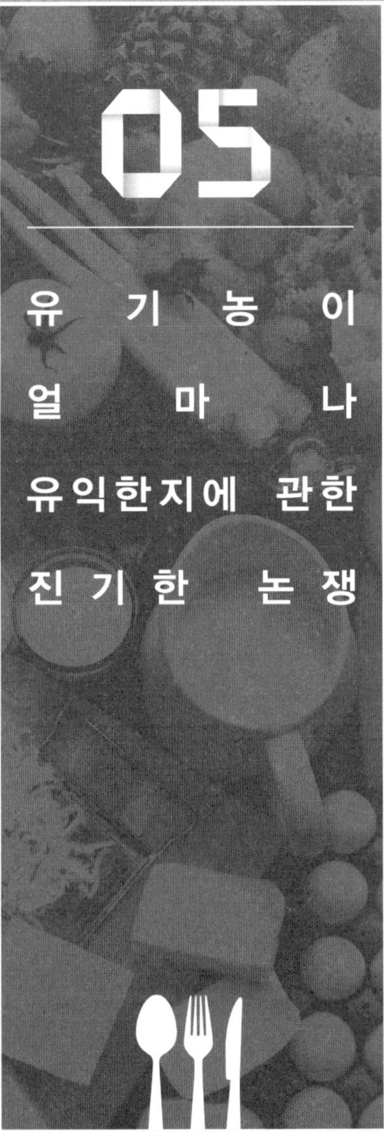

05

유기농이
얼마나
유익한지에 관한
진기한 논쟁

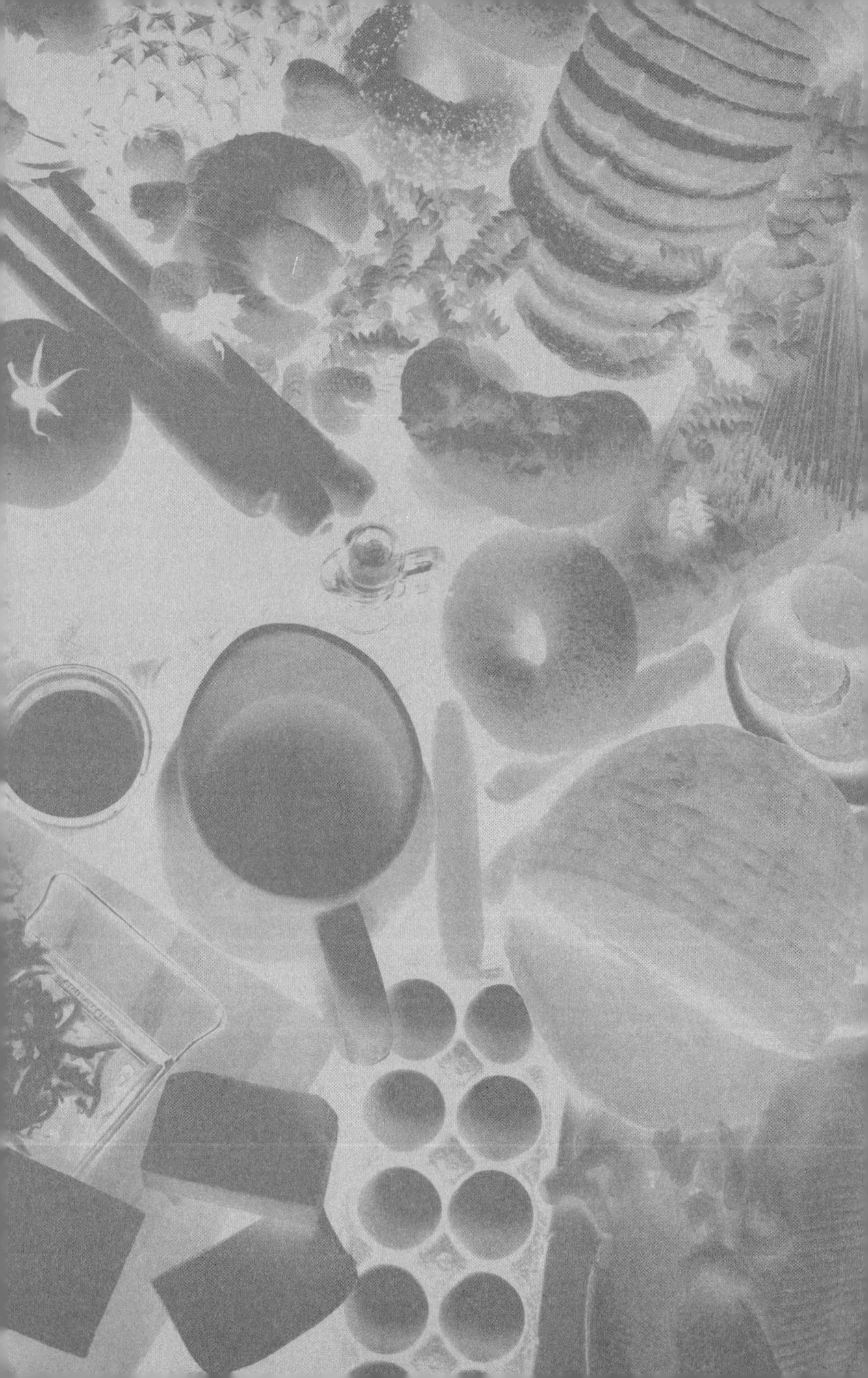

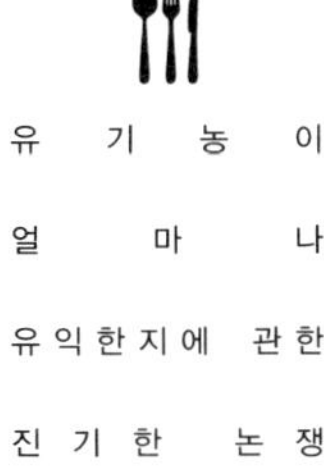

경치가 아름답고 전망이 좋은 곳에 위치한 드넓은 농장이 보인다. 음식점에서는 면과 곁들인 굴라시(소고기 야채 스튜) 요리가 제공되고, 손님 몇몇은 프랑스어로 말한다. 소들은 들판에서 풀을 뜯고 있다. 들판에는 파란색 물망초와 연보라색 토끼풀, 노란색 들꽃들이 피어 있다. 사과 농장 옆에는 작은 초록색 페라리 트랙터 한 대가 서 있다. 사과 농장 주변은 그물망으로 씌워져 있고 기둥에는 이상한 표지판들이 걸려 있다.

농장의 사과나무들은 엄밀한 과학적 관찰 속에서 자란다. 자연의 비밀스런 작용을 밝혀내 그것을 인간의 행복에 기여할 수 있는 방법으로 연구하기 위해서다.

이 농장에서는 화학비료를 전혀 사용하지 않는다. 이곳에 모인 연구가들은 지금 가까운 계곡에 은거한 박쥐들이 날아와 진딧물을 없애주기를 기다린다. 처음에는 박쥐들을 유인하거나 데려올 방법을 생각했지만 결국에는 박쥐들이 스스로 올 때까지 기다리는 쪽으로 의견을 모았다. 그들은 언젠가는 박쥐들이 날아올 테니 인내심을 갖고 기다려야 한다고 말한다. 이곳 연구가들은 자연에 도움을 주고 싶어 한다.

이곳은 세계 최대 규모의 생태 연구 시설이다. 스위스와 바젤 사이 인구 5천 명의 작은 지역인 프릭Frick에 위치한 유기농 연구소다. 50만 평방미터 대지에 직원 수도 200명에 달하며 독일과 오스트리아에 분원을 둔 국제 조직이다. 이들은 더 좋은 유기농을 위해 많은 돈을 지출한다. 말하자면 유기농 분야의 아방가르드 단체인 셈이다.

연구소장은 우르스 니글리Urs Niggli 교수다. 은발에 짓궂은 미소를 짓는 친절하고 학식이 풍부한 노신사는 검정색 바지에 검정색 신발을 착용했고, 에스프리 브랜드 재킷에 파란색과 하얀색 격자무늬 셔츠를 입었다. 니글리 교수는 미디어와 학계, 전문가 회의에서, 그리고 이곳 농장의 손님들 사이에서도 인기가 높다.

니글리 교수의 사무실에 마련된 목재 장식장에는 선물과 포도주, 올리브유, 아몬드 과자가 쌓여 있다. 인도에서 온 방문객이 준 코끼리 조각상도 있다. 농림부 장관의 인솔을 받는 태국 대표단은 그에게 왕의 사진이 있는 노란색 통을 주었다. 평면모니터와 랩톱 컴퓨터 옆에는 헤드폰이 놓여 있다. 스카이프로 인터넷 전화를 할 때나 고전 음악을 들을 때 사용한다. "이곳이 무척 바쁘게 돌아갈 때면 저는 하이든이나 모차르트의 음악을 즐겨 듣습니다."

모두 유기농 식품이 인체에 미치는 영향에 대한 모든 것을 알고 싶어 한다. 유기농 식품을 먹으면 더 건강하게 살아갈 수 있을지 알고 싶어 한다. 기자들은 그 사실을 궁금해 하고, 자녀들이 더 건강하게 자라기를 바라는 마음에서 유기농 식품을 주는 부모들도 거기에 관심이 많다. 농약과 화학비료를 사용하고 유기농이 더 낫다는 말을 믿지 않는 경쟁자들조차 그것을 알고 싶어 한다.

니글리 교수는 원래 유기농 당근과 유기농 사료로 키우는 닭의 열렬한 지지자여야 한다. 그러나 그는 이렇게 말한다. "유기농이 더 건강하다는 것을 증명하는 학문적 연구 결과는 전혀 없습니다." 이 말은 언론에도 그대로 실렸고, 그로써 니글리 교수는 자신이 하는 일의 정반대를 주장하는 핵심 증인이 된 셈이었다.

지난 수년간 유기농에 관한 평판은 매우 좋았다. 언론은 거기에 열광했다. 그러나 언제부터인가 이미지가 바뀌었다. 유기농 제품과 기존의 방식대로 생산하는 제품 사이에 별다른 차이가 없다는 보고가 이어졌고, 유기농 제품의 현저한 질적 결함을 확인하는 보고도 계속 나왔다.

자료 현황으로 보면 유기농 과일과 고기, 우유가 더 건강하다는 것은 과학적으로도 분명한 사실이다. 유기농 생산 방식은 더 나은 식품을 생산하며, 그것은 과일 속에 함유된 의학적 효과 성분들을 통해 증명된다. 심지어는 신체를 강화하고 질병을 예방하는 특정 성분에 관한 떠들썩한 결과도 나왔다.

그로 인해 원래는 질병 예방 효과가 있는 자연 식품을 대대적으로 선전하는 광고가 나왔어야 했다. 건강식품 회사들이 선전하는 개별 물질들과는 달리 유기농 물질은 인체 조직에 적합한 물질적 관련성 속에서 작용하기 때문이다.

그러나 그러한 건강상의 장점들은 사라질 수도 있다. 특히 감자샐러드용 가루, 야채 스틱, 베이비 식품 등 완제품으로 나와 가장 큰 성공을 거둔 유기농 제품들이 그렇다. 그로 인해 유기농에 반대하는 선전은 새로운 힘을 얻었고, 유기농의 신뢰성은 사라지고 있다.

진보적 일간지 《타게스차이퉁》에는 심지어 '유기농은 점점 설득력이 떨어지고 있다'는 제목의 기사까지 실렸다. 지난 몇 년 사이 '유기농이 더 건강하다'고 말했던 사람의 비율은 41퍼센트에서 28퍼센트로 떨어졌다. '유기농이 더 맛있다'고 대답한 사람의 비율도 28퍼센트에서 19퍼센트로 줄어들었다.

미국 러트거스 뉴저지 주립대학교의 식품독물학자 요셉 로즌 박사는 이렇게 말한다. "유기농 식품이 일반 식품보다 건강에 유익한 영양소를 더 많이 함유하고 있다는 믿음에서 구매하는 소비자는 돈을 낭비하는 것이다."

유기농 제품에 대한 이미지 변화는 오래전부터 시작되었다. 1995년 '베를린 소비자 건강 보호 및 수의학 연방 연구원(오늘날 연방위해평가원)'은 150종의 학술 연구 논문을 분석했다. 그 결과 영양생리학적 가치를 결정하는 내용물에서 유기농 제품과 기존 방식으로 생산된 제품 사이에 본질적인 차이가 없다는 결론에 이르렀다. 2003년에도 독일 정부의 전문가 위원회는 방대한 규모로 작성한 '현황 보고서'에서 이렇게 판단했다. '유기농으로 생산된 식품만 먹거나 유기농 위주로 먹었을 때 인간의 건강에 직접적으로 도움이 된다는 사실을 증명하는 연구 결과는 지금까지 없다.'

사과의 경우만 보아도 그렇다. '성분과 건강에 미치는 효과와 관련해 볼 때 기존 방식으로 생산된 사과는 대개 유기농 사과와 똑같다.' 독일 연방 식량, 농업, 소비자 보호부 산하 막스 루프너 연구소의 베른하르트 바츨 박사가 한 말이다.

런던 위생학 및 열대 의학 연구소의 연구자들도 큰 혼란을 야기했다. 그들은 지난 50년 사이에 발표된 162개 학술 연구 논문을 검토한 결과 유기농 제품이 더 건강하지 않다는 것을 확인했다. 물론 몇몇 영양소가 더 많이 함유되어 있고 살충제가 적게 들어 있는 것은 사실이지만, 그것이 건강에 미치는 영향은 그다지 크지 않다고 덧붙였다.

다음으로는 질적인 결함에 대한 보도도 이어졌다. 그래서 특히 미국에서는 세균 발생 부담의 상승으로 인해 유기농 제품이 회수되는 일이 자주 발생했다.

마지막으로 유기농 제품은 맛에서도 평판이 나빠졌다. 한 유기농 파스타는 맛이 '무미건조하고', 속이 '질척거리고 물기가 많다'는 평가를 받았다. 독일에서 가장 영향력 있는 여론 주도 소비자 단체인 '슈티프퉁 바렌테스트Stiftung Warentest(제품평가재단)'가 내린 평가였다. 이 재단은 방대한 연구 조사에서 다음과 같이 썼다. '우리의 비교 결과는 유기농 팬들의 정신을 번쩍 들게 한다. 전체적으로 보았을 때 유기농 식품과 기존 방식으로 생산된 식품의 질적 차이는 거의 구분되지 않는다.'

슈티프퉁 바렌테스트는 54번의 테스트를 실시했고 그 테스트 결과를 잡지에도 발표했다. 가령 올리브유의 경우에는 오감을 이용해 품질을 평가하는 관능검사를 통해 '감각적 결함'이 종종 나타났다. 햄과 다진 고기에 대해서는 '세균이 많고 맛이 나쁘다'는 비판이 가해졌다. 어쨌든 세균이 처음부터 들어 있지는 않았다. '우리는 대부분 유통 기한이나 소비 기한에 맞게 세균을 검사한다. 그러나 유기농 제품은 언제나 유통 기한과 싸움을 벌인다. 되도록 방부제를 사용하지 않기 때문이다. 그로써 유기농 제품은 특별히 더 민감하고, 일반 제품들보다 빨리 상할 수 있다.'

방부제가 너무 적게 들어가는 경우 품질 결함이 분명하게 나타난다. 대형 슈퍼마켓 체인점들은 그렇게 되는 것을 원치 않는다. 오래 보관할 수 없고 이윤이 줄기 때문이다. 적어도 슈티프퉁 바렌테스트는 그렇게 판단한다. '유통 기한을 더 짧게 했어야 할 필요가 있었다. 그러나 말은 쉽지만 실천하기는 어렵다. 유기농 제품 생산자든 일반 제품의 생산자든 유통 기한이 더 길어지기를 고대한다. 상점에서 상품을 오래 보관할 수 있어야 수지가 맞기 때문이다.'

그것은 인스턴트 봉지 수프와 감자샐러드용 가루, 그 밖에 모든 슈퍼마켓 판매 제품들에서 문제가 된다. '고도로 가공된 식품을 생산하는 경우 지금까지 유기농 생산자들이 부딪힌 가장 큰 문제점은

제품의 질적 경쟁력을 확보하는 것이었다.'

안타깝지만 그런 가공 식품의 경우 화학자들의 기술을 빌리지 않고는 제품 생산이 불가능하다. 자연적인 수단을 통해서는 도저히 생산할 수 없는 마가린 같은 첨단기술 제품이 그런 경우다. '유기농 마가린은 영양생리학적으로나 감각적인 면에서나 기존의 마가린과 보조를 맞추기가 어렵다.' 식물성 기름은 '굳게 하거나 에스테르화'해서는 안 되기 때문이다. 그 두 가지는 마가린을 생산할 때 이용하는 화학적 처리 방법이다. 따라서 유기농 마가린의 최종 결과는 비극적이다. '유기농 마가린은 맛의 측면에서 실패작이었다.' 평점은 낙제 점수였다. 반면에 베첼의 저지방 마가린은 가장 좋은 평가를 받았다. 기술적으로 유니레버에서 일하는 사람들은 전문가들이니 당연한 결과였다.

슈티프퉁 바렌테스트는 슈퍼마켓에 진열된 유기농 제품에 대한 평가를 계속 이어갔다. 진열장에서 만나는 제품마다 불평거리가 나왔다. 감자샐러드는 '풀처럼 끈적이는 구조' 때문에 낙인이 찍혔다. 재단에 따르면 그것은 '특정 첨가물을 사용하지 않아서' 발생한 문제였다. 그들은 문제를 해결할 방법에 대해서도 언급했다. '기존의 감자샐러드에서 볼 수 있는 부드럽고 안정된 형태는 보통 안정제와 유화제 덕분이다. 또 방부제를 넣어서 오래 보관할 수 있게 해준다.' 그런데 유기농 제품의 경우 식품공학자들은 손을 놓고 있는 것처럼 보인다. 그러니 유기농 제품들의 이미지가 실추될 수밖에 없다.

슈티프퉁 바렌테스트가 실시한 평가의 정점은 카푸치노 가루였다. 재단 측에서는 '거칠고 구멍이 많은 거품'이라는 혹평을 내렸다. 이는 유기농 제품에 뺨을 때린 격이었다. 거품 평가 문제에서 알 수 있듯이 바렌테스트의 평가에서는 건강에 유익한 품질이 문제가 아니었다. 품질의 기준은 첨단기술 제품에 들이대는 식품공학자들의 기준이다. 그런데 첨단기술, 아니 첨단 화학에서 유기농은 뒤처져 있고 그것은 맛에도 영향을 미친다. '일반적으로 유기농 제품은 기존 제품들과 맛에서 별반 다르지 않다. 그런데 가공 처리할 경우에는 맛이 떨어진다. 유기농 첨가물만 사용해서는 감각적인 면에서 최상의 결과물을 얻어내지 못한다.'

그러나 자연식을 자연적으로 먹을 때는 다르다. '유기농은 인스턴트식품으로 만들었을 때는 종종 실패하지만 자연 식품에서는 좋은 점수를 받는다.' 슈티프퉁 바렌테스트는 그렇게 결산했다. '자연 식품에서는 대부분 유기농 제품이 품질의 표준을 제시한다.' 결론적으로 '들에서 바로 가져온 신선한 상태에서는 유기농이 최고다.' 토마토, 사과, 라임, 차 등 거의 모든 제품에서 농약이 발견되지 않았다. 따라서 '그것은 분명히 건강상으로 장점이다.'

하일리겐브론의 수녀들이 유기농 식품의 장점을 연구하는 유명한 실험에 참가했을 때, 얼마 지나지도 않아 상태가 호전된 것도 어쩌면 그 때문일지 모른다. 연구는 생물학적 · 역학적 농법 연구 단체에 의해, 즉 유기농 분야의 연구 시설에 의해 진행되었다. 그 때문에 나중에 일부에서는 결과에 의구심을 제기하기도 했다. 그럼에도 불구하고 이 연구는 자연식의 장점을 증명하는 이정표로서의 연구 역사에 기록되었다.

하일리겐브론은 슈바르츠발트 고원에 위치한 순례지다. 슈투트가르트에서 남서쪽으로 100킬로미터가량 떨어져 있으며, 인구 2만 명의 작은 도시 슈람베르크 위쪽에 숲과 들판에 둘러싸여 있다. 사방이 탁 트인 하일리겐브론은 오늘날 하나의 거대한 시설을 이루고 있다. 마을 전체에 시각장애인 학교와 청각장애인 학교, 장애인 기숙사가 들어서 있다. 440명의 장애인이 살고 있고, 같은 수의 간병인들이 그들을 돌본다. 깨끗하게 개조한 건물들 사이로 어디든 싱그러운 잔디가 보이고, 카페와 직원들을 위한 카지노가 있으며, 감각 훈련 연습장과 수영장, 체육관, 마지막으로 숲 가장자리에 농장이 있다.

그사이 수녀들은 이곳의 모든 시설을 한 주교좌 재단에 위임했고, 재단이 튼튼하게 개조했다. 19세기부터 이곳 수녀들은 사회복지 활동을 실천해왔으며, 이곳은 중세 때부터 순례지 중 하나였다. 하일리겐브론이라는 이름은 '성스러운 샘'에서 유래했다. 샘은 14세기부터 알려졌고 지금도 지하 부엌에서는 샘물이 솟아나온다.

이곳은 걷지 못하는 사람들이 찾아와 기도하고 샘물을 마신 뒤 자리에서 일어섰다는 전설이 전해지는 프랑스 서남부의 순례지 루르드와 비슷하다. 하일리겐브론에서도 사람들은 샘물을 마시고 치료 효과를 얻은 것 같다. 수도원의 모든 벽면이 봉헌 현판으로 가득 차 있으니 말이다. 샘물로 기적을 맛본 사람들이 성모 마리아에게 보낸

감사의 표시였다.

그러나 수녀들의 상태를 개선시킨 것은 기적의 샘물이 아니었다. 신앙의 힘도 아니었다. 모든 것이 과학적으로 검증되었다.

마리아 그라티아 수녀는 당시 유기농 식사 실험을 실시할 때에도 이곳에 있었다. 46년 전부터 수도원에서 생활한 마리아 수녀는 이렇게 말했다. "어쨌든 그런 식사가 나한테는 아주 맛있었습니다."

건물 뒤쪽에는 수도원 정원이 있었고, 그곳에는 차와 연고를 만드는 백리향, 페퍼민트, 라벤더, 버배스컴, 샐비어, 멜리사, 칼렌듈라가 피어 있었다. 수도원 설립자는 성 프란체스코였다. "그분은 천지만물을 보존하는 것을 매우 중시했고, 우리의 사명도 천지만물과의 좋은 관계였습니다." 그 때문에 수녀들은 유기농 연구에 동참했다.

수녀복을 입은 한 사람이 한쪽 팔에는 상자를, 다른 손에는 가위를 든 채 민첩한 동작으로 모퉁이를 돌았다. 이레네 수녀가 웃으면서 말했다. "차를 끓이려고 페퍼민트를 따러 왔어요. 잎을 말린 다음 잘게 썰어야 한답니다." 예전에 교사였던 이레네 수녀는 이제 막 80세가 되었다.

이레네 수녀는 80세인데도 왜 그렇게 젊어 보이는지 궁금했다. 무엇이 그토록 젊게 만드는 것일까? 남자들 없이 살아서일까? 아니면 영성 때문에? 페퍼민트 차 때문일까? 하일리겐브론에서는 유기농 식품이 장수에 기여할 수 있을지 여부를 밝히고 싶어 했다. 당시 23명의 수녀가 실험에 참가했다. 지금 부엌에서 거대한 냄비에 검붉은 액체를 끓이고 있는 우테 수녀도 실험 참가자 중 한 사람이었다. "까치밥나무 열매 잼을 만들고 있어요." 그들은 아직도 당시 사용하던 대규모 조리 시설을 간직하고 있었다.

마리아 그라티아 수녀가 말했다.

"우리는 다른 것은 전혀 먹을 수 없었어요. 그때가 가을이었는데, 방문객들이 포도를 선물로 주면 우리는 먹을 수 없다는 사정을 말해야 했습니다. 또 빵집에 있는 누군가 맛있는 빵을 가져와 나누어주어도 지금은 먹을 수 없다고 사양해야 했지요. 그것은 우리가 끊임없이 극복해야 할 도전 과제였습니다."

우테 수녀가 고개를 끄덕였다.

"여기에 있는 그 어떤 것도 이용할 수 없었어요. 국수나 양념, 쌀도 금지였어요. 그랬지, 우테?"

우테 수녀가 다시 고개를 끄덕였다.

그 이후 수녀들은 실제로 더 건강해졌다. "몇몇은 소화가 더 잘 되고 두통이 없어졌다고 했고, 나는 위의 통증이 줄어들었어요." 마리아 그라티아 수녀가 말했다. 그녀는 예전에 청각장애인 학교 교사였다.

"어떤 수녀는 점심을 먹은 뒤 더 이상 피로를 느끼지 않았다고 했고, 또 어떤 수녀는 더 집중해서 생각하게 되었다고 했답니다. 보통은 사과를 소화시키지 못하고 입속에 물집이 생기는 수녀들도 있었는데, 유기농 사과를 그대로 먹었을 때는 문제가 전혀 없었어요. 수녀들 대부분이 음식이 훨씬 더 맛있다고 했지요. 당근도 생치즈도 아주 맛있었죠. 또 한 가지 기억에 남았던 점은 평소보다 많이 먹지도 않았는데 빨리 배가 불렀다는 것입니다. 그래서 평상시에도 소식해야 한다는 것을 알았죠. 우리는 우리가 어느 정도 먹는지 기록했고, 그것을 통해서 포만감을 주는 빵과 생치즈는 훨씬 적게 먹어야 한다는 사실을 깨달았습니다."

그러한 사실은 실험 결과 평가에서도 밝혀졌다. 수녀들의 건강 상태만 눈에 띄게 좋아진 것이 아니라 측정할 수 있는 다른 수치들도 개선되었다. 혈압이 떨어졌고, 일명 '보조 T세포'에서 측정할 수 있는 면역 상태도 좋아졌다. 최종 보고서에 따르면 칼로리 섭취도 줄어들었다. '서로 비교 관찰했던 기간 동안 정확히 똑같은 식단에 따라 음식을 조리했지만 유기농 식사 기간에는 그전이나 이후 기간보다 참가자들의 칼로리 섭취가 줄어들었다.' 수녀들은 실제로 음식을 더 적게 먹었지만 그렇다고 살이 빠지지는 않았다. 유기농 음식이 영양 공급을 더 잘하는 것 같았다. 몸의 컨디션과 감당하는 능력이 높아졌고, 그러한 상승은 '대단히 신뢰할 만한 경과'를 나타냈다.

실험은 8주 동안 진행되었다. "실험이 끝난 뒤에는 음식이 예전처럼 맛있지 않았어요." 마리아 그라티아 수녀가 말했다. 그사이 이곳은 중소 규모의 사회적 기업의 일부가 되었고, 수녀들은 이 시설에서 다른 사람들처럼 식사한다. "지금은 저 위쪽에 있는 큰 주방에서 음식을 날라 옵니다. 바로 데워 먹을 수 있는 '조리-냉장' 방법이지요. 영양소를 파괴하지 않고 전체적으로 보존할 수 있어야 하니까요."

시간은 수도원에서도 멈추지 않는다.

마찬가지로 시간은 유기농에서도 멈추지 않는다. 유기농은 점점 더 성공을 거두었고 몇몇 유기농 생산자는 막대한 이윤을 벌어들이는 진짜 기업으로 성장했다. 기존의 경쟁자들도 그 사실을 모를 리가 없었다. 유기농은 현대적인 것이 되었고 점점 대세가 되었다. 기존의 기업들도 건강한 이미지를 가진 유기농 생산 라인에 투자했다. 반대로 유기농 기업들도 일반 기업들의 제품에 맞춰갔다. 그렇게 그들은 동일한 고객을 두고 경쟁했다.

그런 식으로 유기농과 일반 제품의 차이는 사라졌다. 둘은 당혹스러울 정도로 비슷해졌다. 유리병이나 플라스틱 용기에 넣어 판매하는 야채수프용 가루는 기존의 인스턴트식품 기업인 '마기Maggi' 제품이나 유기농 경쟁업체인 '알나투라Alnatura'와 '나투어 콤파니Natur-Compagnie'에서 나오는 제품이나 차이가 없다. 보기에도 비슷하고 맛도 비슷하다. 그러나 지금은 어쩐지 인스턴트식품 기업인 마기가 앞서가는 것처럼 보인다. 주간 전문지 《레벤스미텔 차이퉁》(식품 신문)에는 '유기농으로 성공한 마기'라는 제목의 기사가 실렸다. 마기의 유기농 식품은 더 이상 당근, 사과, 브로콜리와 같은 자연식처럼 보이지 않는다. 유기농도 이제는 슈퍼마켓 진열장에 놓이는 지극히 평범한 제품들과 똑같다. 우리가 텔레비전 광고에서 만나는 슈퍼마켓 제품들과 똑같다. 《레벤스미텔 차이퉁》에 따르면 '이제 대세는 마기 방식의 편리함과 신선함의 조합이다.' 이를테면 '마기 픽스Maggi-Fix'

소스를 이용해 냉동된 토르텔리니 파스타를 조리하는 식이다.

순수 유기농주의자들은 인스턴트식품인 마기 픽스와 유기농의 조합을 기겁을 하면서 외면한다. 그러나 상당히 많은 소비자들은 그런 제품을 구매한다. 그것이 마기 제품이기 때문이다. 소비자들에게 마기는 신뢰의 표시다. "많은 소비자들이 마기의 유기농 식품을 맛과 천연 첨가물을 보장하는 일종의 품질 인증마크로 생각하는 것 같습니다." 마기의 마케팅 사업부장 안드레아스 페터스의 말이다.

식품에 들어가는 첨가물들도 서로 비슷해졌다. 새로운 유기농 첨가물도 일반 슈퍼마켓 제품에 들어가는 첨가물 생산 공장들에서 만들어진다. 여러 가지 색소가 대표적인 경우로, 가령 체다 치즈에 들어가는 아나토 색소를 꼽을 수 있다. 생산자들에 따르면 아나토 색소는 천연 식물에서 추출한 색소라고 한다. 그럼에도 불구하고 '유기농 식품과 음료에 넣을 때 산과 열, 빛에 변하지 않는다.' 그렇게 하기 위해서는 자연에도 약간의 변화가 가미되어야 한다. 그 분야에 전문적으로 집중한 기업이 색소 생산자이자 세균 생산 기업인 덴마크의 크리스티안 한센Christian Hansen 사다. 이 회사는 현재 유기농 식품 공장에 제공하는 첨가물과 세균들을 생산한다.

유기농 식품과 일반 식품의 접근은 계속되었다. 이제는 달걀도 액체 상태로 종이팩에 넣어 판매한다. 달걀 전문 업체 '비젠호프Wiesenhof'는 액체로 된 '유기농 달걀', '유기농 노른자', '유기농 흰자', '유기농 스크램블 에그'를 원하는 대로 골라서 구입할 수 있도록 따로 판매한다. 물론 닭은 껍질이 있는 정상적인 알을 낳지 종이팩에다 알을 낳지는 않는다. 그 때문에 달걀을 더 오래 보관하기 위해서 구연산을 가미하는 약간의 조치가 필요하다.

인기 있는 유기농 업체들이 갑자기 신문의 머리기사를 장식하는 일들도 벌어졌다. 친환경 테스트 결과 유기농 음료 회사 '바이오나데Bionade'의 제품에서 설탕 함량이 성분 표시에 제시된 수치보다 더 높게 나타난 것이다. 소비자 보호 단체 '푸드워치Foodwatch'는 아로마 성분을 향미제라고 비난했다. 바이오나데는 식품 회사 독터 외트커에 매각되었다. 그것으로 유기농 회사와 일반 회사의 접근이 성사된 셈이다.

유기농은 울림이 그럴듯하다. 그래서 스웨덴 가구 회사 이케아Ikea의 매력적인 레스토랑에서도 유기농 음식이 나온다. 유기농 감자샐러드와 양상추를 곁들인 유기농 소고기말이. 그러나 맛은 일반 구내식당에서 나오는 음식과 똑같다. 구내식당 음식에 들어가는 말토덱스트린, 아로마, 잔탄검, 아스코르빈산, 아질산나트륨, 글루코스 등 온갖 첨가물들 때문이다.

이것이 새로운 자연식이다. 자연 어디서도 자라지 않는 첨가물들로 가득한 음식. 새로운 첨가물 중에서 가장 중요한 것은 효모추출물이다. 효모추출물은 글루탐산나트륨 대신 사용하는 새로운 향미증진제이며 유기농 식품의 맛을 내는 성분이다. 마기든 알나투라든 라푼첼이든, 어디나 효모추출물을 사용한다.

소비자들에게는 맛이 가장 중요하다. 많은 사람이 보통은 유기농 식품이 더 맛있어서, 유기농 딸기와 유기농 닭, 유기농 달걀이나 유기농 우유가 더 맛있기 때문에 유기농 팬이 된다.

효모추출물과 함께 맛의 획기적 혁신이 이루어졌고, 갑자기 보편적인 입맛으로 자리 잡은 새로운 맛이 탄생했다. 그 맛은 인스턴트 닭고기수프에서 감자칩, 친환경 인스턴트식품에 이르기까지 슈퍼마켓에서 판매하는 수많은 유기농 식품에 함유되어 있다. 이제 유기농 식품의 맛은 마기의 인스턴트식품과 정확히 일치한다. 마기 식품의 맛이 바로 유기농의 맛이 되었다.

그 모든 것이 글루탐산나트륨의 대안으로 더 나은 이미지를 가진 새로운 향미증진제 덕분이다. 효모추출물에는 원래부터 글루탐산나트륨이 포함돼 있다. 효모추출물은 서로 하나가 될 수 없는 것을 하나로 합치는 상징이다. 효모추출물은 미래의 향미증진제다. 효모 빵이나 효모 밀처럼 그럴듯하게 들린다. 게다가 원래부터 글루탐산나트륨을 함유하고 있어도 글루탐산나트륨처럼 부정적인 이미지도 갖고 있지 않다.

그런데 효모추출물은 어디서 자라는 걸까? 우리는 그것이 자라는 곳을 방문해 수확하는 과정에 참가할 수 있을까?

친환경 기업 알나투라는 유감스럽게도 그렇게 할 수 없다고 말한다. 프랑스 공급업체가 '경쟁을 이유로 생산 과정과 레시피를 공개할 수 없다'고 했기 때문이다. 라푼첼에서도 경작지로 초청할 수 없다는 뜻을 전해왔다. 네슬레 역시 유감스럽지만 '계약상의 의무 조항에 따라 공급업체를 언급하지 못한다'고 했다. 그러다보니 효모추출물은 크나큰 비밀에 둘러싸여 있다. 효모추출물의 실체를 밝혀주는 문헌은 매우 적다. 연방 자연식 연맹의 위탁을 받은 뮌스터 대학은 베를린 소비자보호부의 재정 지원으로 실시한 연구에서 '효모추출물의 성분이나 사용과 관련해 충분한 자료가 부족한 실정'이라고 불평했다.

한 가지 분명한 점은 효모추출물이 자연에서 얻어지는 것은 아니라는 사실이다. 그 때문에 효모추출물이 자라는 농경지도 시찰할 수 없다. 자연에서는 자라지 않으니 당연하다. 효모추출물은 1902년 영국에서 처음 발견되었다. 첫 출발점은 맥주 효모였으며, 아미노산을 분리하기 위해서 화학적으로 가공되었다. 따라서 순수하게 자연적이라고 하기는 어렵다.

1970년대부터 효모는 생산 과정을 촉진시켰다. 특수 효모들은 훈제한 소고기나 닭고기 같은 특수한 맛을 만들어냈다. 또는 우마미, 즉 감칠맛이라고 하는 글루탐산나트륨의 맛을 냈다.

효모추출물을 생산하는 가장 유명한 회사는 영국의 마마이트 Marmite 식품 회사였으며, 지금은 유니레버가 그 브랜드를 인수해 제품을 만들고 있다. 독일에서 가장 유력한 생산자는 함부르크에 있는 올리Ohly이며, 지금은 영국 ABF 조미료 회사의 일부가 되었다. 올리는 사업을 외국으로 확장해 중국 북동부 외곽, 러시아 국경 근처의 추운 지역인 하얼빈 시 아청에 생산 공장을 열었다. 일 년에 1만 5천 톤을 생산하며, 투자 금액은 총 5천만 달러에 이른다. 현재 효모추출물은 전 세계적으로 연간 13만 톤 이상 생산되고 있다. "효모추출물

시장은 계속 성장하고 있으며, 특히 아시아 시장에서 빠르게 성장하고 있습니다. 우리는 그러한 수요를 충족시키기 위해서 만반의 준비를 갖추고 싶었습니다." 올리의 대표 로베르트 루벤호르스트의 말이다. 올리는 상하이에 판매사무소와 응용 센터를 열었다.

효모추출물이 인체에 어떤 영향을 미치는지는 아무도 모른다. 뮌스터 대학 연구자들에 따르면 효모추출물이 건강에 미치는 영향은 알려지지 않았다.

효모추출물은 유기농 식품 공장에는 없어서는 안 될 재료다. 효모추출물이 없으면 중요한 식품들을 전혀 생산할 수 없기 때문이다. '효모추출물을 사용하는 측의 문제는 효모추출물이 없으면 인기 있는 맛(가령 파프리카칩의 맛)을 낼 수 없다는 데 있다.'

유기농 생산자로서는 효모추출물 때문에 유기농 파프리카칩 생산 사업을 그대로 포기할 수는 없다. 병에 넣어 판매하는 유기농 야채죽도 마찬가지다.

유기농 야채죽의 경우 생산자들은 실질적으로는 야채를 넣지 않고 야채죽을 만들어야 하는 문제에 직면한다. 라푼첼 사에서는 이렇게 말한다. "일반적으로 집에서 야채수프를 만든다면 다들 상당히 많은 양의 야채를 넣게 될 겁니다. 그것을 끓이면 야채의 모든 아로마 성분이 수프에 고스란히 포함되어 있을 겁니다. 반면에 인스턴트 식품을 만들 때는 조리에 들어가는 야채의 양을 현저히 줄일 수밖에 없습니다. 그 때문에 적절한 맛을 내게 해주는 수단이 필요해집니다." 즉 효모추출물이 필요한 것이다.

건강에 대한 의식이 높은 유기농 소비자의 입장에서 그것은 문제가 아닐 수 없다. 소비자는 건강에 좋다고 하니까 야채를 먹으려는 것이고, 그 때문에 라푼첼에서 나오는 야채죽을 구입한다. 그런데 그 제품에는 사실 야채가 거의 들어 있지 않다. 야채죽에 들어 있지 않은 야채는 당연히 우리 몸에 비타민을 제공할 수도 없고, 부차적인 식물 성분이나 섬유소도 제공하지 못한다. 대신 건강에 어떤 작용을 하는지도 전혀 모르는 효모추출물이 그 안에 들어가 있다.

따라서 스위스 생태 연구소의 인상 좋은 니글리 교수가 한 말에 전적으로 공감이 간다. "유기농이 더 건강하다는 증거를 댈 수는 없습니다." 니글리 교수는 전 세계적으로 대표적인 유기농 연구자이니 그 사실을 잘 알 것이다. 그는 1990년부터 유기농 연구소에서 활동했다. 그의 연구소는 200여 곳의 농업 업체와 협력하고 있으며, 헤센 바이첸하우젠에 있는 독일 친환경 대학, 네덜란드 바게닝겐 농업 대학, 취리히 공과대학, 영국 뉴캐슬어폰타인 대학 등과 협력 관계를 맺고 있다. 따라서 니글리 교수는 과학 농업에 정통한 사람이다. 그는 이렇게 말한다. "학문적인 자료 현황이 그렇습니다. 10년 이상 유기농 음식을 먹은 사람과 일반 음식을 먹은 사람을 비교 연구한 결과를 토대로 유기농 음식을 먹은 사람이 더 건강하다고 판단한 연구는 전혀 없었습니다."

액티멜 요구르트나 베첼 마가린에 대해서도 그와 같이 중립적인 장기 연구가 진행된 적은 없었다. 그럼에도 불구하고 생산자들은 거리낌 없이 자신들의 제품이 건강에 좋다고 소리 높여 선전한다. 그러나 니글리 교수는 이렇게 말한다. "건강은 음식뿐만 아니라 전반적인 생활양식과 관계된 것입니다. 두 그룹을 나누어 실험한다고 칩시다. 유기농 그룹에 패스트푸드를 먹게 하고 일반 그룹에는 과일과 야채를 준다면, 분명 일반 그룹이 더 건강할 겁니다. 햄버거나 인스턴트 라자냐를 전자레인지에 넣어 데워 먹는다면, 그 재료가 어떻게 경작되었는지는 전혀 상관이 없습니다. 원래의 수확물과 너무 동떨어져 있어서 경작 방법에 따른 건강상의 효과를 따진다는 것이 무의미한 일이기 때문이지요." 음식물 중에는 분명 더 건강하고 덜 건강한 것이 있다. 그러나 자연 식품은 경작지에서 멀어질수록, 산업적으로 가공될수록 건강에 미치는 장점도 사라진다.

이는 비단 니글리 교수만의 견해가 아니다. 영국의 과학 전문지 《뉴 사이언티스트》는 유기농은 공장 문 앞까지만 건강하다고 썼다. 공장에서 생산되는 유기농 제품도 위험하기는 마찬가지라는 것이다. 《뉴 사이언티스트》에 따르면 '지방과 소금, 설탕이 비유기농 경쟁업체의 제품들만큼이나 과도하게 들어 있다.' 영양소의 관점에서도 가치가 떨어진다. 니글리 교수는 이렇게 말한다. "효과도 없는 제품을 생산할 필요가 있는지 의문입니다. 가령 유아용 유기농 식품을 예로 들어보지요. 작은 유리병에 들어 있는 이유식은 그것을 먹는 아기들보다도 오래된 경우가 많습니다. 그것은 아기를 위해 신선한 자연 식품을 주려는 엄마들의 소망과는 동떨어진 것입니다."

뿐만 아니라 유리병에 든 이유식은 집에서 만든 진짜 이유식과 비교할 때 영양이 떨어지고 비타민 함량도 적다. 게다가 멸균 처리가 되어 있어서 아기의 면역계를 단련할 수도 없다. 봉지에 든 유기농 감자죽도 직접 만든 것보다 비타민 함량이 적다.

자연 식품은 자연에서 멀어질수록 건강하지 못하다. 젖소가 자연에서 건초와 풀을 먹고 자라지 않는다면 유기농 우유의 건강한 지방산 성분도 줄어든다. 병원균에 감염될 위험도 커진다. 예를 들면 유기농 소시지에서 '장출혈성 대장균Ehec'이라는 특정한 공격적 세균이 검출되었는데, 그것은 풀이 아닌 곡물 사료를 먹은 소들에게서 발생한다. 유기농 분야의 세계화에 따른 희생자도 발생한다. 2011년 장출혈성 대장균의 하나인 완전히 새로운 세균에 의해 전염병이 발생했고, 유럽에서 53명이 목숨을 잃었다. 몇 개월에 걸친 추적 조사 결과 그 세균들은 이집트에서 들어온 호로파fenugreek 씨앗을 통해 퍼진 것이었다.

자연이 소비자와 가까이 있고 자연 식품이 자연과 가까운 방식으로 생산된다면 그 제품은 실제로 건강에 좋은 영향을 준다. 유기농 과일에는 부차적인 식물 성분들이 더 많이 함유되어 있다. 적절한 양을 섭취했을 때 암과 심혈관 질환을 예방해주고 뇌를 활성화시키는 폴리페놀 같은 항산화물질이 대표적이다. 나아가서는 플라보노이드와 베타카로틴도 풍부하다. 젖소가 원래의 식성에 맞게 들판에서 풀을 뜯어먹고 자란 경우에 한해, 유기농 우유에는 건강한 지방산이 더 많이 들어 있다. 변형 리놀산도 풍부하다. 변형 리놀산은 첨단기술로 무장한 바스프 같은 회사가 인위적으로 식품에 넣으려는 물질이다.

유기농 과일에는 호르몬을 교란시키고 많은 신체 기능을 방해하는 농약도 당연히 적게 들어 있다. 덴마크에서 실시한 연구 조사에 따르면 유기농 식사를 즐기는 사람의 정액 농도가 43.1퍼센트가량 높았고 생식력도 좋았다.

워싱턴 대학 학자들은 유기농 식품을 먹는 아이들에게서는 독성이 높은 유기인산 화합물 수치가 6배가량 적다는 사실을 밝혀냈다. 유기농 달걀에는 일반 달걀보다 항생제 내성 병원균이 적게 들어 있다. 미용에도 효과가 있다. 베를린 카리테 병원 연구자들이 밝혀낸 바에 따르면 들판을 돌아다니는 행복한 닭들이 낳은 달걀을 먹으면 피부가 더 좋아진다.

가장 중요한 것은 유기농에는 일반적인 면역 무기로 작용하는 물질인 살리실산이 풍부하게 들어 있다는 사실이다. 살리실산은 질병 예방에 도움을 주는 아스피린에 들어 있는 작용물질이다. 많은 연구자들이 살리실산을 자연의 만병통치약으로 생각하지만, 현대의 산업화된 영농 방법으로 인해 이 물질은 음식물에서 전체적으로 사라졌다.

과학 전문지 《뉴 사이언티스트》는 이렇게 보도했다. '유기농 식사는 심장마비, 뇌졸중, 암의 위험을 줄이는 데 도움이 될 수 있다.' 생화학자 존 피터슨과 그의 스코틀랜드 스트래스클라이드 대학 연구팀은 유기농 야채로 만든 수프에는 살리실산이 풍부하게 들어 있다는 사실을 밝혀냈다. 반면에 기존 방식으로 경작된 야채로 만든 수프에는 현저하게 적었거나 전혀 없는 경우도 있었다. 살리실산 성분은 유기농 수프 1그램당 평균 177나노그램, 많게는 1040나노그램이 들어 있었다.

살리실산의 보편적 효과는 아스피린에 대한 연구 결과들이 보여준다. 잘 알다시피 아스피린은 1897년 독일 제약 회사 바이엘Bayer의 화학자들에 의해 개발된 의약품이다. 아스피린은 통증 완화뿐만 아니라 동맥경화와 장암에도 효과가 있으며, 심지어는 신경 퇴화 질환의 치료제로도 여겨진다. 알츠하이머 위험을 10퍼센트 이상 낮춰주고 심장마비와 뇌졸중 위험도 최소한 3분의 1이나 줄여준다. 류머티즘에도 효과가 있고 여러 가지 암을 예방할 수 있다.

매일 살리실산을 복용한 시험 대상은 그렇지 않은 사람에 비해 암에 걸려 죽을 위험이 21퍼센트나 낮았다. 살리실산이 식도암에서 대장암, 폐암에 이르는 각종 종양을 예방하는 효과가 뛰어나기 때문이다. 살리실산을 매일 복용하는 경우 5년에서 10년 이내에 죽을 위험도 10퍼센트나 낮았다.

이와 같은 아스피린의 효과는 음식물에 원래 포함되어 있는 자연적인 질병 예방 작용 때문일 수 있다. 아스피린 전문가인 웨일스 국립 보건국의 가레스 모건은 이렇게 말한다. "살리실산이 우리가 먹는 음식물의 자연적인 구성 성분이라서 아스피린이 그 모든 장점을 갖고 있는 걸까? 많은 식물종이 방어 기제로써 살리실산을 생산한다. 살리실산은 파괴되고 병든 세포들을 스스로 죽게 만든다. 그 때문에 다량의 살리실산을 함유한 과일과 야채는 질병과 공격과 파괴에 대항할 기회를 높여준다." 그런데 우리는 이제 식품 생산의 변화와 식습관의 변화로 인해 "살리실산 결핍을 겪게 된 듯하다. 우리는 언제나 질병에 걸릴 위험을 높이거나 줄일 수 있는 요인에 방치되어 있다. 살리실산은 질병 위험 인자들의 유해한 효과를 줄이도록 도울 수 있다."

모건은 사람들이 50세부터 적은 용량의 아스피린을 매일 복용하면 90세 이상까지 살 가능성이 두 배로 커질 수 있다고 주장한다. "국민 건강에 미치는 잠재적 효과가 너무 크기 때문에 이 중요한 사실을 무시하는 것은 잘못이다." 그러나 다른 의약품들과 마찬가지로 아스피린의 효과에도 당연히 부작용이 따른다. 가령 아스피린은 위장관 출혈을 야기할 수 있다. 미국에서는 매년 수백 명이 아스피린 중독을 겪고 있다. 억만장자 상속녀 서니 폰 뷜로 사건이 그 예를 보여준다. 그녀의 남편 클라우스 폰 뷜로는 머리에 피를 흘리며 침실에 쓰러져 있는 아내를 발견했다. 눈이 멀고 의식불명 상태에 빠진 서니 폰 뷜로는 중환자실로 옮겨졌고, 28년 동안 식물인간 상태로 지내다가 사설 요양원에서 숨을 거두었다.

그런 일은 유기농 당근과 샐러리를 먹었을 때는 당연히 일어나지 않는다. 유기농 과일에 들어 있는 아스피린 작용물질은 우리 몸이 병원균과 암 유발인자의 끊임없는 공격을 더 잘 막을 수 있게 해주기 때문에 더 매력적이다. 그 때문에 아스피린 전문가 모건은 그 작용물질인 살리실산을 새로운 비타민으로, 즉 '비타민 S'로 칭한다. "과거에는 음식이 과일과 야채를 통해, 적은 양이지만 효과가 뛰어난 살리실산을 함유하고 있었다고 보기에 충분하다. 따라서 우리는 살리실산도 건강 유지에 중요한 비타민이나 항산화물질처럼 미량영양소로 분류해야 한다. 어쩌면 앞으로는 그것을 '비타민 S'로 부르게 될지도 모른다."

유기농 식품에 포함된 아스피린 작용물질의 발견자 존 피터슨은 특별히 더 신뢰할 만한 증인일 것이다. 그는 유기농 신봉자가 아니지만 아스피린 작용물질에서 유기농을 지지할 중요한 근거를 찾았기 때문이다.

"나는 생태 운동의 사도는 아니지만 거기에는 실제로 본질적인 차이가 있다. 유기농으로 먹는 것이 당신에게 좋을 수 있다."

유기농 연구자 니글리 교수도 그 사실을 인정한다. 그의 연구팀도 식물의 효능을 강화할 방법을 연구하고 있으니 말이다. 가령 그의 연구소에서는 큰밤고치벌 같은 유용 생물을 이용해 네온 불빛을 밝힌 온실에 꽃을 키운다. 온실에는 수레국화 꽃이 보랏빛으로 아른거리고, 서양말냉이도 눈처럼 하얗게 피어 있다. 이 꽃잎들의 진액을 먹고 자라는 큰밤고치벌은 식물들의 잎을 갉아먹는 나쁜 도둑나방을 잡아먹는다.

적어도 이곳 유기농 연구소 지하실에서는 좋은 것이 승리한다. 니글리 교수는 이 식물과 그 열매들이 인간의 몸에도 좋을 거라고 확신한다. "나한테는 분명 유기농 식품이 더 건강합니다. 당국에서 아무리 해롭지 않다고 확언해도 잔류 농약을 먹고 싶지는 않습니다. 내용물을 생각해도 유기농 식품에는 생물학적 활동이 활발한 물질이 들어 있습니다. 부차적인 식물 성분인 항산화물질이 풍부합니다. 페놀 말입니다. 모두가 긍정적인 효과가 있는 것들이죠. 거기에는 이론의 여지가 없습니다. 실제 통계상으로도 질적인 차이는 뚜렷합니다."

질병을 예방하는 작용물질이 풍부한 자연의 열매들이 서로 어울리는 몇 가지 요소에 잘 섞여 있는 데다 보기에도 좋다면 맛도 분명 더 좋을 것이다. 아보카도 수프가 그런 경우다.

잘 익은 아보카도 하나를 골라 껍질을 벗기고 씨를 제거한다. 레몬 반쪽의 즙을 짜 아보카도를 적신다. 중간 크기의 감자를 깍두기 모양으로 썬다. 아보카도와 감자를 냄비에 넣고 물을 조금 부은 뒤 골고루 익을 때까지 잘 끓인다. 걸쭉한 상태가 될 때까지 우유를 붓고 저어준다.

물론 이런 식의 조리법은 상당히 낡은 방식이다. 올바르게 자라는 식물은 식품으로 재배되어 집에서 간단하게 조리할 수 있다. 우리 몸은 그것으로 충만함을 얻는다. 아마도 몸에 좋은 수천 가지 물질 덕분일 것이다.

그것은 우리 몸에 매우 좋다. 반면에 건강식품 연구에 몰두하는 기업의 입장에서 그런 방법은 너무 단순하고 이윤도 너무 적다.

그러다보니 두 체계 사이에 경쟁이 벌어진다. 한쪽은 잘 알려진 전래 방법으로 건강한 삶을 추구하는 자연과 가까운 형태인 반면,

다른 쪽은 자연과의 연관성에는 무심한 채 새로운 창조에 대한 특허를 통해 자연을 무분별하게 개조한다. 그 때문에 항상 조금은 비밀에 싸여 있다.

아름다운 풍경 속 도시에 자리 잡은 전혀 다른 두 세계

탁 트인 화훼농원과 폐쇄적인 공장

녹색 미세조류의 새로운 역할

식품 분야에 진출한 변호사들의 활동

기막힌 특허―폐기물로 비타민을 만드는 바스프

행복한 애널리스트와 투자자들

배가 뚱뚱해질수록 주머니가 두둑해지는 사업

화훼농원에서 자라는 불멸의 약초

06

첨단 기술이냐
자연이냐 :
미래 선점을
위한 싸움

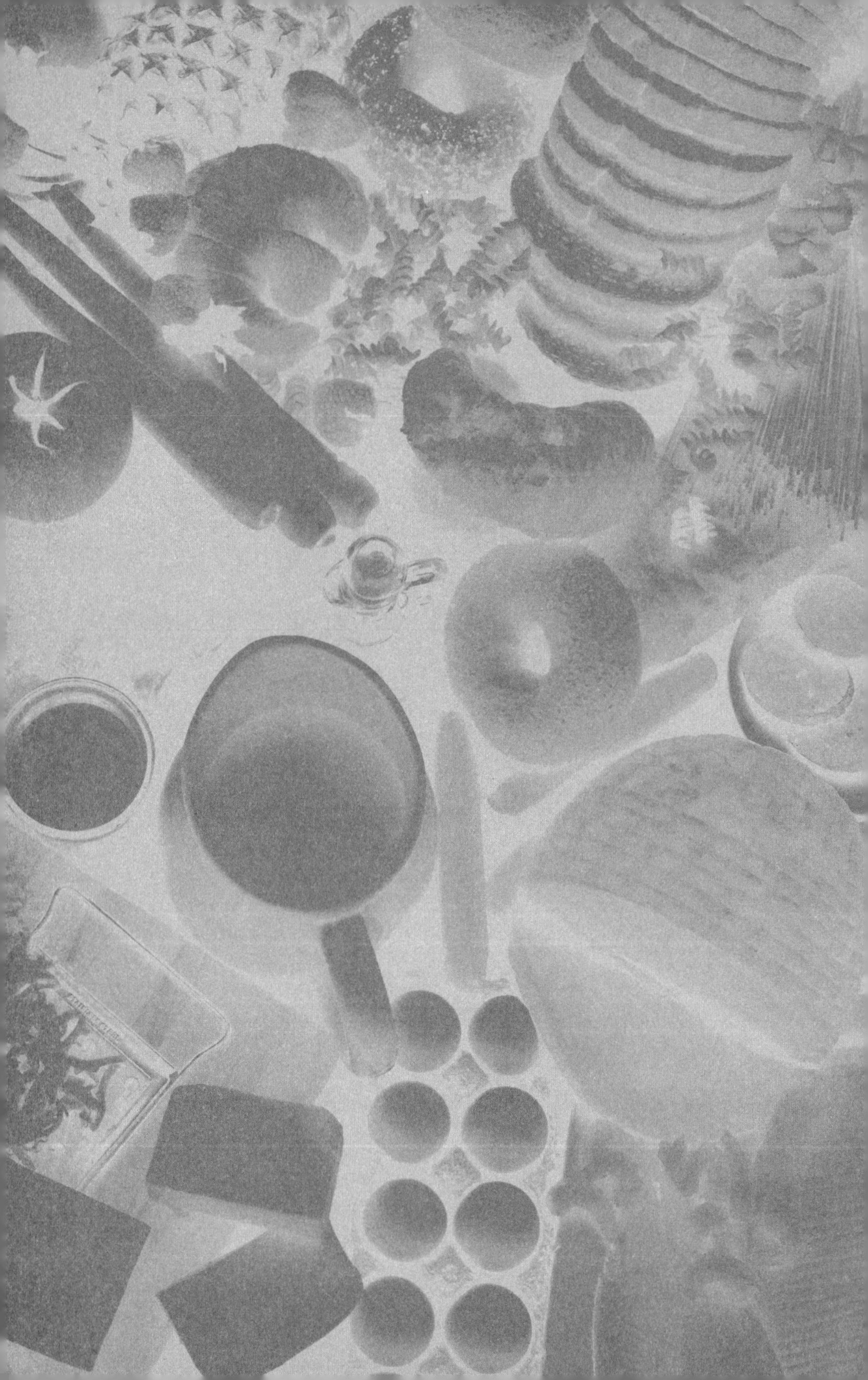

꽃이 만발한 낙원 같은 곳이다. 숲 가장자리에 펼쳐진 거대한 지대에는 자갈길과 자그마한 정자들이 들어서 있고 수천 가지 식물들이 보인다. 야외에 일렬로 길게 늘어서 있는 화단과 커다란 온실 속, 그리고 책상 위에 놓인 작은 화분들에는 온갖 허브가 자라고 있다. 라벤더, 에스트라곤, 샐비어를 비롯해 베로니카와 센타우리움처럼 동화 속에나 나올 법한 이름도 있다. 그러나 이곳은 완전한 현실 속의 화훼농원이고 하나의 사업 모델이기도 하다.

또 다른 모델을 도시의 반대편 끝에서 시찰할 수 있다. 그 모델은 도시 입구에 펼쳐진 옥수수밭 한가운데 서 있다. 은빛으로 반짝이는 탱크와 높은 굴뚝이 솟아 있는 공장이다. 문 앞에는 화물차들이 대기하고 서 있다. 공장 건물 중 한 곳에 큰 글씨로 적은 'BASF'라는 이름이 선명하다. 세계 최대의 화학 기업인 바스프는 이곳에서 건강 식품에 들어갈 최첨단 첨가물들을 생산한다.

이곳은 울름과 알고이 사이에 위치한 인구 1만 6천 명의 작은 도시 일러티센이다. 하얀색 성 건물이 도시 위에 군림하고 있고 교회 탑들이 멀리서도 보인다. 주변으로 숲과 들판이 펼쳐져 있다. 풍경이 그림처럼 아름답고 저 멀리 지평선 너머로 눈 덮인 알프스가 보인다. 여기서는 두 세계가 공존한다. 건강한 섭생의 비밀을 다루는 두 가지 방법과 두 가지 사업 모델이 시행되고 있다.

하나는 디터 가이스마이어Dieter Gaissmayer가 화훼농원에서 실천하고 있는 개방적인 방법이다. 그는 다양한 식물들만 키우는 게 아니라 작고 소박한 카페도 운영한다. 카페에는 커다란 유리창이 나 있고, 야외에 테이블 몇 개와 의자가 놓여 있다. 손으로 만든 정원 장식용품들과 삽, 물뿌리개, 앞치마를 파는 상점도 있다. 거기에 정원 가꾸기와 요리, 생활양식과 관련된 잡지들과 여러 안내 책자들, 팸플릿이 놓여 있다. 짧은 머리에 갈색으로 그을린 피부, 건장한 체격의 가이스마이어는 티셔츠에 블랙진 차림이었고, 매우 개방적인 사람이었다. "우리는 식물만 판매하는 것에 그치지 않고 지식까지 전달하고 싶습니다." 오늘은 '식용꽃'을 사고 싶어 하는 요리사가 찾아왔다고 했다.

또 다른 사업 모델인 바스프는 작업장을 쉽게 방문하거나 둘러볼 수 있는 곳이 아니다. 입구에는 노란색, 초록색, 빨간색으로 된 바스프 깃발이 휘날리고 있고, 작업장 반대편 출입문에 달린 표지판에는

'일러티센 공장에 오신 것을 환영합니다'라는 글귀가 적혀 있다. 이 곳의 생산 시설과 과정을 둘러볼 수 있을까?

경비실에 있는 젊은 남자는 안 된다고 말한다. 그는 '경비'라고 적힌 짙은 색 티셔츠를 입고 있다. 일반인은 물론이고 학교나 시골 여성들의 문의 사항을 위한 공장 견학은 없으며, 정치인들의 방문만 한 번 있었다고 했다. 안타깝지만 바스프 본사에서도 견학을 거절했다. 세계 최대 화학 기업에서는 건강한 섭생의 미래를 위해 일하는 모두가 너무 바빴다. 그들은 '코그니스Cognis'라는 이 자매회사를 투자 그룹으로부터 최근에야 인수했다. '일러티센에서 일하는 동료들은 코그니스 인수로 인해 무척 바쁜 상태입니다. 그래서 현재의 상황을 고려할 때 가까운 시일 내에 일러티센 공장 방문은 불가능합니다.' 바스프 본사에서 보내온 답변이었다.

일러티센은 건강식품 사업의 두 가지 모델을 본보기적으로 보여준다. 하나의 가능성은 전통에 접목해 자연이 원래 가진 힘을 이용하려고 노력한다. 또 다른 가능성은 자연을 철저하게 개조해 가능한 한 독창적이고 이전에는 전혀 없었던 새로운 힘을 창조하려고 한다.

첨단기술이냐 자연이냐, 특허의 비밀이냐 전통이냐의 싸움인 것이다. 거기에는 당연히 갖가지 위험과 부작용도 포함된다. 여러 약초의 효능은 지금까지 수많은 사람들을 통해 충분히 입증되었다. 그러나 공장에서 생산하는 비밀스러운 첨가물들은 꼭 그렇지 않다. 건강한 식생활을 원하는 사람에게 음식이 두 세계 중 어디서 왔는가는 엄청난 차이를 만든다.

두 가지 물질이 이 두 사업 모델을 대표한다. 하나는 앞에서 언급했던 살리실산이다. 살리실산은 인체에서나 일러티센 화훼농원에서처럼 유기농으로 재배되는 식물에서나 질병과의 싸움에서 효능이 입증되었다. 다른 하나는 피토스테롤, 즉 식물성 스테롤이다. 보통 식물성 스테롤은 건강을 위협할 수 있기 때문에 우리 몸에서 저절로 안전하게 처리된다. 그런데 이제는 일러티센의 바스프 자회사 같은 대규모 회사들에 의해 기능성 식품첨가물로 생산되고 있다.

두 사업 모델은 단지 겉으로만 평화롭게 공존하고 있을 뿐, 실제로는 미래의 주도권을 잡기 위해서 치열한 투쟁을 벌이고 있다.

이는 건강한 식생활을 원하는 사람들에게는 새로운 상황이다. 건강한 섭생과 관련된 사업에 완전히 새로운 직업군이 개입하고 있기 때문이다. 지금까지는 가정주부, 요리사, 의사들이 주를 이루었다면, 이제는 화학자, 법률가, 분석학자, 투자자, 기업 컨설턴트들까지 가세하고 있다. 건강식품 사업은 대규모 사업이며, 완전히 새로운 기준과 새로운 물질들을 끌어들이고 있다.

이 사업은 어찌 보면 인간의 건강을 놓고 벌이는 모험이라고도 할 수 있다. 새로운 제품이 인체에 미치는 영향에 대한 연구가 의약품의 경우처럼 분명하게 이루어지지 않기 때문이다. 반면에 지난 수천 년의 세월이 흐르는 동안 효능이 입증된 자연의 열매들인 경우에는 상황이 다르다. 결론적으로 이 두 모델 중 하나에서는 사업이, 다른 하나에서는 건강이 중심을 이루고 있는 것처럼 보인다.

건강하게 먹고살고 싶어 하는 사람은 이제 선택의 기로에 서 있다. 새로운 길을 갈 것인지, 검증된 길을 갈 것인지. 새로운 길을 가려면 더 비싼 값을 지불해야 한다. 다논의 저항력 강화 요구르트 액티멜은 일반 요구르트에 비해 4배가 비싸다. 마가린도 베첼 프로액티브가 일반 마가린보다 4배나 비싸고, 버터보다는 2배가 비싸다. 마가린은 일찍이 버터의 값싼 대용품으로 만들어진 인공식품이었다.

새로운 길이 돈벌이가 잘 되는 사업이라는 점은 분명하다. 인공식품 전문지 《국제식품성분》에 따르면 기능성을 강화한 새로운 제품들은 '높은 판매 수익'을 제공한다. "비용이 많이 들어도 다국적 기업들에는 잠재적으로 높은 수익을 제공한다." 네슬레 회장 페터 브라베크도 이렇게 말했다. "앞으로는 한 제품이 25퍼센트의 판매 수익을 냈다고 더 이상 화를 내서는 안 됩니다."

기능성 식품의 시장 점유율은 끊임없이 성장하고 있고, 그에 따라 일반 식품은 계속 밀려나고 있다. 전 세계적인 추세다. 첨단기술 제품의 점유율은 점점 높아지고, 원래 자란 상태로 판매되는 제품의 몫은 점점 좁아지는 것이다. 독일 일간지 《디 벨트》에 따르면 '대규모 연구비를 들이지 않고 작은 기업에서도 생산할 수 있는 단순한 제품들은 더 이상 구상에 맞지 않는다. 그런 제품들은 배척당한다.' 《디 벨트》는 계속해서 이렇게 썼다. '농산품의 단순한 발전-그것은 어제의 일이고, 누구나 할 수 있다.'

새로운 제품들과 함께 완전히 새로운 공급업체도 등장했다. 예를 들자면 새로운 미생물을 생산하는 기업들이다. 덴마크 기업 크리스티안 한센이 그런 공급업체다. 이 회사는 프로바이오틱스 요구르트에 들어가는 세균을 생산한다.

새로운 건강식품 생산에서 미생물들은 큰 성공을 거두었다. 그것은 전혀 위험한 일도 아니다. 세균이나 곰팡이, 버섯을 식품에 넣는 것은 일반인에게만 이상하게 들릴 뿐이다. 이들은 요구르트에 들어가는 세균처럼 첨가물로만 이용되는 것이 아니고, 비타민 같은 다른 건강 성분들을 생산하는 데도 이용된다. 물론 이런 경우에는 새로운 과제에 맞게 미생물들에 약간의 변화를 가해야 한다.

예를 들어 비타민 생산에는 유전자를 조작한 세균들이 관여한다. 바실루스 수브틸리스Bacillus subtilis나 코리네박테리움 아모니아게니스Corynebakterium ammoniagenis, 세라티아 마르세센스Serratia marcescens나 바실루스 스페리쿠스Bacillus sphaericus 등이다. 곰팡이의 한 종인 에레모세시움 아시비Eremothecium ashbyii와 아시비아 고시피Ashbya gossypii는 비타민 B_2를 생산한다.

미세조류인 보트리오코쿠스 브라우니Botryococcus braunii는 지금까지는 우리 몸이 녹황색 채소와 달걀노른자에서 얻은 색소인 베타카로틴과 루테인의 원천이다. 녹색 미세조류인 보트리오코쿠스 브라우니는 식품 생산자로 새롭게 등장했다. 얼마 전까지만 해도 호수에서 아무 쓸모없이 둥둥 떠다녔고 여름이면 골칫거리나 만들었다. 그러나 지금은 에너지 생산 분야에도 투입되어 제련소에서 열심히 일하고 있다.

다른 나라에서는 다른 조류를 이용한다. 일본, 이스라엘, 하와이에서는 헤마토코쿠스 플루비알리스Haematococcus pluvialis를 이용해 오메가3 지방산이나 분홍색을 만든다. 이 조류들도 지금까지는 연못이나 성당의 성수를 담는 그릇 속에서 빈둥거리며 돌아다녔다.

진기한 미생물이고 이상한 회사들이다. 마치 다른 세계에서 일어나는 일처럼 들린다. 그것은 실제로 다른 세계이기도 하다. 지금까지는 그냥 내다버렸던 것까지 이용해 이익을 창출하는 새로운 건강식품의 세계와 나란히 보조를 맞추는 세계다.

그중에서도 특히 유망한 방법은 값싼 원료로 비싼 건강식품을 만드는 일이다. 프랑크푸르트 회히스트Hoechst 산업단지에 있는 '악시바Axiva' 기업은 '바이오매스로부터 지속적인 과정에서 안전하고 저렴하게' 다가불포화지방산을 얻는 방법으로 특허를 받았다. 다가불포화지방산은 원래 생선이나 우유, 버터, 크림에 들어 있어서 쉽게 먹을 수 있다. 그런데 악시바는 지방을 분리하는 가스를 이용해 바이오매스에서 다가불포화지방산을 획득했다. 특허 명세서에 따르면 '압축가스가 지방산을 분리시킨다.'

특별한 바이오매스, 즉 폐기물을 이용해 건강한 것을 만든다면 그처럼 좋은 일은 없을 것이다. 폐기물이 귀중한 첨가물로 가치가 상승하는 것을 전문 용어로는 '업그레이딩Upgrading'이라고 한다.

본 대학의 식품공학자 베노 쿤츠는 '폐기물 없는 식품 경제'라는 프로젝트에서 당근과 다른 야채즙을 짜고 남은 잔여물의 재활용 가능성을 연구했다. 이 폐기물 재활용 프로젝트에는 유럽연합과 독일 연방교육연구부도 참여했다. 독일에서만 연간 10만 톤 이상의 야채

즙 잔여물이 쓰레기로 버려진다. 재활용 전문가 쿤츠 박사는 '버리기에는 너무 아깝다'고 말한다. 바이오 폐기물은 잘 말려 빻은 뒤 약간의 처리 과정을 거쳐 일반 과일주스나 유제품, 빵과 제과류에 특별히 건강한 첨가물로 넣을 수도 있다.

양파껍질도 재활용할 수 있다. 유럽연합, 특히 스페인과 영국, 네덜란드에서는 연간 50만 톤 이상의 양파껍질이 쓰레기로 버려진다. 마드리드 자치대학의 바네사 베니테즈 교수는 '모든 쓰레기에서 이익을 낼 수 있다'고 생각한다. 그녀는 양파껍질의 산업 폐기물이 '피토케미컬(식물 속 화학물질)과 자연적인 항산화물질의 흥미로운 원천'이며, 그것을 식품에 이용해 '건강에 좋은 특징을 높일 수 있다'는 사실을 밝혀냈다. 페놀과 플라보노이드를 함유한 식이섬유를 생산할 수 있으며, 훌륭한 마그네슘과 철분, 망간, 아연도 풍부하게 들어 있다고 했다. 그러니 사람들이 지금까지 양파껍질을 먹지 않은 것이 안타깝다고 했다.

물론 우선은 사람들에게 양파껍질이 원래 건강에 좋다는 사실을 분명히 알려야 한다. 그래서 관련된 모든 회사들은 그 사실을 쉴 새 없이 선전해야 한다. 그렇지 않으면 사람들은 그에 대한 믿음을 다시 잃게 된다. 독일 네슬레의 경우 광고비 지출을 20억 유로로 늘렸고, 유니레버의 광고비는 약 15억 유로에 이른다. 다논의 액티멜 요구르트가 국제적인 블록버스터가 되기까지에도 엄청난 광고 노력이 필요했다. '광고는 분명 시장을 만듭니다.' 뉘른베르크 소비연구협회의 시장 연구가 스티븐 브레헬마허의 말이다. 그는 다논의 '천재적인 전략'을 인정한다. 놀랍게도 그 제품이 정말로 건강에 좋은지의 여부는 성공에 아무런 영향도 미치지 않았다.《레벤스미텔 차이퉁》의 보도에 따르면 '프로바이오틱스 우유 음료의 지속적인 성장은 건강상의 유익함이나 현대인들의 주관심사인 건강 때문만이 아니며, 상당 부분 시장을 선두하는 다논이 자사 제품인 액티멜에 쏟아 부은 광고비 덕분이다.' 경쟁업체들도 다논의 '막대한 광고비 지출'로 이익을 챙겼다.

때때로 경쟁업체들은 다논의 성공을 직접적으로 모방하려고 애쓴다. 또는 누구나 알 수 있는 광고 문구와 유사한 슬로건을 내건다.

'액티멜은 저항력을 활성화시킵니다.'

다논의 이 광고가 나간 뒤 갑자기 다음과 같은 광고가 등장했다.

'모든 요구르트는 당신의 저항력을 강화시킵니다.'

이 광고는 오스트리아의 신문과 잡지에 실렸다. 액티멜보다 훨씬 싼 일반 요구르트를 선전하는 광고였다. 그것은 다논이 비싼 대가를 치르며 쟁취한 유제품 분야의 선두적 지위를 위협했다. 따라서 누군가 즉시 공격에 나서야 할 상황이었다. 그런 싸움에 정통한 강력한 인물이 필요했다. 요구르트 대 요구르트의 싸움에 출전해 강력한 법률적 무기로 무장한 채 다국적 식품 기업 다논을 위해 싸울 누군가가 필요했다.

그들은 즉시 싸움을 시작했다. 그들의 전문가들은 법률적 사업에 정통했다. 에너지, 석유, 재정 문제 등 글로벌 경제의 굵직한 문제를 다루던 그들은 이제 요구르트의 싸움을 시작했다. 그들은 세계 여러

나라에 사무실을 두고 있다. 그들의 오스트리아 빈 사무실은 고급스런 1구역, 슈테판 대성당에서 걸어서 몇 분이면 닿을 수 있는 투흐라벤 거리 17번지에 있다.

그들의 사무실이 들어서 있는 곳은 오래되고 눈에 띄지 않는 건물이다. 맞은편에는 보석상이, 옆 건물에는 고급스런 인테리어 상점이 있다. 건물 입구는 수수하다. 계단에 회색 양탄자가 깔려 있고 모서리의 표시등이 위로 올라가는 길을 알려준다. 위층에 이르자 유리문이 나오고, 그 뒤로 반짝이는 하얀색으로 칠해진 넓은 공간이 나타난다. 맞은편으로 커다란 안내데스크가 놓여 있고 그 뒤에 아름다운 젊은 남녀가 서 있다.

사무실은 마치 제임스 본드 영화와 뉴욕의 유명 미용실을 섞어놓은 듯한 분위기를 풍긴다. 뒤쪽 벽면에는 은빛으로 'SCHÖNHERR'라는 글자가 붙어 있다. 오스트리아의 대형 로펌 중 한 곳인 쉰헤어 법률 사무소다. 다논의 요구르트 사건 담당자 하우어 변호사가 바로 나타났다.

하우어 변호사는 상담실로 안내했다. 모든 것이 고급스러웠고 주위는 온통 하얀색이었다. 의자도 값비싼 디자이너의 의자였다. 하우어 변호사는 자리에 앉았다. 짧은 회색 머리에 비싸 보이는 양복을 입고 있었다. 그의 말로는 '단순한 기성복'이라고 했다. 넥타이는 고상한 색이었다.

하우어는 35세부터 일을 해왔다. 법률가적 본능 같은 것이 언제가 공격 시점인지를 그에게 몸으로 알려준다고 했다.

"처음 그 광고를 본 직후에 내 안에서 뭔가 반짝거렸습니다. 그런 광고는 허용할 수 없습니다."

그는 광고를 처음 보았을 때 알았다고 했다. '모든 요구르트는 당신의 저항력을 강화시킵니다. 단순한 천연 요구르트도 장내세균총을 자극하고 몸 자체의 면역계를 활성화시킵니다.' 광고에서는 모든 요구르트라고 했다. 모든 임의의 요구르트가 4배나 비싼 액티멜 요구르트와 겨루려 했다. 농부들이, 더 정확히 말하자면 오스트리아 농업청 산하 농산물 마케팅 대행 기관이 뻔뻔해진 것이다.

원래 그 슬로건은 기발한 아이디어였다. 그러나 다논은 그렇게 생각하지 않았다. 다논은 지난 10년 사이에 오스트리아에서만 액티멜 요구르트 광고에 5천 1백만 유로를 투자했고, 연간 총매출은 2천만 유로로 추정된다. 전 세계적으로는 10억 유로에 이를 것으로 추산된다. 그러니 다논의 입장에서는 다른 평범한 요구르트도 똑같이 건강에 좋다는 광고를 그대로 내버려둘 수 없는 것이 당연했다. 그들은 가장 유능하고 비싼 변호사들을 고용했다. 하우어 변호사는 시간당 400유로가 넘는 고액 수임료를 받는 그룹에서 활동한다.

하우어는 다국적 식품 기업 다논의 위임을 받아 고소를 제기했다. '비판적인 비교 광고'와 '명성 악용'은 불공정하다는 것이다. 하우어의 고소장에는 다음과 같이 적혀 있다. '피고소인 측의 광고 주장은 부당하며, 그것으로 소비자를 현혹시키려 한다. 모든 요구르트가, 특히 단순한 천연 요구르트가 저항력을 강화시킨다는 주장은 맞지 않다.'

비싼 수임료를 받는 변호사들에게 요구르트 소송은 완전히 새로운 사업이다. 그들은 점점 더 깊이 그런 일에 관여하게 될 것이다. 잘못된 광고로 의뢰인의 사업을 방해할 수 있는 경쟁자들을 고소해야 할 뿐만 아니라, 건강과 관련된 무모한 주장에 맞서 소비자에게 올바른 인식을 전달할 수 있도록 해야 한다. 간단히 말해서 오늘날에는 무엇을 건강한 것으로 여길지를 결정하는 주체가 법률가들이다.

그런데 그것을 결정하기란 결코 쉽지 않기 때문에 관련 컨설턴트 사업도 함께 번성한다. 컨설턴트 회사들은 주로 결정이 내려지는 장소인 브뤼셀 근처에 자리 잡고 있다. 그들은 건강 관련 광고로 성공할 기회에 관한 전략 세미나와 각종 회의를 개최한다. 브뤼셀 힐튼 호텔의 하루 숙박비는 863.94유로다.

변호사와 교수들이 참석하는 세미나들도 개최된다. 합성비타민 대변자인 한스 콘라트 비잘스키가 참석한 '베어스 건강강조표시의 날Behr's Health Claims Tage'이 대표적이다. 이날의 주제는 '항산화 식품의 건강강조표시 보장을 위한 연구의 시작은 어떤 모습일까?'였다. 이틀간의 비용은 1598유로에 부가세는 별도였다.

변호사들은 할 일이 아주 많다. 프랑크푸르트에서 온 토마스 뷔트너 변호사도 무척 바쁘다. 자신을 '의약품 전문 변호사'라고 선전하는 뷔트너 변호사는 한 언론 보도에 대항해 소송을 준비했다(소비자 권익 보호 잡지인 《외코 테스트》가 식품보조제에 대해 잘못된 내용을 보도했다고 했다). 그는 유럽식품안전청이 효과가 입증되지 않았다는 이유로 거부했던 건강강조문구를 광고에 넣을 수 있게 해냈다는 사실을 퍽 자랑스럽게 생각했다.

변호사들은 어린이 생치즈 제품인 '몬스터바케Monsterbacke' 같은 제품에도 신경을 써야 한다. 문제가 되었던 부분은 몬스터바케가 '매일 마시는 우유 한 잔처럼 중요한'이라는 슬로건을 내세워도 괜찮은가 하는 것이었다. 몬스터바케에는 무기질은 너무 적게, 설탕은 너무 많이 들어 있어서 우유처럼 건강에 좋다고 할 수 없는데도 말이다.

슈투트가르트 지방법원은 그 슬로건이 문제없다고 판결했다. 당시 몬스터바케 측 변호를 맡았던 알프레드 하겐 마이어 교수는 몬스터바케가 교묘하게 빠져나왔으며, 광고 문구의 진실성에 대한 요구도 '적절한 정도로 제한했다'고 말했다. 그러나 고등법원에서는 소비자를 현혹시키는 광고라는 이유로 그 슬로건을 금지시켰다. 몬스터바케에는 엄청난 양의 설탕이 들어 있지만 우유에는 그렇지 않으니 당연한 결과였다.

또 다른 소송을 관찰했던 스위스 일간지 《노이에 취리허 차이퉁》의 보도처럼 때로는 그야말로 '뼈를 쪼개는 행위'가 벌어지기도 한다. 스위스의 우유 생산자들은 '우유는 뼈를 강하게 합니다'라는 문구로 광고를 실었다. 그런데 스위스 연방법원은 그 문구 사용을 금지시켰다. 연방법원의 법률가들도 우유가 '골격에 유익하다'는 점은 의심하지 않는다고 했다. 판사에 따르면 우유 생산자들은 광고 문구를 '일반적인 건강에 유익한 효과'로 제한했어야 했다. 다만 거기에 덧붙여 다음과 같은 내용은 들어가도 된다고 했다. '규칙적인 우유

소비는 건강에 유익하다. 우리 몸이 골격에 유익하게 작용하는 것으로 보이는 칼슘을 자연스럽게 섭취하기 때문이다.' 간단히 말해서 우유가 뼈를 강화시키는 것은 사실이다. 이처럼 법률가들이 건강식품을 다루게 되면 글자 하나하나를 아주 예민하게 판단하게 된다.

법률가들은 완전히 새로운 활동 영역도 얻게 되었다. 특허 식품이라고 하는 완전히 새로운 식품이 만들어지기 때문이다. 여기에는 특허 변호사들이 등장한다.

오늘날 바스프의 자회사가 된 코그니스 사는 아주 멋진 특허를 갖고 있다. 폐기물을 이용해 비타민 E와 심장보호 첨가물이라고 하는 피토스테롤(특허번호 DE 10038457B4)을 생산하는 것이다. 이 특허에서 제품 생산의 원료는 폐기물이다. 더 정확히 말하자면 유채씨 기름, 해바라기씨 기름, 콩기름 등 정제유 생산에서 발생하는 폐기물이다. 특허 명세서를 보면 쓰레기에서 건강첨가물로 바뀌는 과정은 매우 단순하다. 먼저 혼합물을 210~220도에서 가수분해한다. 전통적인 '회분식 반응기'를 이용하거나 '요란스럽게 관류하는 튜브식 반응기'를 이용할 수 있다. 그런 다음 빠져나오는 물을 분리시킨다. 물은 반응기의 '운행 방식에 따라 불연속적으로, 또는 연속적으로' 분리되는데, 운전자가 남성이냐 여성이냐에 따라 약간 차이가 나는 것으로 보인다. 이어서 증류탑에 넣고 증류시킨다. 이때 중요한 것은 증류기를 선택하는 문제이며, '박막 증류기'가 선호된다. 압력은 0.5에서 10밀리바, 증류 온도는 250도와 300도 사이가 가장 좋다. 이제 다시 한 번 몇 시간 가수분해해 분리한 뒤 빠져나온 물을 쏟아버리고 지방산을 증류하면 끝이다.

이런 과정으로 얻은 피토스테롤과 비타민 E는 베첼 프로 액티브 마가린이나 네슬레 베바 성장기 분유에 들어가는 첨가물로 준비된 상태일 것이다. 그러나 유니레버든 네슬레든, 제품에 넣는 피토스테롤과 비타민 E를 특허권의 보호를 받는 코그니스 사에서 공급받는지의 여부에 대해서는 철저히 함구하고 있다. 바스프 쪽에서도 그 점에 대해서는 '경쟁을 이유로 일반적으로 그 어떤 정보도 공표하지' 않으려 한다. 네슬레는 원칙적으로 공급자를 언급하지 않으며 유니레버도 침묵으로 일관한다. 안타깝지만 이것이 특허권 보호를 받는 건강식품 세계의 현실이다. 그 때문에 우리는 우리 자신이 무엇을 먹는지, 또 아이들에게 무엇을 먹이는지 결코 정확히 알지 못한다.

그러나 일러티센 반대편 끝에 위치한 화훼농원에는 비밀이 없고 특허 변호사도 필요하지 않다. 여기서는 자연을 변형시키지 않기 때문이다. 이곳 화훼농원에서는 자연을 자연 그대로의 방식으로 경작하고 수확한다. 그러나 이 화훼농원에서도 자연은 하나의 사업이다. 여기서도 자신들이 키운 식물들을 판매하려고 한다. 가령 요리사인 클라우스 부더라트는 일러티센에서 자동차로 45분 정도 떨어진 라밍겐에서 '아들러'라는 음식점을 운영하는데, 식용꽃을 구입하려고 아내와 아들을 데리고 이곳을 찾았다.

이들은 농원 주인 가이스마이어의 안내를 받아 식물들이 줄 맞춰 자라고 있는 온실을 지나 다시 밖으로 나왔다. 주변 부지를 지나 뒤

쪽의 숲 가장자리로 향했다가 반대편의 잔디로 된 평지 옆을 지났다. "샐비어 꽃도 따 드릴까요?" 가스마이어는 꽃을 따서 상자에 담았다. "이건 일반 샐비어가 아니라 '치아'라고 불리는 스페인 세이지(샐비어)입니다."

일행은 농원 외곽에 갖가지 민트가 어우러져 숲을 이루고 있는 곳을 지났다. 민트 종류만도 50가지가 넘었다. 향기가 강렬했고, 몇 미터를 지날 때마다 다른 향이 풍겼다. 농원을 둘러보는 동안 가이스마이어는 이런저런 이야기를 해주었다. 그는 한 화주 양조업자를 알고 있는데 그의 양조 방법을 인정할 수 없다고 말했다. "그 사람은 술에 과일추출물을 넣는다고 했습니다. 그것은 올바른 방법이 아니지 않나요? 왜 그렇게 하는지 이해할 수가 없습니다. 그것은 일종의 향미증진제나 다름없으니까요. 그런 양조업자에 대해서는 어떻게 생각하십니까?"

가이스마이어는 도시 반대편에 있는 공장의 증류탑에서 무엇을 만들어내는지 전혀 모른다. 그는 요리사 가족을 이끌고 자신의 농원을 계속 돌아다닌다. "보리지꽃도 드릴까요? 펠라고니움은 시험해 보신 적이 있나요? 붉은 옥살리스는 어떻습니까?" 가이스마이어는 계속해서 파인애플 세이지를 보여준다.

햇빛이 내리쬔다. 조금은 무덥게 느껴지는 날이다. 화초가 자라기에는 아주 좋은 날씨다. 요리사와 정원사는 식물들의 낙원 곳곳을 둘러본다. "이제 레몬타임을 딸까요?"

가이스마이어의 농원에서는 1만 종의 식물이 자라며, 그중 3천 종이 판매되고 있다. 어떤 식물들은 수도원 약국에서 파는 것처럼 어려운 이름이었고, 바로 옆에 설명이 적혀 있었다. '수도사의 후추Vitex agnus castus - 지중해에서 유래한 오래된 약용 식물이자 염료 식물' '마편초Verbena officinalis - 오래된 약용 식물로 오늘날까지 만병통치약으로 사용되고 있다.' 원래 이곳에서 자라는 식물들은 대부분 관상식물이다. 그러나 놀라울 정도로 많은 식물이 먹어도 되는 것들이다. 어쨌든 이곳에서 자라는 식물들의 경우에는 먹을 수 있다. "보통의 방식으로 키우는 식물이라면 잘못 먹고 죽을 수도 있다는 두려움을 가질 것입니다. 하지만 유기농은 그렇지 않습니다."

그들은 작은 천막 옆을 지난다. 천막에는 의자 몇 개가 놓여 있다. 농원 부지에는 그런 작은 천막이 곳곳에 설치되어 있으며, 각기 다른 크기의 작은 연단과 의자들도 여러 군데 놓여 있다. 농원을 찾는 사람들의 안내와 낭독회를 위해 마련된 것이다. 곧이어 문학의 날도 열린다. 모든 것이 공개적으로 진행된다. 그것이 이곳의 사업 원칙이다.

반면에 도시 반대편 바스프 자회사는 방문객들의 공장 열람을 허용하지 않는다. 문학의 날 행사도 열리지 않는다. 그러니 일러티센 주민들이 그 공장에서 무슨 일을 하는지 모르는 것은 당연하다. 거리 저편에서 사람들이 밭에서 직접 딴 딸기를 가져온다. 딸기를 들고 작은 차 안으로 들어가려는 나이든 여성에게 물었더니 이렇게 대답했다. "저곳은 화학 공장이에요. 빵을 오래 보관할 수 있게 해주는 첨가물을 만듭니다. 내 딸이 사무실에서 일하거든요. 세제 같은 것도 만들지요." 근처에 방목지를 소유한 농부는 이렇게 말한다. "저 공장은 처음에 비누로 시작해서 샴푸, 목욕 세제 같은 물건을 만들었어요." 그러자 그의 아들이 덧붙였다. "지금은 실험실 빵집을 운영하면서 아무 맛도 없는 빵을 만들고 있습니다."

아무 맛이 없는 빵이라고? 그렇다. 일단 아무 맛이 들어가지 않은 빵을 만들고 나중에 임의의 맛을 첨가할 수 있도록 하는 것이다. 건강식품을 만드는 공장 근처에 사는 일러티센 주민들은 그렇게들 말한다. 실제로 그들의 말이 완전히 틀린 것은 아니다. 바스프 본사에 문의한 결과 '일러티센 공장에는 실험실 빵집이라고 불리는 연구실이 있습니다. 거기서 일하는 직원 세 명은 생산 최적화와 품질 감독을 담당합니다.' 결국 바스프에서도 아무 맛이 없는 빵을 만든다는 소문을 부인하지 않았다.

최근에는 애널리스트들이 매우 정확한 내용을 알고 있다. 그들은 바스프 자회사 코그니스가 생산하는 것이 무엇인지도 분석했다. 독일 상업은행 베스트엘비WestLB의 애널리스트 노르베르트 바르트는 그것을 '고급 영양첨가물'이라고 했다. 애널리스트는 건강식품 분야를 다루는 새로운 직업군의 하나이며, 바스프의 코그니스 인수를 몹시 칭찬했다. "이 거래는 의미가 상당합니다." 코메르츠 뱅크Commerzbank의 애널리스트 슈테판 키페는 이 투자를 '가치 면에서나 전략적으로나 의미 있는' 일이라고 평가했다.

애널리스트들이 건강식품에 관심을 갖게 된 이유는 그것이 하나의 투자이기 때문이다. '메뚜기떼'로 불리는 국제투기자본도 마찬가지다. 바스프는 일러티센 공장을 그들에게서 사들였다.

그때까지 코그니스는 퍼미라Permira, 골드만삭스Goldman Sachs, SV 라이프사이언스SV Life Science가 지분에 참여한 회사였다. 그들은 2001년 세제 생산으로 유명한 헨켈Henkel 기업으로부터 코그니스를 사들였다. 당시 퍼미라 독일 지사장 외르크 로켄호이저는 평균 이상으로 성공을 거둔 비공개 기업 투자였다고 말했다. 그들은 배당금을 포함해 투자금의 3배를 벌었다고 했다. 퍼미라는 한때 휴고 보스 Hugo Boss와 독일 민영 방송 프로지벤자트아인스Pro Sieben Sat 1, 덴마크 통신사 TDC와 미국 반도체 회사 프리스케일 세미컨덕터Freescale Semiconductor 같은 회사도 소유했었다.

오늘날 건강식품은 예전과는 전혀 다른 사람들의 손에 들어가 있다. 또한 '고급 영양첨가물'도 예전과는 전혀 다른 수익을 올릴 수 있다. 코그니스가 '토날린Tonalin®'이라는 이름으로 판매하고 있는 CLA는 특별한 히트 상품이 될 것으로 예상된다. 토날린은 비만인 사람을 목표로 삼는다. 비만은 현재 매우 특별한 성장 시장이다. '체중 관리 시장'은 미국에서만 200억 달러 규모에 이르는 데다 매년 6퍼센트까지 성장하고 있다. 그래서 그곳 사람들은 허리둘레가 넓어질수록 시장도 점점 팽창한다고 말한다.

코그니스는 공인을 받은 건강강조표시 광고까지 확보하고 있다. CLA 작용물질이 들어간 토날린으로 체지방 감소 효과가 있다는 점을 인정받은 것이다.

CLA는 전도유망한 물질로 여겨진다. 연구에 따르면 비만인 아이들이 매일 CLA를 섭취하면 체지방과 몸무게가 감소할 수 있다. 'CLA의 식품첨가물 응용을 연구한 첫 실험은 비만 아이들의 체지방과 몸무게가 감소하는 낙관적인 효과를 보여주었다.' 코그니스의 경쟁사인 네덜란드 리피드 뉴트리션Lipid Nutrition 사에서는 그렇게 말한다. 이제 미래 기업으로 인정받으려는 기업은 CLA에 투자한다.

이러한 상황은 특히 우스꽝스럽다. CLA (Conjugated Linoleic Acid), 즉 공액리놀레산은 원래 우유, 요구르트, 생치즈, 치즈, 버터, 크림 등 유지방에 포함되어 있다. 그런데 영양전문가들의 권유에 따라 저지방으로 음식을 먹었기 때문에 CLA 섭취가 줄어들었고, 오히려 더 뚱뚱해졌다.

기능성 식품 관련 정보 제공 사이트 '뉴트라인그리디엔츠Nutraingredients'는 이렇게 보도했다. 'CLA는 고기와 유제품에 자연적으로 포함되어 있는 지방산이다. 그런데 서구식 영양 섭취의 변화로 인해 CLA 평균 섭취량이 감소했다. 저지방 음식을 먹으려고 지방을 제거하면 CLA 지방도 함께 제거되기 때문이다.'

사업적인 측면에서 볼 때 이는 엄청난 기회였다. 우유, 버터, 크림보다 훨씬 저렴한 원료에서 얻은 지방을 분리해서 판매할 수 있기 때문이다. 그렇게 되면 음료와 아침식사용 시리얼 제품뿐만 아니라 유제품에도 CLA 지방을 첨가할 수 있게 된다. 거기에다 체지방 감소를 도와주는 효능이 입증되었다는 공식 건강기능표시까지 획득했으니 금상첨화다. 버터 과자와 생크림 케이크는 꿈도 꿀 수 없는 일이다.

버터 과자와 생크림 케이크에는 변호사도 붙지 않는다. 그러다 보니 건강식품의 멋진 신세계에서 기존 식품들은 뒷전으로 밀려날 위험에 빠지게 된다. 그것은 단지 버터와 생크림만의 문제가 아니다. 오스트리아 낙농업자들이 생산한 일반 요구르트만의 문제도 아니다. 이들은 모든 요구르트가 저항력을 강화시킨다는 광고로 제품 홍보에 나섰지만, 다논이 고용한 하우어 변호사의 반발을 불러일으켰다. 그것은 오스트리아 낙농업자들에게 좋지 않은 결과를 초래했다. 하우어 변호사는 그들의 광고를 법원에 고소했고 재판 절차를 거쳐 최종 승리했다.

하우어 변호사는 낙농업자들의 입을 막았다. 더 정확히 말하자면 오스트리아 농업청 산하 농산물 마케팅 대행 기관의 광고를 금지시켰다. 마케팅 대행 기관의 변호사들조차 소송에 대해 언급하려 하지 않았던 반면에 하우어 변호사는 활기차게 말했다.

한 가지 흥미로운 점은 하우어 변호사는 자기 건강에 미치는 영향이 달려 있는 문제인데도 일반 요구르트를 반대하지 않는다는 사실이었다. "요구르트가 저항력을 강화한다고만 했다면 전혀 반대하지 않았을 겁니다. 하지만 그들은 모든 요구르트가 저항력을 강화한다고 했습니다. 그것은 다논에 대한 공격입니다. 그런 광고는 허용될 수 없습니다."

이러한 발언은 물론 미묘한 법률적 차이를 보여주는 것이다.

하우어 변호사는 이런 말도 했다. "알약보다는 사과가 훨씬 낫죠."

법률가들이 건강에 관한 것을 담당한 이후로 전통적인 지혜는 점점 설 자리를 잃고 있다.

다논 액티멜과 오스트리아 낙농업자들 사이의 소송은 강력한 광고로 무장한 새로운 합성 제품들이 얼마나 약진했는지를 보여준다. 또한 그것들이 사람들의 머리에 점점 더 깊이 뿌리 내렸고, 그들의 몸에서 효력을 발휘하고 있다는 것을 보여준다. 이제 누구의 주장이 관철되는가의 문제는 정말로 건강에 유익하고 더 좋은 것이 무엇이냐가 아니라, 누가 더 비싸고 유능한 변호사를 고용하느냐에 따라 결정된다.

박과에 속하는 여러해살이 덩굴식물 돌외Gynostemma pentaphyllum를 대변해주는 변호사는 없다. 그러나 농원 주인 가이스마이어도 훌륭한 대변자다. 돌외는 농원 부지의 맨 뒤쪽에서 자란다. 가이스마이어는 요리사 가족과 함께 그곳에 거의 다다랐다. 그들은 길을 가로질러 반대편으로 향했다. 우선 메밀을 조금 따고, 마지막으로 눈에 잘 띄지 않는 작은 덤불숲에 이르렀다. 돌외가 자라는 곳이다. 가이스마이어는 이 식물과 그 효능에 대해서도 잘 안다. "돌외는 중국에서 들어왔습니다. 불멸의 약초라고 불리죠. 인삼과 비슷한 성분을 가지고 있습니다." 가이스마이어는 돌외를 음료에 넣어 건강 음료로 제공한다면 고객들에게도 좋은 반응을 얻을 수 있을 거라고 생각한다.

가이스마이어의 작은 농원은 자신들이 미래지향적인 사업을 하고 있다고 확신한다. 농원의 후계자는 딸 사라 바우어다. 그녀는 안경을 꼈고, 청바지에 파란색 티셔츠를 입었다. 원예업 실습 과정을 거쳤고 대학에서는 조경학을 배웠다. 사라에게는 자매가 둘 있는데, 한 명은 생물학을 공부하고 있고, 다른 한 명은 농원의 상품 발송부에서 일하고 있다. 사라는 자신들의 농원이 미래를 잘 대비하고 있다고 믿는다. 그들은 농원에서 재배하는 식물의 효능을 상세하게 소개하는 인터넷 사이트와 쇼핑몰도 개설했다. "저는 우리가 추세에 맞게 잘하고 있다고 생각해요. 그래서 특별한 변화를 계획하고 있지는 않습니다. 지금 이대로도 훌륭하게 돌아가고 있으니까요. 가까운 시간 내에 큰 변화가 있지는 않을 거예요. 많은 사람들이 유기농의 노선을 흥미롭게 생각하고 있고, 그 때문에 특별히 우리를 찾아오는 것이니까요. 아니면 역사적인 식물 종을 구하러 찾아오기도 하죠. 우리 농원에는 100년 전에도 있던 식물들도 아주 많아요. 사람들은 그 식물들이 좋다는 것을 잘 알죠. 아버지도 말씀하셨듯이 건강하고 튼튼하게 자란 좋은 식물은 내적으로도 좋은 가치를 갖고 있는 것이 분명합니다."

가이스마이어도 한마디 거들었다. "성장은 제게 그다지 중요하지 않습니다. 우리는 사업을 더 확장하려는 욕심이 없습니다. 점점 더 좋아지는 것이라면 모를까요."

도시 반대편에 있는 회사는 당연히 정반대의 모델이다. 세계 최대 화학 기업은 계속 성장하려 한다. 새로운 건강식품 사업에 뛰어 들어 군비를 강화했고, 독일 루드비히스하펜을 시작으로 덴마크의 발러룹, 중국 상하이, 미국 뉴욕에 영양 혁신을 위한 새로운 실험실을 차례로 설립했다.

수석부사장 마르틴 야거는 이러한 실험실 확장과 더불어 음료와 다른 식품에 들어가는 건강 첨가물에서도 바스프의 성과는 더 개선 될 것이라고 말한다. 결국 실험실 식품의 중요성이 더 커진다는 말 이다. 그렇게 되면 바스프 첨가물들은 진짜 식품을 점차 밀어낼 것 이다. 세상은 더 현대적으로 변하겠지만 더 건강해질지는 미지수 다. 그런 식품이 더 맛있을지도 불확실하다. 바스프의 심장 보호 건 강식품이나 생크림에서 분리한 CLA 앰플은 결코 기분 좋은 전망이 아니다.

차라리 진짜 생크림과 딸기 케이크 한 조각을 먹는 편이 더 낫다.

유기농 빵집에서 판매하는 케이크시트를 구입한다. 그것이 집에 서 만드는 비스킷 반죽보다 덜 번거롭다. 그런 다음 바닐라푸딩 하나를 끓인 뒤 같은 양의 버터를 넣고 함께 저어준다. 이것을 케이크시트 위 에 골고루 발라주고 그 위에 딸기를 얹어준다. 마지막으로 생크림을 장 식한 뒤 취향에 따라 직접 만든 바닐라 설탕을 뿌려준다.

딸기는 비타민과 미네랄이 풍부하고, 질병에 대한 저항력이 강한 살리실산도 들어 있다. 그러나 딸기케이크와 인체에 미치는 그 효능 은 학문적 연구 대상이 아니다.

전 세계 학자들은 인공적으로 만든 신제품들을 연구한다. 국가의 연구 기관들도 인공 건강식품들로 이루어진 새로운 세계에만 관심 을 기울인다. 그러나 그 분야를 감독하는 게 아니라 비타민 생산자와 다국적 식품 기업, 소프트음료 기업들과 협력해 관련 분야를 지원하는 일에만 신경을 쓴다.

건강식품의 새로운 세계에서 국가는 국민들은 거의 모르게 완전히 새로운 역할을 맡았다. 그것은 때로 의외의 만남으로 나타나기도 한다.

이중 임무를 수행하는 고위직 공무원

국민의 세금을 지원받는 산업 로비스트들

백혈병과 폐암이 발병해도 흔들리지 않는 결정

보이지 않게 속삭이는 자들의 영향력

국민이 얼마나 화학물질을 섭취하는지 아랑곳하지 않는 정부

볼로네제 소스에 항복한 연방영양연구소

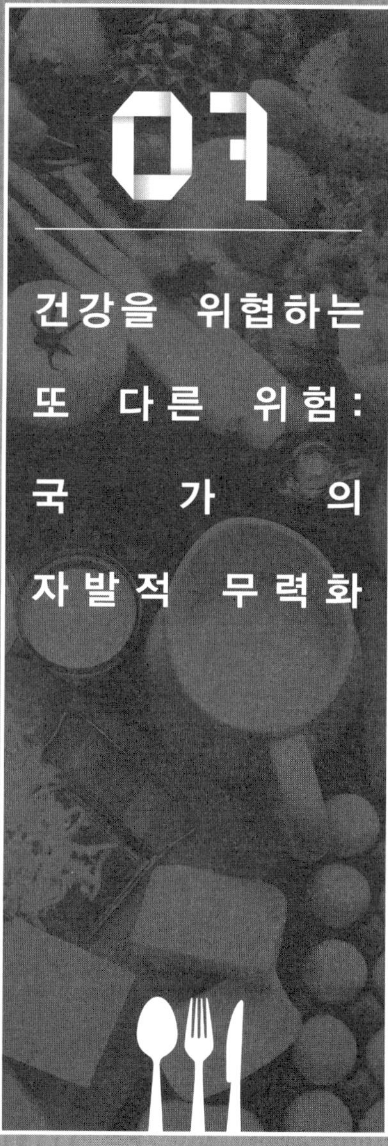
03
건강을 위협하는
또 다른 위험:
국 가 의
자발적 무력화

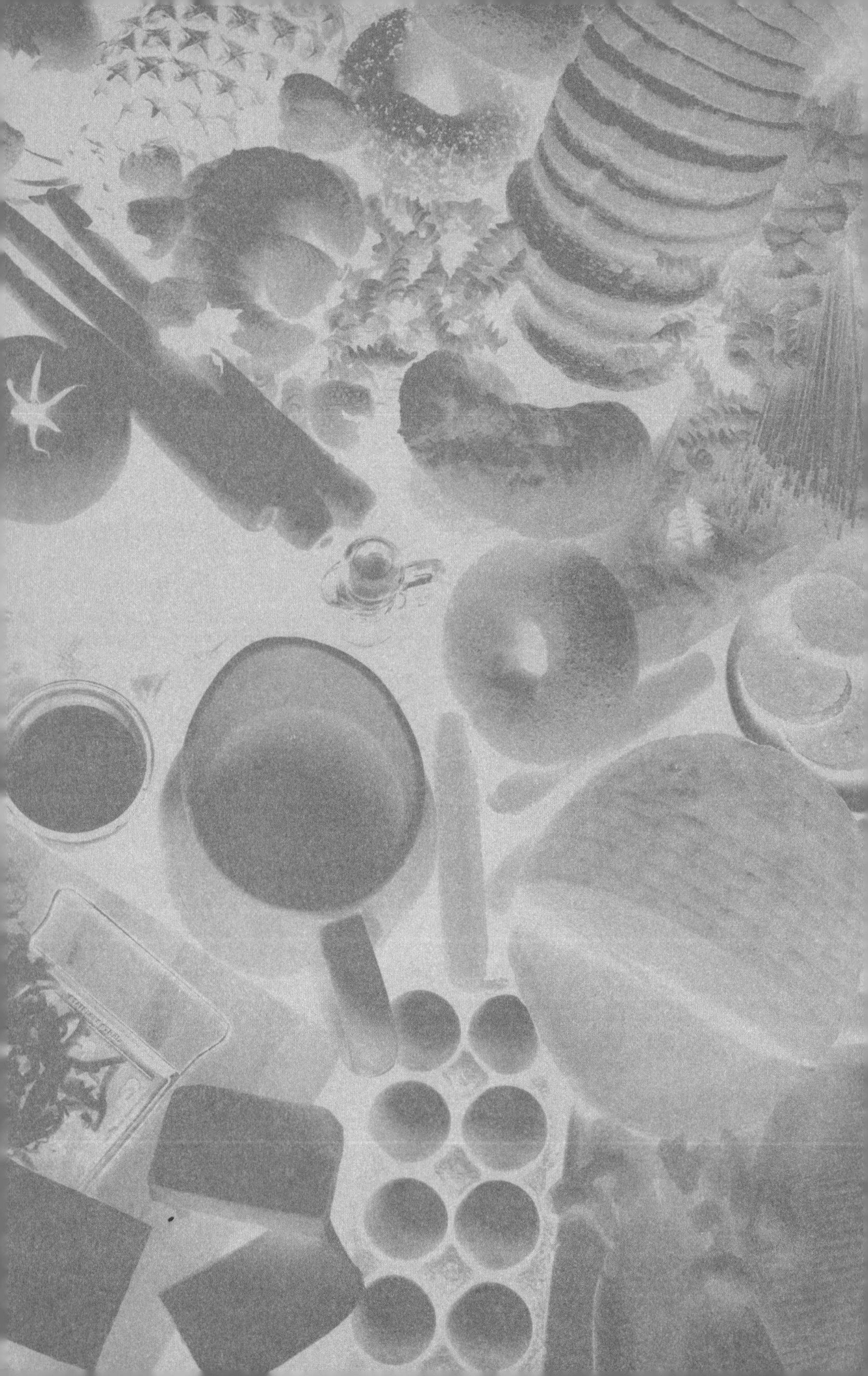

그는 원래 이곳에 속하는 사람이 아니다. 비록 다른 사람들처럼 양복을 입고 단정하게 넥타이를 매고 있지만 말이다. 그는 상냥하게 인사를 한다. 그러나 이곳에 어울리지 않는다. 그는 6층에서 통유리로 된 전망 엘리베이터를 타고 호텔의 넓은 홀을 훤히 내려다보면서 로비로 내려간다. 그곳에는 이미 다른 사람들이 여기저기 서 있고, 대강당으로 들어가는 입구 앞에서 수다를 떨고 있다.

전망 엘리베이터를 타고 내려온 남자는 홀을 가로질러 양복을 입은 사람들에게 다가가 그들과 합류한다. 그중에는 여자들도 몇 명 있다. 그는 곧 대강당으로 들어가 '의장' 명패가 놓인 테이블 앞에 앉아 첫 번째 회의를 진행할 것이다. 회의를 진행하기에 앞서 자신에게 보여준 신뢰에 감사를 표할 것이고, 자신이 협회 임원진으로 선출되었다는 사실을 알리면서 '영광스러운 일'이라고 말할 것이다.

회합은 이틀 동안 열리고, 회합의 주제는 '특별히 건강에 유익한 새로운 식품'이다. 의장은 협회 회원 기업들의 이해관계를 밀어붙이는 '태스크 포스'의 일원이다. 그는 원래 거기에 속한 사람이 아니라 독일의 고위직 공무원이다.

이 협회는 이곳과 비슷한 장소에서 자주 모인다. 이곳은 쾌적한 4성급 호텔이다. 객실이 315개에, 헬스 스파 시설이 갖춰져 있다. 운이 좋으면 햇빛이 잘 드는 남쪽 방을 얻을 수 있는데, 거기서는 작은 숲과 연못, 초록빛 잔디와 햇빛 속에서 꾸벅꾸벅 조는 거위들이 있는 작은 공원이 내려다보인다.

반면에 운이 나쁘면 건축 현장의 컨테이너와 이륙하는 비행기들, 격납고, 기계실이 보이는 방에 배정될 것이다. 그런가 하면 바로 옆에 위치한 노보텔 호텔 건물과 복잡하게 얽혀 있는 철도 노선과 고속도로도 보인다. 저 멀리 희뿌연 안개 속에서 도시의 윤곽이 어렴풋이 드러난다. 유럽의 중심지, 결정의 중심지 브뤼셀이다.

오늘 이곳 브뤼셀 공항 '크라운 플라자 호텔'에서 세계적으로 영향력이 막강한 식품 산업 로비 협회의 모임이 열렸다. 이들은 식품에 대해 점점 더 많은 것을 결정하는 전투부대나 다름없다. 이 로비 협회는 일반에는 거의 알려지지 않았다. 반면에 이들을 지탱하는 기업들은 그만큼 더 잘 알려져 있다. 거대 식품 기업 네슬레, 다논, 유니레버, 켈로그, 소프트 음료 기업인 코카콜라와 레드 불, 미국의 농업 생물공학기업 몬산토Monsanto, 세계 최대 패스트푸드 체인 맥도날드, 그리고 화학첨가물 생산 기업 바스프와 아지노모토 등이다.

소비자들에게는 이 로비 협회가 제안하는 내용이 굉장히 중요하다. 이들의 결정 사항이 각 정부가 의결하는 법안과 규정의 토대를 이루는 경우가 많기 때문이다. 이 단체의 로비스트들은 건강에 좋은 것과 좋지 않은 것이 무엇인지를 결정하는 데 지대한 영향력을 행사한다.

전망 엘리베이터를 타고 내려온 남자는 원래 이 세계에 속해 있지 않다. 그는 독일 국립영양연구소를 대표하는 수장이다. 독일 연방식품영양연구소였던 막스 루프너 연구소 소장 게르하르트 레히케머 Gerhard Rechkemmer 교수다. 그러나 그는 여기서 기업들의 이해관계를 위해 일한다. 기업들이 일정과 의제를 정하면 거기에 맞춰 할 일을 하고, 심지어는 의장직까지 맡았다. 그러면서도 수고비는 한 푼도 받지 않는다. 노동력을 공짜로 제공하는 것이다.

"저는 사례비를 받지 않습니다. 이 행사에 참여하는 데 드는 여행 경비만 주최 측에서 부담합니다."

박사학위가 두 개나 있는 레히케머 교수는 이중 임무를 수행한다. 한편으로는 국가의 고위직 공무원으로서 높은 임금을 받는 국립영양연구소 소장을 맡고 있다. 다른 한편으로는 이곳에서 세계 최대 식품 기업들의 이해관계에 맞게 연구 방향을 추진하는 로비스트들을 위해 일한다. 이 협회는 완전히 새로운 차원의 로비 활동을 벌인다. 지금까지 볼 수 없었던 고도의 수준과 효율성으로 은밀하고도 신중하게 활동한다. 이들은 더 이상 국가에 직접적으로 영향력을

행사하지 않는다. 대신에 국가로 하여금 자신들을 위해서 일하게
한다.

이 협회의 명칭은 '국제생명과학연구소International Life Sciences Institute'
ILSi이다. ILSi는 세계적인 식품 기업 로비를 담당하는 영향력 있는
기관으로 전 세계적으로 활동하는 단체다. 법안과 규정을 비롯해 특
정 물질을 금지시키거나 추천하는 토대를 만들고, 우리가 무엇을 먹
어야 하는지에 대한 기준도 정한다. 가령 비타민의 하루 필요량이
얼마이고, 어느 정도를 섭취해야 위험한 것으로 간주되는지 그 기준
을 정한다.

바스프 같은 비타민 생산 기업으로서는 비타민이 건강에 유익한
것으로 간주되고 하루 섭취량도 최대한 높게 책정되는 것이 큰 도움
이 될 것이다. 그에 반해 아지노모토처럼 감미료와 향미증진제를 생
산하는 기업에는 감미료 아스파탐과 향미증진제 글루탐산나트륨이
인체에 해롭지 않은 것으로 간주되고, 생산이 금지되지 않는 것이
무척 중요하다.

기업의 입장에서 어느 한 국가의 관청이 그처럼 중요한 결정을 내
리도록 내버려두는 것은 있을 수 없는 일이다. 건강에 좋은 것과 좋
지 않은 것에 대한 결정은 학문적 토대 위에서 이루어지기 때문에
ILSi는 그런 모든 것을 자신의 보호 아래 두었다. ILSi는 국가 연구와
산업 연구 등 서로 다른 이해관계 분야 사이의 경계를 없앴다. 그래
서 ILSi 안에서는 모두가 한마음으로 협력한다. 물론 ILSi의 일원인
식품 기업들의 규정이 언제나 우선시된다.

다른 분야에서라면 이와 같은 상황은 안전을 위협하는 스캔들로 분류될 것이다. 예를 들면 똑같이 위험 분야로 여겨지는 원자력 산업이 그렇다. 만일 국가원자력연구 기관의 수장이 동시에 원자력 로비 단체의 고위 임원이라면, 각종 언론이 앞 다투어 보도할 기삿거리가 될 것이다. 느슨한 안전 규정으로 원자력 발전소 폭발 사고라도 일어나면 평론가들은 예고된 일이었다고 논평할 것이다.

그런데 식품 산업 분야는 그와 다르다. 보험회사들이 점차 증가하는 위험으로 분류하고 있는 건강식품인 경우라도 마찬가지다. 식품에서는 이해당사자인 기업들이 안전 문제까지 스스로 결정하는 새로운 세계 권력을 확립했다. 국가는 그들을 통제하지 않고 오히려 지원을 아끼지 않는다.

식품 분야와 관련해서는 일반은 제대로 알아차리지 못할 만큼 은밀하게 이상한 현상이 벌어졌다. 민주적 제도가 사실상 무력화된 것이다. 식품 문제에서는 민주주의가 중단된다.

식품 기업들은 건강에 좋은 것과 좋지 않은 것만을 평가하지 않는다. 사람이 먹어야 할 하루 필요 영양소와 비타민, 무기질 섭취량도 이들 기업이 결정한다. 뿐만 아니라 식품의 품질과 안전에 대한 세계적 기준, 유전공학과 유아 식품, 첨가물에 대한 세계적인 기준과 규정도 해당 기업들의 국제 공동체 위원회가 국가 대변자들과의 협력 속에서 결정한다. 심지어는 영양 섭취에 관한 교육과 대국민 정보 제공도 식품 기업들이 위임받아 진행하고 있고, 유럽연합은 그에 대한 비용까지 지불한다.

그런 모든 일이 기업과 국가 대변자들의 완전한 일치 속에서 결정
된다면, 국민의 건강보다 기업의 이해관계가 우선시될 것은 자명하
다. 결국 식품 기업들과 국가 기관의 밀접하고 친밀한 관계는 건강
을 위협하는 새로운 위험 인자로 확립된다.

한마디로 식품 기업들의 로비 활동이 우리의 건강을 위협하는 것
이다. 물론 그런 활동이 부정부패를 저지르는 것은 아니며, 적어도
금지된 일을 행하는 것은 아니다. 많은 지역에서는 국가 기관과 기
업의 긴밀한 관계를 비난받을 일이라기보다는 해당 지역의 문화적
구성 요소라고 생각한다. 아프리카와 아시아에서는 현재 그렇게 받
아들여지고 있고, 서양에서도 과거 알 카포네 시절의 뉴욕과 시카
고에서 그랬다. 물론 알 카포네는 진짜 범죄자였고, 다양한 사회 분
야의 네트워크 상 이곳에 모인 사람들은 단정하고 품위 있는 신사들
이다.

이들은 식품영양 분야에서 경제와 학문, 정치를 연결하는 매우 특
별한 관계를 형성했다. 국가와 산업의 친밀한 관계는 일반의 눈에
띄지 않게 은밀하게 확립되었지만, 언제나 정치의 승인과 후원 속에
서 이루어졌다. 그래서 가담자들도 불법 의식을 갖고 있지 않다. 간
단히 말해서 코카콜라 같은 기업이 국가와는 다른 이해관계를 추구
한다는 사실에 대한 의식이 어느 정도 사라진 것이다. 그래서 산업
의 영향력이 점점 커져서 국가 본연의 임무인 관리, 감독 분야로까
지 확대될 수 있었다. 기업이 자기 스스로를 감독하게 된다면 기업
으로서는 당연히 더없이 환영할 만한 일일 테지만, 소비자에게는 좋

은 일이 아니다.

민주주의가 중단되면 민주주의의 원칙들도 사라진다. 가령 공개 원칙을 들 수 있다. 규칙과 규정에 관한 중요 결정을 내리고 건강식품에 대한 규정을 공포하는 자리에 세계 언론의 특파원들이 초대를 받지 못한다. ILsi, 코카콜라, 맥도날드, 이중 임무를 수행중인 레히 케머 교수 같은 사람이 관여하는 일이면, 일반 대중은 배후에서 움직이는 메커니즘과 돈의 흐름에 대해 어떤 정보도 듣지 못한다. 단지 공식적으로 결정된 사항들만 알 뿐이다. 비타민 섭취량이나 유아식품에 대한 기준 원칙, 첨가물의 무해성에 대한 설명, 해당 법령과 규정에 대해서만 알게 된다.

ILsi는 드러나지 않게 활동하는 단체다. 일반에서는 ILsi의 존재를 전혀 모른다. 그러나 거의 모두가 ILsi의 영향을 받는다. ILsi는 전 세계적으로 활동한다. ILsi의 힘은 보이지 않지만 광범위하고 효율적이다. 법안이나 법령을 가결하지 않지만 그 내용을 작성한다. 나아가서는 감독도 조정한다.

ILsi는 식품 감독을 담당하는 기관, 가령 이탈리아 파르마에 주재하는 유럽식품안전청을 위해서도 활동한다. ILsi는 유럽식품안전청의 과제를 대신한다. 예를 들면 새로운 요구르트나 마가린 제품의 건강을 약속하는 주장이 합당한지를 감독하는 과정에서 상당한 역할을 한다. 건강 강조 광고의 사실 여부를 입증하는 것은 매우 중요한 일인데, ILsi는 관련 규정의 기초를 마련했고 통제 방법과 절차를 준비하는 데도 관여했다. 그것은 유럽연합에서는 지극히 정상적인 일이다. 그러한 규정과 통제 방법 및 절차는 당연히 준비되어야 했고, 관련 기관은 타일 공사와 도장 작업 업체를 공모하듯이 그 계획안도 공모했다. ILsi의 능력이 얼마나 출중한지 그들이 제시한 계획안은 특히 자주 채택되었다.

이는 시 당국이 레이더 장치를 설치할 위치와 신호등이 깜박거리는 시간을 확정하기 위해 새로운 도로 교통 속도 통제 계획안을 공모하는 것과 비슷하다. 이 경우 독일 자동차 서비스 전문업체인 아데아체ADAC가 전문적인 능력 덕분에 그 일을 수주받고, 시민들의 세금으로 계획안을 완성하고, 차량 왕래가 없는 새벽 시간을 이용해 들길에서 레이더 장치 통제 실험을 하는 것은 지극히 정상적인 절차에 따라 이루어지는 일일 것이다.

결국 ILsi가 작성한 문건의 내용은 유럽식품안전청이 발표한 입장에 고스란히 담겨 있다. 예를 들면 유전공학에 관한 부분이 그렇다. 유전자 변형 식품의 위험성에 관한 문제에서는 동물 사료 실험을 통해 그러한 식품이 인체에 미치는 영향을 파악하는 일이 매우 중요할 것이다. 그런데 ILsi는 유전자 변형 식품의 안전성 평가에서 동물 사료 실험에 반대한다. 유럽식품안전청도 지금은 같은 입장이다. 유전자 변형 식품에 반대하는 단체인 테스트바이오테크Testbiotech가 증명했듯이 유럽식품안전청은 ILsi 문서에 담긴 주요 내용들을 글자 그대로 발췌해 기본적인 입장을 표명했다.

유럽식품안전청의 식품 감독관들이 건강과 관련된 중요한 결정을 내릴 때에도 ILsi의 조언자들이 영향력을 행사한다. 감미료 문제를 예로 들 수 있다. 학자들 사이에서는 특히 '코카콜라 라이트'에 들어가는 인공감미료 아스파탐에 대한 의구심이 꾸준히 증가하고 있다.

덴마크 코펜하겐 국립혈청연구소Statens Serum Institut의 연구에 따르면 임신 중에 라이트 레모네이드 음료를 많이 마시면 조산 위험이 높아지는 것으로 밝혀졌다. 연구팀장 토르할루르 할도르손 박사는 '임신부에게는 이런 종류의 음료 소비를 권장할 수 없다'고 말한다. 조산의 위험뿐 아니라 아기가 병에 걸릴 위험도 높아질 수 있기 때문이다. 이탈리아 볼로냐의 라마치니 연구소Ramazzini Institut는 인공감미료에 의한 암 발병 위험을 꾸준히 지적했고, 모태를 통해 인공감미료를 섭취한 아이들까지도 위험에 노출된다고 했다. 무엇보다 백혈병과 폐암, 림프절암, 간암에 걸릴 위험이 증가한다고 했다. 부분적으로는 몸무게 1킬로그램당 매일 아스파탐 20밀리그램을 섭취하는 경우도 위험하다고 했는데, 이는 유럽에서 통용되는 인공감미료 한계치의 절반에 해당하는 양이다. 인공감미료는 어린이들이 즐겨 먹는 사탕과 껌, 비타민제에도 들어 있다.

그런데 유럽식품안전청은 지난 수년 동안 전 세계적으로 확산된 인공감미료에 조치를 취하는 것에 반대했다. 그에 대한 결정권을 쥔 식품안전청의 전문가들이 종종 ILsi나 인공감미료 생산자들을 위해서도 활동했기 때문이다. 예를 들면 2009년 아스파탐의 무해성 판정이 내려질 때 전문가 위원회의 회장을 맡은 존 크리스티안 라르센이 그런 경우였다. 라르센 이외에도 아스파탐의 무해성에 찬성한 전문가 위원회의 다른 위원들도 최소한 자문위원으로라도 ILSi를 위해 활동했다. 네덜란드의 이본 리트옌스 교수, 프랑스의 장 샤를 르블랑, 이전에 개최된 아스파탐 평가를 주도한 여성 회장인 영국의 수전 바로우, 이탈리아의 리카르도 크레벨리, 스웨덴의 케틸 스벤슨 등이다. 프랑스의 도미니크 파랑-마상 교수는 ILSi 회원 기업인 아스파탐 생산업체 아지노모토, 아스파탐의 주요 고객인 코카콜라, 덴마크의 인공감미료 생산업체인 다니스코의 자문위원이다. 유럽의 중심지 베를린에서는 식품 기업과 결정권자들 사이의 협력 관계가 유독 원활하게 돌아간다. 브뤼셀은 유럽 로비 활동의 중심지이기도 하며, 협력 문화는 그곳의 오랜 전통이다. 이곳의 권력 중심지는 중심도로인 '뤼 데 라 루아(법의 길)'에 있는 베를레이몽 건물 주변의 유럽연합 구역이다. 유럽연합 집행위원회 본부가 있는 베를레이몽 건물은 14층 높이에 20만 평방미터 대지에 자리 잡은 십자가 형태의 대규모 사무실 건물로, 대규모 국제 회의장 33곳과 880개의 회의실을 갖추었으며, 유럽 각국에서 온 2700여 명이 일하고 있다. 건물 앞에는 유럽 27개국 국기가 걸려 있으며, 입구 앞에는 리무진, 메르세데스, 아우디, 재규어 자동차들이 주차되어 있다. 베를레이몽 건물 인근에는 또 다른 권력 중심지들인 유럽평의회와 유럽의회가 있다.

이 주변은 원래 브뤼셀에서 가장 아름다운 구역이다. 작은 거리와 골목길 옆으로는 아름다운 아르누보 양식으로 지어진 2~3층 집들이 들어서 있다. 정오 무렵이면 유럽연합 구역에서 일하는 파란색과 회색 양복, 또는 트렌치코트나 양장 차림을 한 사람들이 인근 레스토랑으로 몰려온다. 그들은 영어나 프랑스어, 이탈리아어, 독일어로 말한다.

여러 나라에 매장을 둔 'EXKI natural fresh & healthy' 레스토랑에는 플라스틱 팩에 든 국수나 시금치 파이와 수프가 마련되어 있다. 어떤 사람들은 가져가서 먹고, 어떤 사람들은 레스토랑에 비치된 전자레인지에 데워 그 자리에서 먹는다. 플라스틱 팩에 든 것은 간편한 유기농 음식들이며, 주로 젊은층이 이곳을 찾는다. 모두들 밝고 세련되고 멋진 차림이다.

사무실 건물 주변의 거리는 다양성이 지배한다. 몇 미터 간격으로 피자 하우스, 스테이크 하우스, 그리스 식당, '스시 팩토리'가 있고, 맞은편에는 '키티 오셰이 퍼브'가 있다. 거기서 조금 더 가면 '테이크 잇 이지' 음식점이 문을 열었고, 더 위쪽 거리에는 이탈리아 음식점 '로스티체리나 피오렌티나'와 '카사 이탈리아나'가 있다. 유대교의 식사 규정을 엄격하게 따르는 유대인 레스토랑도 있다.

이곳에는 유럽연합에 근무하는 직원들에게 필요한 모든 것이 있다. 정오의 읽을거리를 갖춘 국제 프레스 센터도 있으며, 그 사이에는 머리카락 끝까지 건강을 책임지는 '헤어 스파'도 있다. 이웃 거리에도 여러 개의 미용실이 들어서 있다. 거리 곳곳에 바리케이드를 친 경찰관들도 보인다. 벨기에 사람들은 오늘도 가두시위를 벌인다. 촬영차 한 대가 그 장면을 촬영하고 있다.

화창한 날이다. 더 위쪽의 생캉트네르 기념 공원에는 여기저기 산책하는 사람들의 모습이 보인다. 한 백인 남성이 흑인 아내와 함께 유모차를 밀고 있다. 젊은이들은 밝은 햇살 아래 잔디밭에 누워 있다. 꼭 끌어안고 입맞춤하는 연인들도 보인다.

이곳 권력의 중심지 주변에는 산업의 이익을 대변하는 로비스트들도 모여 있다. 투명성과 민주주의를 위한 공익 단체인 '로비 컨트롤Lobby Control'에 따르면 대략 1만 5천 명이 활동하고 있다고 한다. 바스프, 네슬레, 유니레버 같은 대기업들은 자체적으로 상시 대표부를 두고 있으며, 녹말 산업, 커피 협회, 주류 생산업체, 맥주 양조업체, 초콜릿 산업, 설탕 생산업체, 닭고기와 육류 가공업체 등의 산업 분야들도 마찬가지다.

새로운 건강식품에 들어가는 첨가물 생산업체들도 이곳에 자신들의 작은 궁전을 마련해두었다. 향신료와 감미료, 비타민까지 대표하는 유럽식품첨가물협회 ELC는 골로아 거리에 좁은 앞뜰이 딸린 자그마한 성에 터를 잡았다. 거리 위쪽으로는 둥근 지붕과 커다란 기둥이 인상적인 생캉트네르 박물관이 있다. ELC는 '소비자들이 가장 건강한 식품을 선택할 수 있도록 유럽 식품의 질을 개선하려는 유럽연합의 정책을 지원한다'고 말한다.

유럽연합의 정책은 다방면에서 지원을 받는다. ELC 이웃에는 터키 기업가 협회가 거주하며, 또 다른 이웃으로는 농업 컨설턴트 회사, 폴란드 대사관, 세계해운위원회, 덴마크 해운협회가 있다.

식품 기업의 이익대변 단체들은 전 구역에 퍼져 있다. 예를 들어 아소시아시옹 거리의 세련된 건물에는 '유럽책임영양연맹European

Responsible Nutrition Alliance', 일명 에르나Erna가 들어서 있다. 에르나는 가정주부의 이름처럼 친근하게 들린다.

그러나 에르나는 가정주부가 아니다. 에르나에는 바스프와 자회사 코그니스, 네슬레와 로레알의 합작 회사인 이네오브, 네덜란드의 영양제 및 종합 화학 회사 DSM, 제약회사 노바티스Novartis와 글락소스미스클라인 컨슈머 헬스케어, 식품보조제 생산업체인 허벌라이프, 미국의 농식품 전문업체인 아처 대니얼스 미들랜드Archer Daniels Midland를 비롯해 많은 기업들이 회원으로 가입해 있다. 에르나는 유럽 소비자들이 무기질을 얼마나 섭취해야 하는지에 관심을 집중하며, 유럽연합에서 무기질 최대 섭취량을 정할 때 자신들의 모델을 관철시켰다. ILsi가 비타민 섭취량에 심혈을 기울이는 것과 마찬가지다.

이제 남은 문제는 소비자에게 식품의 위험과 장점에 관한 정보를 제공하는 것인데, 그 일은 유럽식품정보위원회European Food Information Council, 유픽Eufic이 담당한다. 유픽은 폴 에밀 얀슨 거리 6번지의 유서 깊은 타셀 하우스 건물에 들어서 있다. 유픽은 이름부터 관청처럼 상당히 딱딱한 인상을 풍기며 실제로도 그렇게 행동한다. 유픽은 영어, 독일어, 프랑스어, 폴란드어, 헝가리어 등 11개국 언어로 소비자들에게 다양한 정보를 제공한다. 마치 유럽연합의 공식 계몽 캠페인처럼 들리지만, 주로 다루는 분야는 건강한 식사와 어린이 비만이다.

유픽은 식품첨가물, 가령 '자연적으로 존재하는 아미노산, 아스파

라긴산, 페닐알라닌에서 생산하는 고농도의 합성감미료 아스파탐'
에 관한 정보도 제공한다. 그에 따르면 아스파탐이 여러 가지 부정
적 작용을 한다는 주장이 제기되었지만 모두 고약한 중상모략이었
다는 것이다. 유픽은 그와 같은 부작용들이 '학문적 연구를 통해 확
인되지 않았다'는 입장이다. 하지만 이러한 주장은 당연히 허튼 소리
다. 아스파탐의 부정적인 효과를 증명한 연구는 상당수에 달한다.
그럼에도 불구하고 유픽은 그렇게 썼다.

그러나 유픽은 유럽연합 산하에 있는 정보 위원회가 아니라 일본
의 아스파탐 생산업체인 아지노모토와 그 밖에 많은 식품 기업들의
이익을 대변하는 단체다. 초콜릿 업체인 페레로Ferrero와 마즈Mars를
비롯해 코카콜라, 펩시콜라, 맥도날드, 네슬레, 다논, 크래프트, 유
니레버 등이 해당한다.

이들이 소비자들을 감언이설로 매수하려는 것을 나쁘게 생각할
수는 없다. 그런데 문제는 소비자들이, 정확히 말하자면 유럽의 납
세자들이 그에 대한 비용까지 지불해야 한다는 사실이다. 유픽이 터
놓고 말했다시피 그들은 '유럽집행위원회로부터 프로젝트의 재정
지원'을 받는다.

그것이 이 조화로운 협력 관계에서 누릴 수 있는 장점이다. 기업
은 유럽에서 자신의 이해관계를 대변하기 위해 정책을 추진하고, 건
강에 유익한 것과 해로운 것을 정하고, 금지할 것과 허용할 것을 결
정하는 법률의 초안을 제공한다. 그런데도 그런 활동에 그렇게 많은
비용을 들일 필요가 없다. 그 돈이 유럽연합에서, 회원 국가에서, 납

세자들에게서 나오기 때문이다.

국제생명과학회 ILsi는 활동법을 완벽하게 준비했다. ILsi는 일반적인 로비 단체가 아니다. 그들은 모든 소비자에게 해당하는 중요 결정을 내릴 때, 가령 식품 섭취량이나 필요한 영양소 섭취량, 권장 영양소를 결정할 때 핵심적인 역할을 한다. 유럽집행위원회가 유럽 내 식품 안전을 위한 공동 활동을 출범했을 때도 ILsi가 그 일을 떠맡았다. 유럽연합에서도 식품에 함유된 유해물질에 대한 위험 평가를 맡았고, 식품의 유용성과 위험 관계를 분석하는 일도 담당했다. 이 모든 일에 대한 비용은 당연히 유럽연합이 지불하며, ILsi는 모든 것을 회원 기업들의 이해관계를 고려해 결정한다.

ILsi는 이미 공공 기관들 속으로 파고들었다. 비록 ILsi 본부는 도시 외곽의 가톨릭 대학 캠퍼스에 있지만 말이다.

새들이 지저귀고, 캠퍼스를 돌아다니는 학생들이 보인다. 담배를 피우는 학생도 있고, 몇몇은 모여 앉아 수다를 떤다. 대학 건물은 캠퍼스 여기저기에 멀찌감치 떨어져 있고, 회사와 단체들도 이곳에 자리를 잡고 있다. 엠마누엘 무니에 거리가 위쪽으로 뻗어 있으며, 이곳 83번지에 여러 층으로 된 사무실 건물이 있다. ILsi는 이곳 4층에 있다. 오래되고 낡은 회사처럼 모든 것이 소박해 보이고 규모도 그다지 크지 않다. 안으로 들어가면 사무실들로 이어지는 긴 복도가 나온다. 바닥에 깔린 양탄자도 조금 낡았다는 인상을 준다. 넓은 응접실에는 협회의 활동을 보여주는 간행물들과 안내 책자, 학술회의에 관한 출판물, 학술 서적들이 비치되어 있다. 친절한 직원이 임원진은 오늘 자리에 없다고 알려준다. 그들은 오늘 크라운 플라자 호텔에서 열리는 모임에 참석했다.

협회 사무총장은 머리가 벗겨진 니코 반 벨첸이다. 그 역시 문의 사항에 기꺼이 대답해준다. 가령 그는 협회의 예산에 대해서도 알려주었다. 총 예산이 3백만 유로인데, 그중 60만 유로를 유럽연합이 지불한다고 했다.

그 밖에 특별 과제를 담당하는 개별 그룹들이 협회에서 활동한다. 건강 기능성 식품을 전담하는 태스크포스도 그중 하나이며, 독일국립영양연구소 소장인 게르하르트 레히케머 교수는 거기서 회원 기업들이 정한 원칙 아래 기업의 연구자들과 기업인들과 협력한다. ILsi에 따르면 32개 기업이 그 활동에 각각 4천 유로씩 지불한다. ILsi는 정확한 프로그램 진행 계획을 수립함으로써 기업의 이해관계를 보장한다. 매년 8월 회원 기업들을 초대해 그들의 관심사와 재정 분담금을 결정한다. 회원 기업들의 분담금은 하나의 태스크포스 팀을 지원하는 기업의 수에 따라 정해진다.

그중에서도 치아 건강을 전담하는 태스크포스 팀이 특히 우습다. 이 전문가 그룹의 대표는 소관 업무상 유럽 최대 설탕 제조업체인 쥐트추커Südzucker를 대변하는 인물이 맡았고, 또 다른 회원 기업인 마즈, 덴마크의 설탕 및 첨가물 제조업체 다니스코, 코카콜라를 비롯해 치과 교수 몇 명이 여기에 속해 있다. 니코 반 벨첸 사무총장은 이렇게 말한다. "돈 때문에 ILsi를 위해 일하는 사람은 아무도 없습니다. 모두 지적 도전을 위해 일하는 것이지요." 이 협회의 전문가 그룹에서는 지적 도전이 유난히 매혹적인 것이 분명하다.

게르하르트 아이젠브란트 교수도 그런 도전을 추구했던 것 같다. 독일 카이저슬라우테른 대학의 교수를 지낸 그는 현재 ILsi 유럽의 회장을 맡고 있다. 정년퇴직한 교수에게는 아주 근사한 직책이며, 로비 협회로서도 그런 대학교수를 간판 얼굴로 내세우는 것은 더없이 환영할 만한 일이다.

ILsi는 평범한 로비 단체가 아니다. 오히려 결정 기구의 구성 요소처럼 보인다. 회원 기업들은 정관에 ILsi가 어떤 로비 활동도 하지 않는다고 명시했다. ILsi의 윤리 규정에도 로비 활동, 적어도 개별 기업이나 그룹을 위한 로비 활동은 공식적으로 금지되어 있다. 모든 회원 기업이 돈을 내는데 그중 일부만 이익을 본다면 좋을 리 없을 테니 말이다. ILsi는 영향력 행사의 최고 경지를 보여준다. 힘의 영역간 경계를 허물었으며, 그 영향력은 유럽을 훨씬 넘어선다. 세계를 포괄하는 네트워크를 형성하고 있어서 유럽 본부 외에도 북아메리카와 아르헨티나, 브라질, 멕시코, 북아프리카, 페르시아만 지역, 남아프리카에도 지사를 두고 있다. 사실상 세계 어느 구석이나 코카콜라, 크래프트, 유니레버의 식품이 판매되는 곳이면 ILsi 네트워크가 가동된다. ILsi는 동남아시아, 일본, 한국에서도 활동하고 있으며, 중국에도 이미 지사를 두고 있다. 나아가서는 북부 안데스와 남부 안데스 지역까지 주시하고 있다.

거대 식품 기업들의 이해관계는 당연히 세계 곳곳에서 지켜져야 할 것이다. 그래서 식품에 관한 규정이 만들어지는 곳이면 ILsi는 이

미 거기에 가 있다. ILsi 안데스의 관할 지역에는 칠레의 수도 산티아
고도 포함된다. 2010년 가을 세계 각국의 대표단은 산티아고에 모여
비타민과 유아 식품 등에 관해 논의했다. 국제적으로 통용되는 식품
별 기준 규격을 제정하는 '국제식품규격위원회Codex Alimentarius'의 공
식 총회였다. 국제식품규격위원회, 일명 코덱스는 식품과 관련된 모
든 것을 관리하는 세계 정부라 할 수 있다.

코덱스는 1962년부터 식품에 관해 전 세계적으로 통용되는 국제
기준을 정한다. 유전자 변형 식품과 유기농 식품에 관한 규정뿐 아
니라 과일 주스와 마가린, 수프, 가금육, 콘플레이크, 설탕, 초콜릿,
치즈 등의 품질 기준도 정한다. 코덱스 회원들은 위생 지침을 공포
하고, 채소의 잔류 농약 허용치와 육류의 잔류 약품 허용치를 정하
고, 향신료에 대한 방사선 처리 기준을 조정하며, 알레르기처럼 식
품에서 유발될 수 있는 건강 위해 요인을 조사한다. 뿐만 아니라 제
품 라벨에 표기해야 할 사항도 결정한다.

코덱스는 지구상에서 판매되는 모든 식품의 규칙을 세운다. 그것
을 위해 코덱스 분과위원회라고 불리는 20여 개 이상의 하위 그룹이
존재한다. 코덱스 본부는 로마에 있으며 회의는 전 세계에서 열린
다. 현재 회원국은 184개국이다.

2010년 가을 산티아고에서는 매우 특별한 건강식품들, 비타민, 첨
가물을 넣은 요구르트, 유아 식품을 다루는 '영양 및 특수용도식품
분과위원회 CCNFSDU'의 회의가 열렸다. 의장국은 독일이었다. 해
당 지역을 관할하는 남부안데스 ILsi가 즉시 행동을 개시했다. 그들

은 공식 회의와는 별개로 각국 보건 장관의 대변인과 만나 결정 사항의 원만한 조율을 꾀했다.

세계적으로 통용되는 기준을 정하는 코덱스 총회의 본회의에서, 독일 대표단에서는 정부 대변인 2명이 산업 측 대변인 3명과 마주섰다. 그 전에 열린 코덱스 회의에서는 정부 대변인 4명에 산업 측 대변인은 10명이었다. 밀루파, 코카콜라, 화이자, 쥐트추커를 대표하는 각 1명과 로비 단체 식품법 및 식품학 연맹 BLL을 대표하는 3명, 역시 로비 단체인 섭생 연맹 Diätverband (또는 특수영양식품생산자 전국연맹으로 불린다)에서 나온 2명에 특정 단체에 소속되지 않은 1명이었다. 이 사람 역시 독일에 찬성표를 던졌다.

코카콜라를 비롯해 회의에 참가하는 기업들은 이곳에서 한 국가와 같은 대우를 받는다. 이들이 자신들의 이해관계를 관철시키려면 '독일'이라고 적힌 푯말을 들어 독일 측 입장에 찬성하면 된다. 표결에서는 원래 국가 대표단에게만 표결권이 주어진다. 그러나 대부분은 표결이 이루어지지 않고, 모든 것이 합의로 진행된다.

지금까지 국민들은 국가와 산업이 서로 분리되어 있다고 생각했다. 그러나 실상은 이렇다. 국민은 지금도 국회의원을 직접 선출하고 세금을 납부해 국가와 기관, 교수들의 재정을 지원한다. 그런데 ILsi에서 볼 수 있듯이 국가의 대표들이 산업의 이익을 대변한다. 그리고 산업은 코덱스에서 통치권자와 같은 임무를 대변한다.

독일 연방 기관의 수장이 공공연하게 기업의 이익을 대변하는 중요한 직위를 수행한다. 앞서 언급했던 연방식품영양연구소의 게르하르트 레히케머 소장이다. 브뤼셀 회의에 참석하고 6개월 만에 레히케머 소장은 벌써 로비 단체 ILSi의 간부로 승격되었다. 그 뒤 프라하 힐튼 호텔에서 개최된 ILSi 학술회의에서는 모든 행사를 주관하는 책임자가 되었다. 주제는 '식품이 주는 건강상의 혜택. 혁신 제품에 관한 학문에서 이루어진 발전'이었다. 혁신 제품은 원래 연방식품영양연구소 소장의 업무 소관에 속하지 않는다.

레히케머는 연방식품영양연구소에서 막스 루프너 연구소로 이름을 바꾼 국립영양연구소 소장이다. 그는 독일 전역의 육류 연구, 지방 연구, 우유 연구를 담당하는 8개 연구소를 총괄한다. 그러나 실제로는 식품과 건강을 담당한다. 레히케머 소장은 이렇게 말한다. "우리는 식품의 품질과 안전에 관심을 갖고 있고, 건강에 중요한 생명현상에 식품과 영양 섭취가 끼치는 영향을 연구합니다."

카를스루에 오스트슈타트에 위치한 막스 루프너 연구소는 입구까지 배나무 가로수길이 이어져 있다. 안으로 들어가면 바로 왼쪽으로 구내식당이 있다. 테라스에 파라솔과 테이블이 놓여 있어서 카페처럼 보인다. 2층 강의실에서는 다양한 행사와 중요한 학술회의가 열린다. 크고 환하고 쾌적한 건물이며, 둥근 유리 천장으로 되어 있어서 위로 푸른 하늘이 보인다. 곳곳에 실내용 화초들과 야자수 화분이 있고, 맨 꼭대기 층에 있는 레히케머의 연구소장실도 마찬가지였다. 그의 사무실은 별다른 장식 없이 단출했다. 책장, 램프가 놓인 책상 하나, 그리고 응접 테이블이 하나 있었다. 테이블 위에는 중요한 학술 잡지인 《사이언스》와 《네이처》를 비롯해 독일 영양학의 주요 기관지인 《영양 전망》이 놓여 있었다. 전문지인 《유럽영양저널》도 있었다. 레히케머는 자신이 그 잡지의 주요 발행인이라고 했다. 초콜릿 기업 마즈에서 보낸 편지 한 통과 마즈의 지속가능성 프로그램에 관한 안내 책자도 나란히 놓여 있었다. 사무실 구석에는 당근을 든 남자 조각상이 하나 있었다. 레히케머의 사무실 맞은편에는 회프너Hoepfner 맥주 공장이 있었다. 사무실 창문으로 성처럼 생긴 인상적인 탑들 중 하나가 보였다. 레히케머는 7월의 화창한 날인 오늘, 파란색 반팔 셔츠에 베이지색 여름 바지를 입고 있다.

레히케머는 자신이 부업으로 ILSi에서 일하는 이유가 오직 전문가들과의 교류를 위해서라고 했다.

"저한테는 다른 학자들과의 교류가 중요합니다. 무엇보다 최고의 학술 정보를 얻고 싶기 때문입니다. 그것이 대학에서 오는 정보나 산업계에서 오는 정보냐는 중요하지 않습니다."

레히케머는 원래 괜찮은 직위에 있다. 보수도 꽤 높은 안정적인 자리다. 그래서 다른 길을 가야 할 이유는 전혀 없다. 연구소의 정관에 명시된 것처럼 공익을 위해서 독자적인 연구를 추진할 수도 있다.

막스 루프너 연구소는 연간 예산 450만 유로에 온갖 종류의 학술 연구 자료를 확보하고 있는 훌륭한 시설이다. 맛을 시험하는 방들도 따로 있고, 실험 참가자들은 호텔처럼 샤워실이 딸린 방에 묵을 수 있고, 텔레비전과 테이블 풋볼 게임이 구비된 휴게실도 있다. 실험 참가자들은 때로 이곳에서 2주 동안 생활한다. 다양한 학술 서적들을 갖춘 도서관도 있으며 심지어는 유전자 연구를 위한 실험실도 있다. 어느 방문에는 '유전공학 작업실'이라고 적혀 있었고, 그 옆에는 '현재 진행되는 유전공학 작업은 없음'이라고 적힌 푯말이 붙어 있었다. 이 분야는 최근에 주인을 잃었다. 가장 중요한 유전공학 후원자인 클라우스 디터 야니 교수는 이제 이곳에 없다. 그는 일찍부터 국가 연구소와 경제 이해관계 사이를 자유롭게 오가던 인물로, 지금은 유럽식품안전청 산하 '식품접촉물질, 효모, 향미료 전문가 위원회CEF-Panel'의 일원이다. 레히케머는 야니 교수에 대해서는 일체 언급하고 싶어 하지 않았다.

어쨌든 레히케머 자신은 독자적으로 ILsi의 임원이 된 것이 아니고, 당국의 지원을 받아 활동하고 있다고 했다. "물론 저도 그 점을 생각했습니다. ILsi는 제게 매우 중요한 정보원입니다. 저는 산업계와 대화를 나누고 발전 상황에 대한 정보가 밝아야 국가 정책에도 폭넓게 조언할 수 있다고 봅니다. ILsi는 제가 다양한 정보를 교환할 수 있는 플랫폼을 제공합니다. ILsi에서 일하는 산업계의 학자들은 마케팅 담당자들이 아니라 연구자들입니다. 학자들 사이에서는 활발한 교류가 이루어질 수 있습니다." 레히케머도 산업계와 정부의 관심사가 서로 다를 수 있다는'점은 인정한다. 그러면서 '최고의 학문적 토대를 얻는 것이 주요 관심사가 되어야 한다'고 말한다.

그러니까 완전히 중립적이고, 학문적인 의무감만 따른다는 말이다. 그러나 학술 연구가 언제나 그렇게 중립적인 것은 아니다. 거기에는 때로 매우 그럴듯한 요령이 숨어 있다. 그러한 요령들이 진실을 밝히는 데는 쓰이지 않지만 사업에는 유용하게 쓰이는 경우가 있다. 가령 유명한 향미증진제 글루탐산나트륨을 완전히 무해한 것으로 공식 발표한 예를 들 수 있다. 글루탐산나트륨이 비만을 야기할 수 있고, 알츠하이머 같은 뇌손상을 야기할 수 있다는 비판적인 주장은 계속 제기되었다. 그러나 글루탐산나트륨의 무해성을 강조한 공식 발표에서 그런 모든 주장은 전혀 고려되지 않았다.

독일영양협회는 향미증진제로 피해를 입었다는 사람들에게 '이중맹검법double blind test(약효를 객관적으로 평가하기 위해 진짜 약과 가짜 약을 시험자에게 무작위로 주고, 효과를 판정하는 의사에게도 그 사실을 알리지 않고 시험하는 방법-옮긴이)을 실시한 결과 글루탐산나트륨 때문이라는 단서를 찾지 못했다'고 말했다. 유럽식품정보위원회 유픽도 다음과 같이 발표했다. '글루탐산나트륨은 두통과 간지럼증 같은 여러 가지 부작용을 일으킨다고 했다. 그러나 과학적 연구 결과 글루탐산나트륨과 그와 같은 반응 사이에는 어떠한 연관성도 없었으며, 음식의 다른 구성 요소나 심리적 원인이 그런 불쾌한 작용을 일으켰을 것으로 추정된다.'

글루탐산나트륨의 짐을 덜어준 이 연구는 매우 특수한 방법으로 이루어졌다. 이 이중맹검법에서는 글루탐산나트륨의 반응을 이른바 플라시보Placebo(위약효과)라고 하는 다른 시험 물질과 비교하는 방법이 사용되었다. 참가자들은 그 시험 물질에 대해 글루탐산나트륨과 똑같은 반응을 보였다. 그로써 글루탐산나트륨이 특별한 작용을 하지 않는다는 사실을 증명했다.

그런데 해당 글루탐산나트륨 이중맹검법에서는 아주 특별한 위약을 사용했다는 비밀이 숨어 있다. 그 물질은 국제글루탐산나트륨 기술위원회 IGTC에서 얻을 수 있다. 여기서 재미난 사실은 그 물질에 글루탐산나트륨과 매우 비슷한 작용을 하는 인공감미료 아스파탐이 들어 있다는 것이다. 따라서 그것은 제대로 된 위약이 아니었다.

그 점은 향미증진제의 강력한 후원자인 한스 콘라트 비잘스키 교수도 인정한다. 그는 저명한 교수들로 이루어진 '호엔하임 협의 대화'를 주관해 글루탐산나트륨이 '많은 양을 섭취해도 특별한 부작용을 보이지 않는다'는 결론을 이끌었고, 유럽 글루탐산나트륨 생산자 연맹은 그 협의서를 구입했다. 연구 방법에 대한 문의에 비잘스키는 이렇게 대답했다. "위약은 근본적으로 진짜 위약이 아니었습니다. 그 점은 인정하지 않을 수 없습니다." 그러면서 자신의 협의서에서도 '행간에' 그런 사실을 암시했다고 했다. 그러나 고도로 단련된 독자들만이 그런 행간의 의미를 읽어낼 수 있을 뿐이다. 비잘스키 교수는 협의서에 '이론의 여지없이 실행된 이중맹검법'에서 '글루탐산나트륨을 해당 증세들의 원인으로 볼 만한 단서는 전혀 없었다'고 썼다.

논란의 여지가 있는 물질이 신뢰할 수 없는 연구를 통해 인체에 무해한 것으로 판명된다면 소비자들에게 결코 좋을 리가 없다. 소비자들은 국가와 산업의 결탁으로 어느 정도 제물이 된 셈이다. 코덱스 총회와 같은 국제 결정위원회에서도 소비자의 이해관계는 뒷전으로 밀려난다.

베이징에서 개최된 코덱스 총회에서는 그러한 점이 뚜렷하게 드러났다. 회의장 뒷줄에 있던 미국 소비자 대변 단체의 한 남자가 아스파탐에 대해 발언했다. 인공감미료 아스파탐은 논란의 여지가 많은 첨가물이니 코덱스 총회에서 비판적인 평가를 내리기를 바란다는 말이었다. 그러자 의장은 능숙하게 연단에 있는 한 여성에게 발언권을 넘겼다. 국제연합식량농업기구와 세계보건기구 합동 식품첨가물 전문가위원회 JECFA를 대표하는 인물이었다. 그녀의 몇 마디 말로 소비자 대변인은 간단히 제압당했다. 짧은 회색 머리에 열정적인 기질을 보인 호감형의 그 여성은 현재로서는 아스파탐에 대한 재평가를 논의할 만한 새로운 내용이 없다고 말했다. 그것으로 토론은 끝났다.

그 대변인은 더 많은 것을 기대했을까? 자신을 샌프란시스코에서 온 변호사라고 소개한 그는 아니라고 말했다. 그 앞에는 '국민보건연합National Health Federation'이라고 적힌 푯말이 놓여 있었다. 그에게는 소비자의 입장을 대변해 발언했다는 사실 자체가 중요했다.

"어쨌든 나는 이 자리에서 발언한 유일한 소비자 대표였습니다."

유일한 소비자 대표라는 말은 사실과 다르다. 262명의 대표 중에는 일본에서 온 소비자 대표 2명이 더 있었다.

그런 첨가물들이 소비자에게 얼마나 위험한지, 또 어느 정도를 먹어야 하는지를 아는 것은 매우 중요한 문제다. 일정량 이상을 섭취했을 때는 인체에 해로울 수 있기 때문이다. 독일은 원래 1995년부터 소비자들이 그런 첨가물을 얼마나 섭취해야 하는지를 밝혀냈어야 했다. 그것은 유럽연합의 요구였다. 새로운 화학물질은 일정량을 섭취해도 해롭지 않은 경우에만 허용되기 때문이다. 유럽연합의 다양한 방침은 그렇게 규정하고 있다. 유럽연합의 임시 검사에 따르면, 어린이의 경우 특정 첨가물을 많게는 허용치의 12배 이상 초과 섭취하는 것으로 나타났다. 따라서 그와 같은 첨가물 섭취량에 대한 연구가 시급한 상황이었다. 식품 산업계는 문제의 심각성을 즉시 간파했고 로비 활동을 더 강화했다. 합성식품 전문지 《국제식품성분》에 따르면 '주요 위험은 개별적 첨가물에 대한 법적인 한계 설정'이었다. 그러나 결국 위험은 사라졌고, 섭취량에 대한 조사도 이루어지지 않았다.

독일은 1995년부터 그런 조사에 반대했다. 레히케머 교수와 그의 연구소도 그 부분에 대해서는 알고 싶어 하지 않았다. 자신들의 소관이 아니라고 생각하기 때문이다. 그래서 2005년 11월에서 2007년 1월 사이에 14세에서 80세 독일인 2만 명을 상대로 진행된 '제2차 국민 식생활 조사Ⅰ'에서도 그런 질문은 하지 않았다. "우리는 어느 회사에서 생산한 귀리를 먹느냐고 묻지 않습니다. 우리는 이렇게 질문합니다. 귀리를 먹습니까? 스낵을 먹습니까?" 레히케머는 독일인이 얼마나 많은 양의 식품첨가물을 먹는지에 대해서는 알고 싶어 하지 않았다. 그러려면 생산자가 자신들이 만드는 인스턴트식품에 얼마나 많은 화학물질을 섞는지를 설명해야 하는데, 그것은 지나친 요구라는 것이다.

"얼마나 많은 첨가물이 들어가는가에 대한 정보는 기업으로부터 얻어야 합니다. 하지만 어떤 기업에도 개별 제품의 합성 내용을 표시하라고 강요할 수는 없습니다. 기업들만의 고유한 합성 방법이 있으니까요. 그것은 생산자의 권리로서, 기업은 그런 제품을 개발했을 때 그 방법을 공개하지 않을 권리가 있습니다."

하지만 국가는 소비자의 이익을 위해 그것을 알리고 해야 하지 않을까? 레히케머는 그렇지 않다고 대답했다. "저는 거기에 반대합니다. 국가와 산업의 이해관계가 반드시 대립되어야 하는 것은 아니라고 생각합니다. 국가는 산업이 번성하고, 그로써 일자리를 창출하거나 유지하는 데 관심을 갖습니다. 그러므로 국가가 제품 개발의 토대를 파괴하는 데 관심을 가질 수는 없는 것입니다."

연방영양연구소의 수장에게는 식품 산업의 안녕이 무척이나 중요한 듯했다. 로비 단체 ILsi의 임원이기도 하니 당연했다. 그러나 개인적으로는 전통적인 식품을 좋아하는 것 같았다. 그는 자신이 직접 요리할 수 있다고 자랑스럽게 말했다. "저는 슈페츨레 국수를 직접 만들어 먹습니다. 그리고 야채샐러드를 무척 좋아합니다. 어려서부터 좋아했죠. 그중에서도 가장 좋아하는 것은 콘샐러드입니다. 우리 집에서는 과일과 야채를 많이 먹는 편입니다. 얼마 전에 덴마크로 휴가를 다녀왔는데, 거기서는 아주 싱싱한 생선 요리를 즐겨 먹었습니다."

연방영양연구소 연구원들이 전통 음식이 건강에 미치는 장점을 연구하는 데도 노력을 기울인다면 그보다 좋은 일은 없을 것이다. 예를 들면 스파게티 볼로네제는 아이 어른 할 것 없이 누구나 좋아한다. 건강에도 좋은 영향을 주는 것으로 보인다. 그런데 레히케머의 연구원들은 스파게티 소스에는 관심을 두지 않는다. 너무 복잡하다는 이유였다. "우리는 스파게티 볼로네제는 연구하지 않습니다. 음식의 수많은 조합을 연구할 수는 없습니다. 너무 복잡하고 광범위한 데다 비용도 너무 많이 들기 때문입니다." 연구소에서는 너무 어렵고 복잡하다지만 부엌에서 만드는 방법은 아주 간단하다.

프라이팬에 다진 고기 200그램을 넣고 잠시 볶다가 같은 양의 토마토를 썰어 넣는다. 거기에 닭 간 한 조각, 당근 하나, 백리향과 오레가노를 조금 넣고 모든 재료가 잘 익을 때까지 끓인다. 마지막에 올리브유와 버터를 조금 넣고 파르마산 치즈가루를 뿌린다.

이렇게 조리하면 건강에도 좋다. 예를 들어 토마토에 들어 있는 리코펜은 햇빛으로 인한 피부 손상을 막아준다. 이탈리아인들은 오래전부터 그 점을 높이 평가할 줄 알았다. 레히케머의 연구소에서도 그 사실을 알고 있다. 리코펜은 가루로도 판매되고 있어서 그 성분의 효능을 연구하기도 쉽기 때문이다.

무엇보다 걱정스러운 점은 자연을 변형시키는 일은 앞으로도 계속 진행될 것이고, 국가적 차원에서도 지원을 받게 되리라는 사실이다. 슈퍼마켓에서 판매되는 식품은 그런 활동에 의해 지속적으로 영향을 받는다. 소비자도 영양연구자들의 말을 기준으로 삼는다. 건강한 섭생에 가장 큰 영향을 미친 캠페인은 단연 저지방 식사 캠페인이었다. 전 식품 산업계가 앞을 다투어 그것을 겨냥해 다양한 제품을 선보였다. 그러나 저지방 제품은 소비자에게, 무엇보다 소비자의 정신 건강에 좋지 않은 결과를 초래했다.

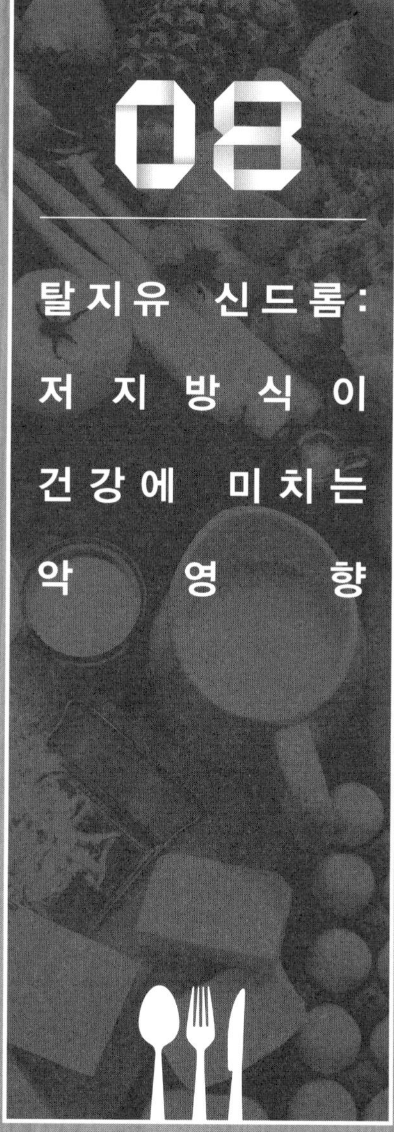

08

탈지유 신드롬:
저 지 방 식 이
건 강 에   미 치 는
악   영   향

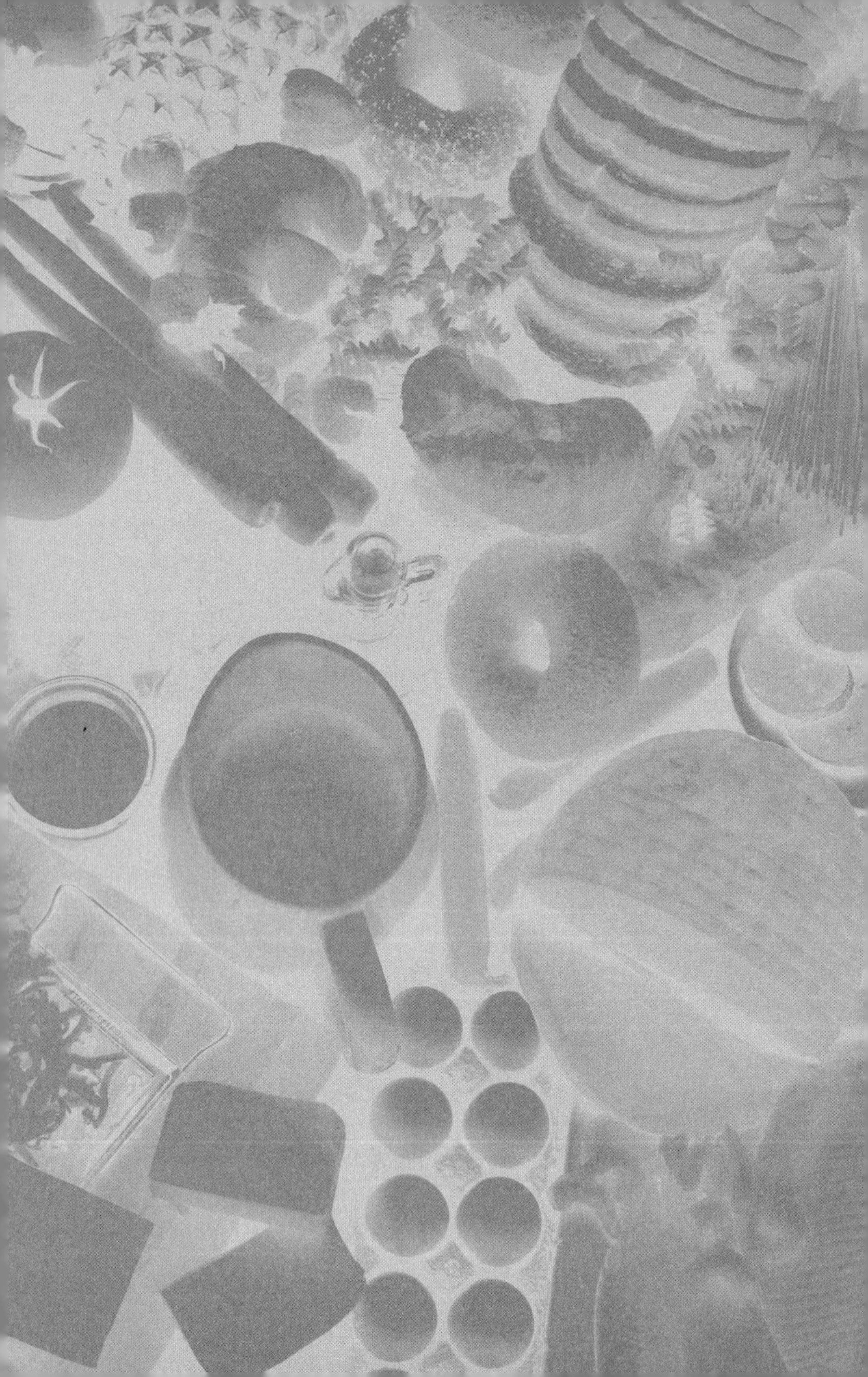

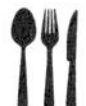

그를 찾아오는 사람들은 대부분 심리 상태가 매우 좋지 않다. 우울하고, 의기소침하고, 자살 충동에 시달린다. 또 어떤 날은 하늘을 날듯 경쾌하고 흥분해 있다가 어떤 날은 죽을 것처럼 우울해지는 변덕에 빠지는 사람들이다.

그는 상당히 많은 사람이 앓고 있는 정신질환을 다룬다. 어떤 환자들은 정신이상과 정신분열증적 공포심에 사로잡혀 있다. 그러나 그는 주로 정서질환, 우울증, 일반에서는 흔히 조울증이라고 부르는 양극성 기분장애 환자들을 다룬다. 엠마누엘 세베루스Emanuel Severus 박사는 신경정신과 의사다.

"환자들은 조증이 나타나는 시기에는 적극적이고, 의욕적이고, 비싼 물건들을 구입하며, 갑자기 파트너와 이혼하려고 한다거나 직장을 그만두고 여행을 떠나려고 합니다. 자신을 예수라고 생각하면서 세상을 구원할 열쇠를 쥐고 있다고 믿는 사람도 있습니다. 그러다가 우울증이 나타나는 시기에는 아무것에도 마음이 가지 않고 의욕도 없어지고, 밤새 잠을 못 자면서 이런 저런 생각에 시달리며 자살 충동에 사로잡힙니다. 그런 상태가 곧 지나가고 다시 좋아지리라는 생각을 전혀 못하는 것이지요."

그를 찾아오는 환자들은 긴 소파에 눕지 않는다. 그는 환자들과 개별적으로 또는 그룹으로 대화를 이끌어간다. 어떤 환자는 상태가 특히 위급할 때 외래 진료를 받으러 오고, 어떤 환자는 몇 개월간 입원 치료를 받는다. 뮌헨 루트비히 막시밀리안 대학의 대학병원 내에 있는 정신병원의 2층 B3병동이다. 도심 한가운데 있는 병원으로 중앙기차역에서 걸어서 몇 분이면 닿는 곳이다.

유명한 알로이스 알츠하이머Alois Alzheimer도 이곳에서 연구했었다. 그래서 연주회가 열리는 알로이스 알츠하이머 홀도 있다. 입구 옆에는 플래카드가 걸려 있다. 천장이 높고 긴 복도 벽에는 그림들이 걸려 있다. 세베루스 박사의 사무실은 작았고 대기실 문은 열려 있었다.

누군가 세베루스 박사를 찾아가는 데는 여러 가지 이유가 있을 수 있다. 유전자 때문일 수도 있고, 직장을 잃었다거나 남편이나 아내를 잃는 등 삶의 상황이 변했기 때문일 수도 있다. 그러나 경우에 따라서는 항상 저지방 요구르트와 저지방 우유만 먹은 것도 한 가지 원인이 될 수 있다. 건강한 식생활을 영위하려 했을 뿐인데 그로 인해 불행에 빠지게 된 경우 말이다.

터무니없는 말이라고 할지도 모르겠다. 그러나 식품에 들어 있는 특정 성분들은 실제로 사람들의 기분에 영향을 준다. 저지방 제품에는 우리 몸과 심리적 균형에 필요한 귀중한 지방이 부족하다. 세베루스 박사는 환자들을 당연히 의학적으로 검진한다. 혈액검사를 하고 겉으로 드러나는 증세를 살펴본 뒤 엄격한 임상 진단을 내린다. 진단 결과에 따라 어떤 환자에게는 향정신성 의약품을 처방하고, 어떤 환자에게는 특정 지방을 처방할 수도 있다. 세베루스 박사는 지방이 심리 상태에 미치는 영향에 특히 관심을 기울였다. "이 주제는 공론화되고 있고, 곧 그에 대한 논의가 진행될 것입니다. 어떤 환자들은 적어도 주관적으로는 지방이 우울증 치료에 도움이 된 것 같다고 말합니다. 여러 가지 자료도 그 방향으로 가고 있습니다."

세베루스 박사는 매우 조심스럽게 말했다. 심리장애에서는 명백한 원인을 밝히기가 매우 어렵다. 그러나 환자들은 적어도 주관적으로는 지방 섭취로 인해 자신들의 상태가 더 나아졌다고 느낀다.

"지금은 베를린으로 이사한 한 환자가 있었습니다. 법학을 공부하는 멋진 여학생이었는데 양극성 기분장애를 앓았지요. 이 여학생은 지방 캡슐 복용으로 상태가 호전되었습니다. 그전에 먹었던 다른 약들은 체중이 증가하고 피곤해지는 부작용들이 있었거든요. 지방 캡슐은 다른 환자들에게도 효과가 있었습니다. 양극성 기분장애가 있던 여교사도 좋아졌고, 바이에른에서 온 엔지니어도 다른 약과 함께 처방해서 효과를 보았습니다."

사람의 기분이란 삶의 상황 때문에, 여러 가지 경험이나 충격적인 사건들 때문에만 영향을 받는 게 아니라 몸 안에서 작용하면서 뇌와 심리에 영향을 주는 물질들에도 좌우된다. 거기에는 마약, 의약품, 알코올, 몸 안에서 생산되는 물질, 그리고 식품을 통해 섭취하는 물질들이 포함된다.

세베루스 박사는 한동안 미국 하버드 대학에 머물면서 그런 물질들, 특히 건강한 지방을 연구했다. 지방은 정신질환뿐만 아니라 보통의 일상적인 상태에도 영향을 준다. 그런데 저지방 식사가 유행이고 영양전문가들의 권장 사항이다 보니 사람들은 지방을 먹지 않으려 한다. 세베루스 박사의 환자들이 캡슐로 복용한 지방은 일반적인 식품인 육류와 생선, 우유, 아마씨유 등에도 들어 있다.

저지방 식사로 심리 상태에 타격을 받은 사람은 세베루스 박사의 환자들만이 아니다. 수많은 사람이 육류에서 지방을 제거한 채 살코기만 먹고, 닭가슴살을 가장 즐겨 먹는다. 그들은 저지방 우유와 요구르트와 마가린을 구입하고, 콜레스테롤 때문에 아침에는 달걀을 먹지 않는다. 이는 건강한 섭생을 위한 권고 사항들 중에서 가장 큰 파장을 불러 온 것이었다.

전에는 귀중하게 여겨지던 지방이 갑자기 제거되기 시작했다. 그와 동시에 막대한 돈과 노력을 들여 새로운 가치와 이상을 내세운 새로운 의식이 확산되었다. 기름을 넣지 않은 샐러드드레싱, 저지방 생치즈를 곁들인 통밀빵, 콜레스테롤을 낮추는 마가린이 급부상했다. 지방을 반대하는 캠페인이 일었고, 교수들과 언론, 광고를 동원해 지난 수백 년 동안 축적된 경험 지식을 완전히 무효화시켰다. 그것은 우리 몸과 경험에 반대하는 캠페인이었다.

지방은 지난 수백 년 동안 몸에 좋은 것으로 여겨져 왔다. 기름진 오리, 기름진 닭, 기름진 삶. 기름진 삶이란 풍요로운 삶을 함축적으로 표현하는 말이다. 언어는 그처럼 즐겁고 만족스러운 몸의 경험을 고스란히 담아 보존했다. 전통적으로 영양가 있고 풍족하고 추구할 가치가 있는 것으로 여겨지던 것이 이제는 언어 속에만 간신히 남아 있다. 인류 역사에서 항상 높이 평가되던 것이 이제 배척당했다. 건강한 음식에 대한 새로운 생각이 예전의 생각을 밀어냈다.

새로운 사육 방법과 사료는 돼지와 닭과 거위를 변형시켰다. 소들도 농축 사료로 인해 건강에 좋은 지방이 적어졌다. 슈퍼마켓의 진열장은 지방을 감소시킨 결과물들을 한눈에 보여준다. 지방 0.1퍼센트를 함유한 액티멜과 액티비아 요구르트, 플라스틱 병에 넣어 판매되는 다양한 우유 음료 '뮐러밀히Müllermilch', 유니레버에서 만든 저지방 마가린 '레타Lätta', 역시 유니레버 브랜드인 '두 다르프스트Du darfst'에서 나오는 다양한 저지방 식품, '웨이트 워처스Weight Watchers'의 다이어트 제품들. 이러한 식품들의 구성 방식은 근본적으로 달라졌다.

오직 인체만이 옛날 그대로의 모습이다. 저지방 식사 캠페인으로 고통을 받는 사람은 전 세계적으로 수백만 명에 달한다. 주로 정신적으로 고통받고 있지만 육체적인 고통을 겪는 사람도 많다. 그들은 건강한 식생활을 영위하고 싶어서 전문가들과 광고의 조언을 따랐다가 정반대의 결과에 부딪힌 사람들이다.

비판적인 학자들의 견해에 따르면 콜레스테롤 수치 기준도 별다른 소득이 없었고, 많은 사람들에게 오히려 해를 입혔다. 의사들은 심하게는 심장장애까지 발생시키는 콜레스테롤 수치를 낮추는 마가린의 부작용 사례들을 계속 밝히고 있다. 그러나 지방과의 싸움은 막대한 수익성이 있는 사업이기에 저지방 캠페인은 계속된다.

그 결과는 충격적이며, 단지 기분 변화에만 영향을 주는 것이 아니다. 가령 세계 의학계에서 명성이 높은 하버드 대학의 월터 윌레트Walter Willett 교수를 주축으로 한 연구팀도 그런 결과를 발표했다. 저명한 전염병 연구가인 월터 윌레트 교수는 공중보건 전문가로서 수년 전부터 하버드 의대에서 강의하고 있다. 그는 1천여 편이 넘는 관련 분야의 글을 발표했으며 임상 의학계에서 매우 빈번하게 인용되는 저술가다. 윌레트 교수는 저명한 학술 잡지에 기고하고 학술회의에서 의견을 개진한다.《뉴욕 타임스》를 비롯한 대중매체에도 자주 기고한다. 몇 년 전에 실린 기사의 제목은 '모든 것이 새빨간 거짓이었다면 어쩌나?'였다.

당시 윌레트 교수는 동료 학자들과 함께 저지방 캠페인의 배경과 결과를 연구했다. 그가 내린 결론은 다음과 같았다. '저지방 식사가 장기적으로 건강에 유익하다는 사실을 입증한 연구는 단 한 건도 없었다.' 그는 지방에 대한 두려움 때문에 발생하는 결과를 계속 연구했다. 미국영양협회가 개최한 회의에서는 심지어 제품의 지방 함량 표시를 삭제해야 한다고 요구했다. 그것이 소비자들을 현혹시키고 그들을 오히려 병들게 한다는 이유에서였다.

윌레트 교수는 지방이 건강에 해롭다는 사실을 확인할 수 없었다고 했다. 반대로 지방을 적게 먹는다고 해서 버터와 케이크, 생크림을 즐겨 먹는 사람보다 반드시 더 건강한 것은 아니었다. '장단점을 굳이 따진다면 지방이 풍부한 음식에 약간의 장점이 있었다.' 어떤 지방은 심장에 좋기 때문에 저지방 식사가 오히려 심혈관 질환의 위험을 높일 수도 있다. 따라서 오히려 지방을 더 많이 먹는 편이 낫다는 것이다.

윌레트 교수는 특히 지방 함량을 줄인 거대 식품 기업들의 제품을 통한 지방 반대 캠페인이 건강에 미치는 악영향을 비판했다. '식품 산업은 설탕이 더 저렴하다는 사실을 즉시 간파했고, 귀가 얇은 사람들의 돈으로 쉽게 이익을 얻을 수 있다는 점을 기뻐했다.' 미국 과학전문기자 게리 토브스는 과학 잡지 《사이언스》에서 저지방 식사로 인해 오히려 뚱뚱해질 수 있다고 말한다. '전염병처럼 번지고 있는 비만의 원인은 사람들이 지방을 적게 먹는 대신 탄수화물을 더 많이 섭취하기 때문일 수 있다.'

사방에서 비난받은 콜레스테롤도 부당하게 욕을 먹는 것이라고 했다. 높은 콜레스테롤 수치가 심장에 해를 준다는 사실은 증명되지 않았다는 것이다. 하버드 대학 보건대학원의 다리우시 모자파리안 교수는 명백한 관련성이 드러나지 않은 한, 나쁜 콜레스테롤이라고 하는 LDL콜레스테롤이 심장질환을 야기한다는 주장은 매우 위험하다고 말한다.

그러나 해당 분야의 전문가 협회는 그들의 정책을 굽히려 하지 않는다. 미국심장협회와 미국 당국은 오히려 그 기준을 더욱 강화했다. 나쁜 콜레스테롤 LDL 수치를 혈액 1데시리터당 100밀리그램 이하로 낮추었고, 고위험 환자에게는 70밀리그램 이하로 낮추었다. 미국소아과협회의 기준에 따르면 8세 아동도 혈중 지질 수치가 높으면 '스타틴statin'을 복용해야 한다고 규정하고 있다. 스타틴은 제약회사들의 블록버스터 제품인 콜레스테롤 강하제다.

스타틴은 콜레스테롤을 확실하게 낮춰준다. 새로운 첨가물을 넣은 마가린도 똑같은 효능을 발휘한다. 문제는 그것이 건강에 이로운가 하는 점이다.

의약품 전문가이자 쾰른 의료 품질 및 효율 연구소 IQWiG의 소장을 지낸 페터 자비키 교수는 콜레스테롤에 관한 연구들을 감독했다. 그는 이렇게 말했다. "콜레스테롤 저하 효과에 대해서는 다른 어떤 것보다 많은 연구가 이루어졌다. 건강한 사람의 경우 생명 연장과 관련해 콜레스테롤 저하가 도움을 주는 경우는 없다고 말할 수 있다. 그러나 심근경색이 있거나 심혈관 질환을 앓는 사람은 이득을 본다고 할 수 있다. 더 오래 살기 때문이다. 그러나 그런 사람은 많지 않다. 1백 명을 치료했을 때 두 명이 더 오래 산다. 그런데 이들이 실제로 콜레스테롤 저하 때문에 더 오래 살았는지의 여부는 증명되지 않았다. 오히려 콜레스테롤 강하제 스타틴이 물질대사의 다른 곳에도 작용한다는 근거가 제시되었다. 따라서 콜레스테롤과는 아무 관계가 없을 수도 있다." 그는 다음과 같은 결론을 내렸다. "예전에는 콜레스테롤이 심근경색의 주범일 거라고 생각했다. 그러나 우리는 이 견해를 수정해야 한다. 그것은 사실이 아니다."

콜레스테롤은 음식에서도 중요한 역할을 하지 않는다.

"우리가 식사를 통해 섭취하는 콜레스테롤 양이 실제로 여러 질병의 원인이 되는지는 증명되지 않았다. 대부분의 콜레스테롤은 간에서 만들어진다. 그 말은 우리 몸이 콜레스테롤 결핍을 막는 메커니즘을 갖고 있다는 뜻이다. 콜레스테롤은 우리 몸의 본질적이고 중요한 구성 요소이기 때문이다."

콜레스테롤은 세포벽을 안정시키고 호르몬과 비타민 D를 생산하는 데 필요하다. 콜레스테롤이 부족하면 우리 몸은 비타민 D를 제대로 생산하지 못한다. 우리 몸의 몇몇 기관에는 많은 양의 콜레스테롤이 들어 있다. 심장은 10퍼센트, 뇌는 20퍼센트, 부신은 50퍼센트까지 콜레스테롤로 이루어졌다. 그래서 몸은 조심스럽고 효율적으로 콜레스테롤 수치를 관리한다. 그런데 왜 우리 몸에 반대하는 싸움을 하는 걸까? 하이델베르크의 의사이자 저술가, 《식사 면허Lizenz zum Essen》의 저자인 군터 프랑크Gunter Frank는 이렇게 말한다.

'그것은 또다시 막대한 돈이 걸린 문제다. 다이어트 제품, 마가린과 지방 대체 식품들의 매출은 전 세계적으로 엄청나다. 또한 콜레스테롤 강하제는 최대 매출을 올리는 의약품이다.'

영국과 네덜란드 기업 유니레버는 저지방 식사 권고로 가장 많은 이득을 보는 기업이다. 유니레버는 콜레스테롤 저하 마가린 베첼 프로 액티브와 날씬하게 해주는 저지방 마가린 레타를 생산하며, 저지방 식품 상표인 두 다르프스트를 출시했다. 두 다르프스트는 저지방을 토대로 버터, 마가린, 소시지, 치즈, 인스턴트식품, 플라스틱 용기에 넣어 판매하는 각종 샐러드를 비롯해 총 80가지가 넘는 제품을 생산한다.

두 다르프스트는 1973년부터 판매에 들어간 상표이며 특히 여성을 좋아한다고 광고한다.

'두 다르프스트는 여성을 최고로 생각한다. 여성은 오늘 다르고 내일 다르다. 이유도 모르면서 어떤 날은 기분이 좋고 어떤 날은 그렇지 않다. 어떤 날은 즐겁고 신나게 먹지만 어떤 날은 너무 많이 먹었다며 자책한다. 그것이 전형적인 여성의 모습이다. 우리 두 다르프스트는 그런 여성의 마음을 잘 알고, 먹는 즐거움을 느끼는 여성이 더 행복하다고 생각한다. 영양 섭취는 건강하고 행복한 삶에 중요한 역할을 하기 때문이다. 그러니 두 다르프스트와 함께 먹는 즐거움과 칼로리를 생각하는 영양 섭취를 동시에 누리시라.'

유니레버는 여성의 마음만 잘 아는 것이 아니라 사업 수완도 뛰어나다. 막대한 수익을 올리는 저지방 식품 사업은 아주 특별한 비결을 자랑한다. 그 비결은 사람들의 뇌리에 파고드는 것이다. 유니레버는 전 세계 170개국에서 완벽한 솜씨로 그 사업을 수행하고 있다. 유니레버 제품은 전 세계에서 하루에 2억 개씩 팔려나간다.

유니레버 독일, 오스트리아, 스위스 본사는 함부르크에 있다. 항구 근처에 조성된 신도시 하펜시티에 들어선 위풍당당한 건물인데 반투명 유리로 된 전면이 인상적이다. 건물 앞에는 배 모양의 거대한 화분들이 서 있다. 바로 앞 바다에는 화물운송선 한 척이 유유히 지나고 있고, 요트들이 교차하면서 지나가고, 갈매들이 끼르륵거리며 하늘 위를 맴돌고 있다. 기중기와 화물선들도 보인다. 우리는 지금 유람선 터미널 근처에 와 있다. 퀸메리 2호와 같은 초대형 호화 유람선들이 정박하는 곳이다. 근처에는 아직 오래된 창고들이 있다. 붉은 벽돌 건물로 이루어진 하역 창고들이 즐비하게 늘어선 슈파이허슈타트 구역과 현대식으로 지은 세련된 건물들이 어우러져 있다.

유니레버의 저지방 캠페인은 바로 이곳 함부르크 항구의 사령탑에 의해서 조종되고, 사고 과정을 지휘하며 건강 이데올로기를 선전한다. 또한 여성 잡지와 전문 잡지들, 일간 뉴스, 학술회의 등을 통해 모든 영역에 전파된다. 함부르크 항구에 있는 유니레버 본사에는 '자넬라Sanella' 마가린을 이용한 어린이 요리 강습 과정도 있다. 이는 세계적인 기업의 네트워크에 편입된 고도로 전문적인 기구다.

유니레버 성공 스토리의 토대는 마가린이었다. 유니레버는 베첼, 레타, 라마, 자넬라를 생산하는 마가린 회사다. 건강과 날씬한 몸매, 행복이 충만한 유일한 세계. 텔레비전 광고는 그렇게 약속한다. 유니레버 마가린 제국에서는 누구나 멋진 삶을 살 수 있다. 라마를 먹는 행복한 가족, 냉장고에 저지방 마가린 레타가 들어 있는 근사한 집에서 사는 젊고 아름다운 싱글들, 베첼 덕분에 '건강하게 즐기면서 심장에도 도움을 주는' 꿈의 제국. 이 모든 것의 시작은 지극히 초라하고 볼품없었다는 사실을 믿을 수 없을 지경이다.

19세기 중반 프랑스의 화학자 이폴리트 메주 무리에Hippolyte Mège-

Mouriès는 나폴레옹 3세의 주문으로 버터 대용품을 발명했다. 신장 지방과 탈지유에서 만들어진 흰 빛을 띤 이 화합품은 마가린이라는 이름을 얻게 되었는데, 이는 라틴어로 진주를 뜻하는 단어 마가론Magaron에서 유래했다.

마가린은 1870년에 '경제적인 버터'라는 이름으로 처음 시장에 나왔다. 1888년에는 네덜란드 출신의 안톤 유르헌스Anton Jurgens와 시몬 반 덴 베르그Simon van den Bergh가 고흐와 클레베에 각각 마가린 공장을 설립했다(나중에 두 회사가 유니레버로 합병된다). 그전에 독일에서도 약제사 베네딕트 클라인Benedikt Klein이 쾰른 니페스 지역에 독일 최초의 베네딕트 클라인 마가린 공장을 세웠다. 이 회사도 나중에 유니레버로 흡수된다. 버터와 비슷한 색은 네덜란드 약제사 로데베이크 반 그린텐Lodewijk van Grinten에 의해 발명되었다. 그는 나중에 인쇄 잉크 전문 회사 오세Océ를 세웠다.

마가린 수요는 급증했고, 곧 소의 지방만으로 그 수요를 충당하기가 어려워졌다. 그러다가 1920년에 액체유에 수소를 첨가해 고체 상태의 경화유를 만드는 방법이 탄생하면서 그 문제가 해결되었다. 이는 획기적인 발전이었다. 그러나 오늘날 우리가 이미 알고 있듯이 사업에는 좋을지 모르나 건강에는 그다지 좋지 않은 발전이었다. 마가린의 발전은 계속되어 향신료와 유화제, 합성비타민을 첨가한 제품들이 줄을 이었다. 모두 연구실의 시험관에서 나온 식품이다. 원래 마가린은 합성제품이고, 여러 화학 과정을 거쳐 만들어졌다. 제품평가재단 슈티프퉁 바렌테스트는 '첨단기술 제품은 화학적 처리 과정

없이는 즐길 수 없다'고 말한다. 어찌 보면 그런 제품이 판매된다는 사실 자체가 기적 같은 일이다. 그런데 그보다 더 놀라운 점은 그런 제품이 건강에 좋은 식물성 지방이라는 이미지를 얻고 있고, 전 세계적으로 막대한 수익을 올리는 성공을 거두고 있다는 사실이다.

그처럼 비약적인 성공을 거두려면 조직적인 계획과 준비가 필요했을 것이다. 먼저 여성 잡지를 비롯한 다양한 매체에 최대한 많은 글을 발표하고 광고를 실어 목표 대상을 설득시켜야만 한다. 무엇보다 강력한 힘을 발휘하는 건강 이데올로기를 통해 마가린이 가치가 떨어지는 화학 대체품이라는 사실을 덮어 가리는 것이 중요하다. 또한 표면적으로는 엄격한 자료들을 근거로 새로운 이미지를 구축해야만 한다. 그 일에 필요한 것이 바로 학자들이다. 그 때문에 유니레버 같은 기업은 학자들에게 특별히 마음을 쓴다. 일련의 과정에서 학문은 중심적인 역할을 한다.

유니레버는 정교한 네트워크를 구축했다. 학문에서 여성 잡지들에 이르기까지 모든 목표 대상들을 겨냥한 광고 및 홍보 대행사들이 세계 구석구석에서 활동하고 있다. 유니레버는 연구자 협회들을 후원하고 있으며, 국제영양학회 IUNS와는 연간 5만 유로라는 값싼 비용으로 공식적인 양해각서를 체결했다. 학자들을 그렇게 싼값에 얻을 수 있는 것이 분명하다. 유니레버는 개별 교수들을 후원하는데, 거기에는 영국의 저명한 케임브리지 대학 교수들도 포함되어 있다. 유니레버는 독일영양의학회 DGEM도 후원한다.

대학 교수들은 저지방 식사나 콜레스테롤 저하에 대한 학문적 근거를 마련하는 데 중요한 역할을 한다. 또한 건강에 좋지 않은 영향 때문에 제품에 비판이 제기되는 경우에도 꼭 필요하다. 나아가서는 유니레버 제품들의 장점을 칭찬하는 일에서도 쓸모가 있다. 때때로 그들은 전화 마케팅에도 동원된다. 가령 함부르크의 한스 슈타인하르트 교수는 여성지 《프로인딘》과 유니레버 브랜드 두 다르프스트가 주관한 전화 캠페인에 참여한 전문가였다. 주제는 '날씬한 몸매의 비결: 전문가들의 조언'이었다. '어떻게 하면 피하지방을 지속적으로 뺄 수 있을까?'라는 질문에 슈타인하르트 교수는 이렇게 대답했다. "지방과 칼로리를 낮춘 제품 위주로 식단을 짜십시오."

전문가들의 견해는 전 세계 수많은 사람들에게 지방을 줄여야 한다는 확신을 심어주었다. 그런데 이러한 저지방 캠페인의 성공 이면에 점점 더 많은 사람들의 마음을 짓누르는 결핍 현상이 나타났다. 뮌헨 신경정신과 의사 세베루스 박사를 찾는 환자들을 예로 들 수 있다. 그 때문에 세베루스 박사는 안티 지방 캠페인을 비판한다.

"지금과 같은 극단적인 전개는 너무 지나치다고 생각합니다. 지방은 단순히 지방이 아닙니다. 제 생각에 요즘은 필요한 학문적 근거를 바람직한 방식으로 제시하지 않는 것이 유행인 듯합니다."

세베루스 박사는 하버드 대학에서 앤드류 스톨Andrew Stoll 교수 밑에서 연구했다. 스톨 교수는 정신의학적 지방 연구의 개척자로서 저지방 식사가 인간의 정서와 심리 상태에 미치는 영향을 연구한 전문가다. 세베루스 박사는 독일에서 대학을 졸업한 뒤 바로 미국으로 건너가 공부했고, 학업을 마친 뒤에도 연구교수 자격으로 9개월간 하버드 대학에서 연구했다. "제가 학창 시절부터 지방과 양극성 기분장애에 관심이 많았기 때문입니다. 하버드 의대가 워낙 유명했기 때문에 그곳의 연구 상황을 알고 싶었습니다."

처음 미국에 갔을 때 세베루스 박사는 하버드 의과대학 부속 맥린 병원 근처의 학생 기숙사에서 생활했고, 두 번째로 방문했을 때는 보스턴 이탈리아 구역에 작은 집을 하나 구해서 살았다. 그는 거기서 매일 버스와 지하철을 타고 스톨 교수의 연구팀이 있는 맥린 병원을 오갔다. 그에게는 굉장히 많은 것을 경험한 유익한 시간이었고, 스톨 교수도 퍽 마음에 들었다. "스톨 교수는 굉장히 사교적인 사람입니다. 분명 이 분야의 개척자이시죠."

앤드류 스톨은 인간의 심리에 미치는 식품의 중요성을 중점 연구 과제로 삼았다. 그는 심리 변화의 근본적인 원인을 식품 성분의 변화로 본다. 그래서 심지어는 '정신의학적 농업'까지 요구한다. '식생활에서의 엄청난 변화가 서구 사회에서 정신질환의 발병 빈도를 높이는 데 한몫했다'고 믿기 때문이다. 그는 특히 오메가-3 지방의 중요성을 강조한다. 오메가-3 지방은 생선에 풍부하게 함유돼 있으며, 자연적인 방법으로 수확되어 지방이 제거되지 않았다는 전제 하에서는 아마인유와 유제품 등 다른 식품들에도 들어 있다.

오메가-3 지방은 심장과 시력 보호에 유익하고 당뇨를 예방하는 효과가 있으며, 지방 세포의 성장을 억제해 날씬한 몸을 유지할 수 있게 해주는 것으로 알려져 있다. 그러나 오메가-3가 중요한 이유는 무엇보다 뇌 활동에, 지능과 심리에 미치는 영향 때문으로 보인다. 오메가-3 지방의 수치가 너무 낮은 사람은 종종 정신분열증, 기억력 상실, 알츠하이머, 파킨슨병을 앓는 경우가 있다. 과잉행동이 나타날 수도 있다. 수많은 우울증 연구 결과가 보여주듯이 오메가-3 지방이 부족하면 기분이 우울해진다. 오메가-3 지방은 전달물질인 도파민, 아드레날린과 노르아드레날린 수치를 높여주고 행복호르몬인 세로토닌의 분비를 촉진해 뇌에 기분 좋은 감정을 일으킨다. 앤드류 스톨은 이렇게 말한다.

"저는 우리가 먹는 음식에 오메가-3 지방의 함량을 높이면 우울증과 다른 정신질환이 줄어들 거라고 생각합니다."

물론 어떤 사람의 기분이 좋지 않은 데는 다른 요인들도 일정 정도 역할을 할 수 있다. 실직이나 이혼, 어머니의 죽음이 그러한 요인이 될 수 있을 것이다. 뮌헨의 신경정신과 의사 세베루스 박사도 그렇게 생각한다. 그러나 지방 결핍이 그런 상황을 첨예화시킬 수 있다. "매우 복잡한 시스템입니다. 지방이 부족하면 어머니의 죽음이나 애인과의 이별, 실직 등의 스트레스 상황에서 우울한 경향이 더 심해지는 것으로 보입니다. 어쨌든 저라면 지방 결핍을 드러내는 환자에게 오메가-3 지방을 처방할 것입니다. 물론 그것이 만병통치약은 아닙니다만 환자들의 상태를 호전시키는 데 도움이 되지요. 사람들은 대부분 오메가-3 지방을 실제로 너무 적게 섭취하고 있습니다."

단지 오메가-3 지방만의 문제는 아니다. 영양전문가들의 권고 사항과 식품의 대량 생산에 따른 지방 공급의 변화가 인간의 심리에 악영향을 주는 징후는 계속 늘어나고 있다. 지방 부족은 우울한 감정뿐 아니라 공격성도 키울 수 있다. 저명한 학술 전문지인《브리티시 저널 오브 뉴트리션British Journal of Nutrition》에 발표된 연구에 따르면, 지방 섭취를 40퍼센트에서 25퍼센트로 줄인 사람들은 공격성이 증가하고 부분적으로는 우울증까지 나타났다. 콜레스테롤 저하도 그와 같은 부작용을 나타냈다.

콜레스테롤을 낮추기 위해서 약을 복용하고, 기름진 육류와 달걀을 포기하거나 콜레스테롤 수치를 낮추는 새로운 기능성 식품을 먹는 사람은 가족의 평화를 위협할 가능성이 크고, 자기 자신과 다른 사람에게 위험한 존재가 될 수 있다. 콜레스테롤 수치가 낮은 경우에도 우울증과 공격성이 빈번하게 나타나는 단점이 있다. 심지어는 살인이나 자살을 저지를 위험도 높아질 수 있다. 노르웨이에서 환자 254명을 대상으로 실시한 연구에서는 혈중 콜레스테롤 수치가 낮은 경우 폭력과 자살 충동이 높아지는 것으로 나타났다.

콜레스테롤 수치가 낮아질수록 폭력 범죄의 충동은 더 커졌다. 이와 같은 결과는 스웨덴에서 8만 명을 대상으로 실시한 연구에서 밝혀졌다. 캘리포니아 댄빌에 있는 보건연구센터의 조지프 보스카리노 박사는 낮은 콜레스테롤 수치가 '외부의 영향'에 의한 죽음의 가능성도 높인다는 연구 결과를 발표했다. 그는 이 연구를 위해 4천 명이 넘는 남성들의 자료를 조사했으며, 콜레스테롤 수치와 우울증 경향, 죽음의 원인을 15년 이상 관찰했다.

유전적인 이유로 콜레스테롤이 부족했던 뉴질랜드의 한 가족은 극단적인 예를 보여준다. 연구자들은 자살 충동이 유독 강했던 한 젊은이를 주목했다. 그의 가족사를 조사해보니 최근 2대 동안 그 집안의 남자 중 절반이 자살한 것으로 드러났다. 그중 한 사람은 자살하기 전에 두 명을 살해했다. 이 가족의 공통적인 특징은 자해 충동과 타인을 위협하는 경향이 강하다는 것이었다. 이들은 콜레스테롤 수치가 낮았다.

저지방 식사로 인한 지방 결핍과 콜레스테롤 수치 저하만이 심리 상태에 부정적 영향을 주는 것은 아니다. 산업에 의해 식품에 사용되는 완전히 새로운 지방, 이른바 경화유라고 하는 합성 트랜스지방도 인간의 심리에 악영향을 끼칠 수 있다. 이 지방은 우울증 발병에 일정한 역할을 할 수 있다.

수많은 연구가 트랜스지방은 건강에 해롭다는 의혹이 사실임을 보여준다. 가령 당뇨병의 경우는 트랜스지방에 의해 더 악화되는 것으로 밝혀졌다. 아동기에는 성장장애를 일으킬 수 있으며, 전립선암과 장암, 유방암의 위험도 높일 수 있다. 트랜스지방은 뇌를 손상시키고 알츠하이머 위험을 높인다는 의혹을 받고 있으며, 심장병의 위험도 높일 수 있는 것으로 나타났다. 나아가서는 비만과 불임의 위험도 높인다. 트랜스지방은 액체 기름을 고체 상태로 만들고 더 오래 보존하기 위해서 만들어지며, 마가린, 패스트푸드, 스낵류, 인스턴트식품 등에 들어 있다. 천연 식물성 기름을 경화하는 과정에서 생성되며, 자연에는 존재하지 않는다.

트랜스지방은 산업에만 유익하다. 값이 싸고 오래 보관할 수 있으며, 음식을 튀길 때 기름을 자주 바꿔줄 필요가 없다. 감자튀김의 색을 먹음직스러운 황금빛으로 변하게 해주고, 식물성 크림을 진하게 해주며, 빵과 과자의 바삭거리는 맛을 유지하게 해준다. 하버드 의과 대학의 월레트 교수에 따르면 트랜스지방은 '인간의 물질대사에 완전히 독처럼 작용한다.' 마가린 회사, 제빵 기업, 패스트푸드 체인점들의 용도에 맞게 생산된 트랜스지방은 매년 미국에서만 3만 명의 희생자를 낳고 있다. "아마 우리가 먹는 식품에 들어 있는 너무 많은 트랜스지방 때문에 수백만 명이 일찍 죽었을 겁니다." 월레트 교수의 말이다.

최근에는 트랜스지방이 우울증까지 야기한다는 것을 보여주는 단서들이 늘어나고 있다. 일례로 스페인에서 대학 졸업자 1만 2천 명을 10년 동안 꾸준히 추적 관찰한 일명 '더 선 프로젝트The Sun Project'에서는 트랜스지방 섭취가 우울증을 뚜렷이 증가시켰다는 결과가 나왔다. 그들은 무엇보다 올리브유와 마가린 섭취 빈도를 높였다.

그런데 다행히 독일에서는 트랜스지방으로 인한 위험은 전혀 없다고 한다. 한스 슈타인하르트 박사가 그 증인이다. 유니레버 같은 마가린 회사들에 의해 유지되는 '마가린 연구소'와의 인터뷰에서 그는, 그 사실이 증명되지는 않았지만 식품에 함유된 트랜스지방은 5퍼센트까지는 전혀 위험하지 않다고 했다. 그가 알기로 독일의 트랜스지방 섭취량은 2퍼센트 정도이지만, 관련 자료가 없는 관계로 정확한 사실은 증명되지는 않았다고 했다.

슈타인하르트 박사는 마가린과 자연을 비교하는 과감한 시도도 감행했다. "트랜스지방은 반추 동물의 위에 자연발생적으로 소량 생성되기 때문에 그 동물들의 고기나 지방 등에도 남아 있습니다. 인간은 수천 년 전부터 유제품과 육류를 먹었습니다. 그러하니 그것이 위험하다는 생각은 도저히 할 수 없습니다." 수많은 연구에서 밝혀졌듯이 그것은 실제로도 위험하지 않다. 버터와 크림에서 얻는 천연 지방, 가령 공액리놀레산은 건강에 유익하다. 단지 산업용 트랜스지방이 건강에 해롭다는 말이다. 슈타인하르트는 건강에 해로운 트랜스지방과 유익한 지방을 교묘하게 섞어 말함으로써 논점을 흐렸고, 그로써 마가린에 대한 혐의를 덜어줄 수 있었다.

어쨌든 수년 전부터 적어도 독일에서는 많은 마가린 제품에 포함된 트랜스지방은 대체되었다. 그러나 '베첼 다이어트 식물성 크림'과 심장 건강을 위한 기능성 식품에는 여전히 트랜스지방이 들어 있다. 제품평가재단 슈티프퉁 바렌테스트도 건강에 해로운 지방을 계속 비판한다. 예를 들면 마기의 감자샐러드 제품 '플로켄로커 flockenlocker'나 레스토랑과 맥도날드에서 파는 감자튀김에는 여전히 트랜스지방이 들어 있다. 생산자들은 대부분 악명 높은 트랜스지방을 즉시 추방하는 반응을 보였다. 그러나 상품에 표시된 '경화유'나 '부분 경화유'에서 트랜스지방의 존재를 확인할 수 있다.

'리터 슈포르트 럼 리겔Ritter Sport Rum Riegel'과 '니폰Nippon'의 초콜릿 제품에도 트랜스지방이 들어 있다. 그 밖에 에데카에서 나오는 제빵 및 제과 제품에도 우울증을 야기할 수 있는 그런 지방이 포함되어 있다. 따라서 다과를 즐기려는 분위기에는 결코 좋은 토대가 아니다. 그보다는 차라리 버터케이크와 버터비스킷을 먹는 편이 더 낫다.

간단하게, 천연 지방을 먹는 것이 더 좋다는 말이다. 적어도 기분을 위해서라면. 어쨌든 자살 위험이 있는 우울한 사람들보다 낙천적으로 생을 즐기는 사람이 좋은 지방을 훨씬 더 많이 섭취한다는 것만은 분명한 사실이다. 컬럼비아 대학의 지안 장 교수는 성인 남녀 7631명을 대상으로 실시한 연구에서 그렇게 결론지었다.

2011년 벨기에 루벤 대학의 루카스 반 오우덴호베 교수는 지방이 위에 들어가면 관련된 뇌 영역에 영향을 주어 기분을 좋게 할 수 있다는 연구 결과를 발표했다. 그런 연구를 특이한 생각이라고 여길 수 있지만, 지방이 기분을 좋아지게 하는 데는 실제로 생리학적 이유가 있는 것으로 드러났다. 오메가-3 같은 지방은 뇌의 정보 흐름을 개선해 신호 전달이 원활하게 이루어지게 할 수 있다. 또한 우울증장애에 일정한 역할을 하는 뇌의 전달물질에도 영향을 준다. 가령 행복호르몬 세로토닌의 분비를 활성화시키고, 아드레날린과 노르아드레날린, 도파민 같은 스트레스호르몬의 균형을 이루게 한다.

가정에서 발생하는 여러 갈등과 부부간의 다툼, 또는 우울한 기분은 뭔가 더 깊거나 중대한 이유가 아니라 단순히 지방 결핍에서 비롯된 것일 수도 있다. 그래서 세베루스 박사는 이혼 법정을 찾거나 정신과 의사를 찾아가기 전에 그 점이 밝혀져야 한다고 말한다.

"제가 오늘 권하고 싶은 사항은 혈중 오메가-3 지방의 수치를 확인하라는 것입니다. 그에 필요한 테스트는 이미 실시되고 있습니다. 만일 오메가-3 지방 결핍이 그러한 질환의 위험 인자인 경우라면,

오메가-3 지방은 부작용이 없는 데다 인과적으로 작용하는 매력적인 치료제가 될 것입니다.”

가장 좋은 방법은 기분을 좋게 하는 이 지방을 일상생활에서 쉽고 편리하게 섭취하는 것이다. 아마인유를 예로 들어보자. 아마인유는 다른 어떤 기름보다 오메가-3 지방이 풍부하며 뮈슬리뿐만 아니라 야채 생치즈와 아이올리식 마요네즈를 만들 때도 이용할 수 있다. 아이올리식 마요네즈를 만드는 방법은 아주 간단하다.

그릇에 달걀노른자 하나를 풀어 묽은 색이 되도록 잘 저어준다. 거기에 0.1리터가량의 기름과 아마인유를 조금 넣은 뒤 걸쭉해질 때까지 잘 젓는다. 레몬 반 조각으로 즙을 내서 넣어주고, 취향에 따라 겨자도 약간 넣고, 마늘을 으깨서 소금을 약간 곁들여 넣어준다. 그런 다음 모든 재료를 다시 잘 저어준다. 아티초크(엉겅퀴와 비슷한 국화과의 여러해살이풀이다. 꽃은 자주색이고 서양 요리의 재료로 쓰인다 – 옮긴이)에 곁들여 먹으면 일품이다.

세베루스 박사는 피자를 좋아한다.

초저녁 무렵 그는 병원 1층, 자신의 좁은 사무실에 앉아 있다. 밖에는 따사로운 햇살 몇 줄기가 마당으로 쏟아진다. 다시 전화가 울린다. 저녁 약속 건이다. “피자집에서? 좋지.” 그는 지인이 뮌헨에서 가장 맛있는 곳이라며 알려준 피자집을 추천한다.

그 자신은 토마토와 마늘, 올리브유, 오레가노가 들어가는 고전적인 마리나라 피자를 좋아한다. 해산물이 들어가는 프루티 디 마레 피자와 혼동해서는 안 된다. 세베루스 박사는 해산물을 먹지 않는다. 그는 비건vegan이다. 동물성 식품은 전혀 먹지 않는다는 뜻이다. "처음에는 일반 채식주의자였고 치즈는 먹었습니다. 그러다가 치즈 때문에 소들이 고통을 겪고 죽어야 한다는 사실을 알게 되었습니다. 젖소들도 죽임을 당하니까요."

이러한 채식 생활은 윤리적으로는 고귀하지만 지방 섭취 면에서는 치명적이다. 그는 어떻게 좋은 기분을 유지할 수 있을까? 어쩌다가 생선과 유유, 버터, 크림에 들어 있는 오메가-3 지방을 섭취할 생각을 하게 되었을까? 그는 새로 나온 건강 기능성 제품을 먹는다고 했다. "저는 해초에서 추출한 긴사슬 오메가-3를 섭취합니다." 부작용에 대한 염려는 없냐고 묻자 하루에 1그램만 섭취한다고 대답했다.

그는 비타민 B_{12}도 알약 형태로 복용한다고 했다. 그는 자신에게 적합한 양을 조절할 수 있고 위험을 판단할 수도 있다. 의사니까 말이다. 그리고 그런 생활은 그 자신에게만 한정된 것이다.

그러나 자녀를 양육해야 하고 미래까지 책임져야 할 부모의 입장은 그와는 다르다. 어린이를 위한 건강식품은 수없이 많다. 그래서 올바른 결정을 내리기가 매우 어렵다. 그들은 이른바 건강 기능성 식품을 어떻게 생각해야 할지 잘 모른다. 그래서 안전을 위해 의사들의 권유를 따른다. 그런데 그것이 때로는 아이의 건강한 삶을 망친다.

09

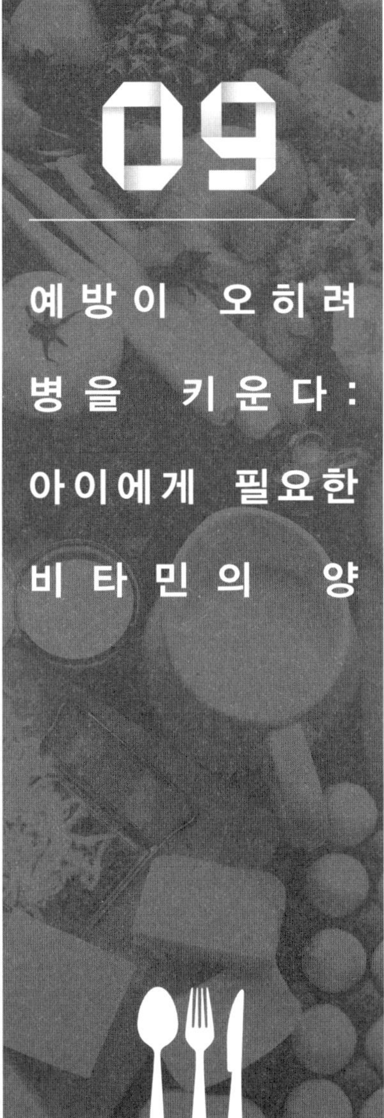

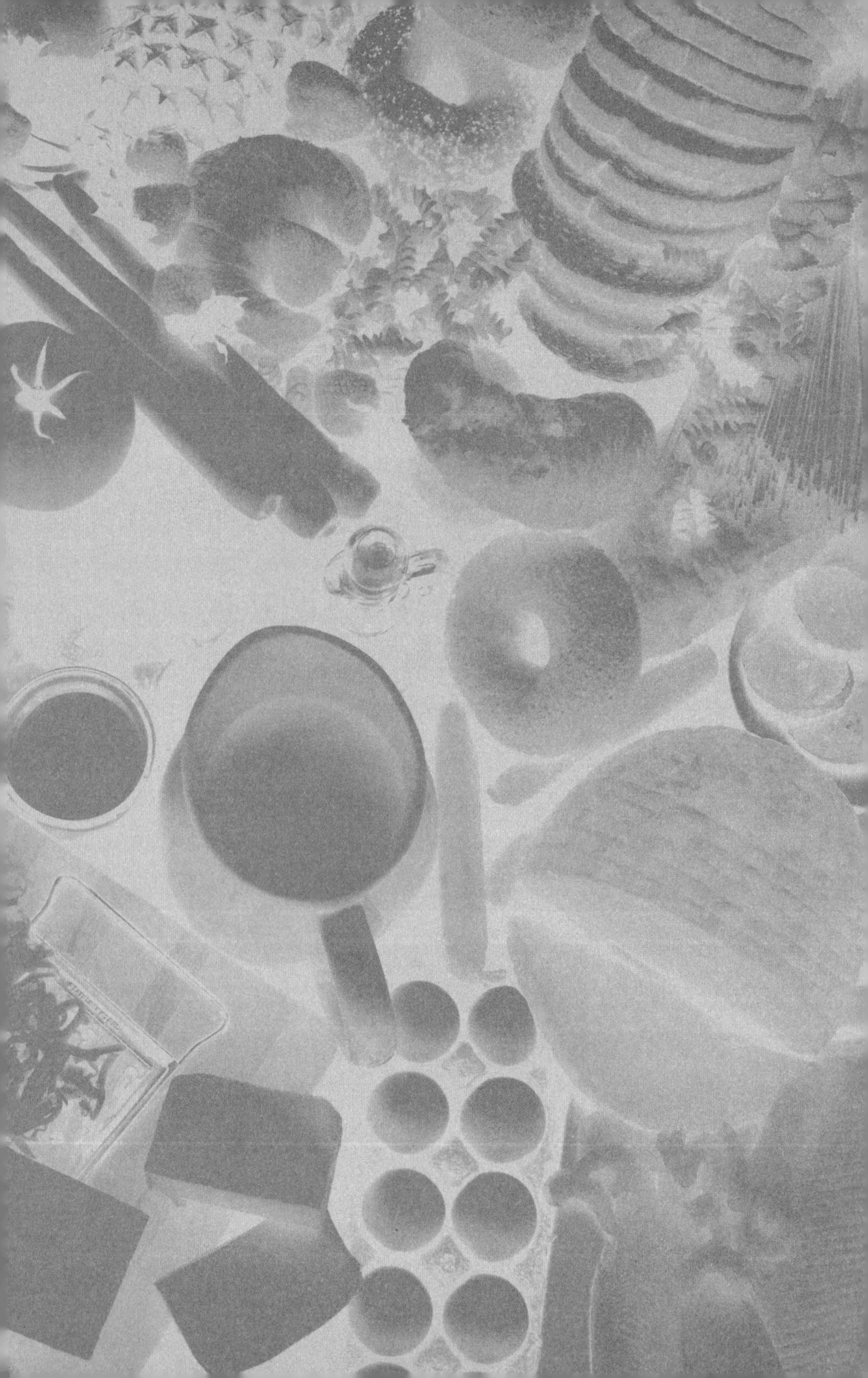

아이들의 증세는 처음에 그다지 심각해 보이지 않았다. 하지만 아무도 그 원인을 설명하지 못하는 것이 불안했다. 그래서 엄마 아빠는 내내 걱정했다.

엄마는 갈색 머리에 젊고 아름답고 날씬한 여성이다. 갈색 데님 바지에 파란색 줄무늬가 들어간 흰색 티셔츠를 입었다. 아빠는 짙은 금발머리였고 데님 바지에 반팔 셔츠를 입었다. "아이가 도대체 먹으려 하지 않았고, 몸무게도 늘지 않았어요. 그런데 아무도 그 이유를 몰랐어요." 부부는 동유럽에서 이주했다. 아내는 키르기스스탄 출신이고 남편은 카자흐스탄 출신이다. 두 사람은 독일에서 도시 변두리에 위치한 작은 정원이 딸린 연립주택에 산다. 집에서는 다른 연립주택들이 보이고, 집 뒤쪽으로 옥수수밭이 있다. 거실에는 가죽 소파와 평면텔레비전이 놓여 있다. 계단을 올라가면 두 사내아이가 생활하는 방이 있다. 위층에서는 항상 아이들이 웃고 떠들고 게임을 하는 소리가 들렸다.

아이들을 진찰한 마르틴 콘라트Martin Konrad 교수는 6개월만 늦게 병원을 찾았더라도 돌이킬 수 없는 상황이 되었을지 모른다고 말한다. "정말 위험한 상황이 벌어졌을 겁니다. 최악의 경우에는 목숨을 잃을 수도 있었습니다. 이미 사망한 사례도 알려졌으니까요."

뭔가 문제가 있다는 사실은 아이들의 몸무게가 늘지 않는 것에서만 드러났다. 아이들은 쌍둥이다. 특히 작은 아이의 성장이 계속 뒤처졌다.

엄마는 이제 안다. 아이들은 뭔가 이상하다는 것을 부모에게 말했었다. "첫째 아이가 도저히 할 수 없다고 우리한테 말했어요."

엄마는 의사의 권유로 작성해야 했던 식사 일지를 보여주었다. 아이들이 하루에 먹은 음식과 마신 양을 정확하게 기록한 것이었다. "우리는 몇 주에 한 번씩 소아과 의사를 찾아갔습니다. 의사는 걱정할 것이 없다고 했어요. 복부 초음파 검사도 했지만 아무 이상이 없다면서요. 그렇다면 우리는 이제 큰 병원으로 가겠다고 했습니다."

그렇게 해서 아이들은 크리스마스를 병원에서 보냈고, 연말에도 병원에 있어야 했다. 혈중 칼슘 농도가 너무 높다는 진단이 나왔다. 아이들의 아버지가 말했다. "정상치는 1에서 2인데 우리 아이들은 4.0이 나왔습니다." 그리고 이제 부모는 혈중 칼슘 농도가 너무 높으면 무슨 일이 일어날 수 있는지도 알게 되었다. "혈관이 막히면 심장이 정지될 수 있다고 했어요." 엄마가 말했다. "그때까지도 비타민 D가 문제라는 생각은 전혀 못했어요. 비타민 D가 칼슘과 관련이 있다는 사실도 전혀 몰랐으니까요."

병원 의사들은 뮌스터 대학의 마르틴 콘라트 교수에게 이 사례를 알렸고, 그는 그 원인이 비타민 D에 있다는 사실을 밝혀냈다. 비타민 D는 소아과 의사의 일반적인 권유에 따라 아이들에게 준 것이었다. 콘라트 교수는 아이들이 갑자기 식욕부진 증세를 보이는 다른 사례들도 알고 있었다. 그것은 매우 전형적인 증세이고 위험하다고 했다. "식욕부진으로 먹지 않으면 기력이 떨어집니다. 게다가 소변까지 많이 보게 되면 몸이 완전히 메마를 수 있습니다."

예방을 하려다 오히려 병이 들었으니 일어나서는 안 될 일이 일어난 것이다. 아이들은 건강한 몸으로 태어났다가 예방 때문에 오히려 건강을 해쳤다. 그러기를 원하는 사람은 아무도 없다. 특히 부모라면 더욱 그렇다. 부모는 단지 전문가의 권고와 조언을 따랐을 뿐이다. 아이들에게 가장 좋은 것을 해주고 싶은 부모가 달리 어떻게 해야 했단 말인가.

비타민이 아이들의 건강을 해칠 수 있다는 사실을 부모들은 잘 모른다. 심지어는 의사들도 모른다. 독일에서는 모든 아이가 태어날 때부터 구루병 예방을 위해 비타민 D를 처방받는다. 비타민 D의 경우는 극히 예민한 반응을 보이는 소수의 아이들을 제외하고는 대부분 별다른 문제가 없다.

그러나 다른 비타민과 무기질, 건강첨가제의 경우에는 정말로 건강에 유익한지에 대한 의구심이 늘고 있다. 특히 슈퍼마켓에서 판매하는 어린이용 제품들은 일반적으로 비타민 첨가 제품이 많은데, 심지어는 고위험군으로 분류돼 당국에서 경고한 비타민들까지 첨가하는 실정이다. 하지만 부모들은 그런 사실을 모른다. 광고에서는 위험을 언급하지 않고, 슈퍼마켓의 진열대 어디에도 위험을 언급한 경고문은 없으니 말이다.

비타민은 좋은 이미지 덕분에 다양한 제품에 첨가된다. 갓난아기의 분유를 비롯해서 밀루파나 힙의 어린이 우유와 이유식, 네스퀵과 카바 등의 혼합 음료, 켈로그의 여러 가지 콘플레이크 제품, 사탕, 멀티비타민 주스 등에도 첨가된다. 거기에다 약국이나 슈퍼마켓에서 비타민제를 별도로 구입해 아이들에게 주는 부모도 많다. 어린이들이 좋아하는 '피시 스틱'에는 오메가-3 지방이, 요구르트에는 칼슘이 첨가된다.

부모들은 무방비 상태의 목표 대상이다. 깊은 불안감에 싸여 있기 때문이다. 엄마들은 오랜 옛날부터 아이들을 키워왔다. 할머니들과 다른 엄마들의 조언을 받으면서 아이들을 먹이고 보살폈다. 그러나 문명화가 가속화되면서 이상한 불안도 커졌다. 엄마들은 점점 더 똑똑해졌고, 자신감이 늘었고, 더 많은 정보와 도움을 얻었다. 아빠들도 자녀 문제에 더 많이 신경을 썼다. 그런데도 가장 중요한 아이들의 영양 문제에서는 점점 더 불안해한다. 부모들은 강한 압박을 받는다. 아이들의 미래도 자신들의 책임이라고 느끼기 때문이다.

그래서 부모들은 식품 산업계와 그들이 고용한 전문가의 속삭임에 점점 더 귀를 기울인다. 광고와 소아과 의사들의 권유, 잡지에 실린 내용을 믿고 따른다. 그들로서는 그 밖에 다른 방법은 전혀 없다. 전래된 지식만으로는 앞으로의 갖가지 도전 과제들을 제대로 해결할 수 있을지 자신이 없어서다. 앞으로의 세상에서 더 강하게 살아가야 할 아이들에게는 비타민, 무기질, 철분, 엽산, 칼슘이 더 필요할지 모른다고 생각한다. 그러나 아이들은 때로 바로 그런 것들로 인해 오히려 건강을 해치는 것으로 보인다. 병에 걸리지 않는 경우라 해도 적어도 위험은 높아진다.

어린이 요구르트 제품에 표시된 '칼슘과 비타민 D 첨가'는 꽤 그럴듯하게 들린다. 그러나 그 두 가지가 경화를 촉진하고, 칼슘의 경우 심근경색까지 촉진한다면, 그것은 결코 부모들이 원하는 바가 아닐 것이다. 물론 그런 위험은 섭취량에 좌우된다. 아이들은 첨가물의 양이 정확히 표시된 요구르트 제품뿐 아니라 건강에 좋다는 여러 가지 첨가물이 들어간 다른 기능성 제품들도 먹는다. 그런데 간혹 첨가 물질의 양이 정확히 표시되지 않은 경우가 있다. 또한 언제부터 위험이 시작되는지도 불분명하다. 게다가 당국은 합성비타민과 어린이 제품에 들어가는 각종 첨가물들에 대해 정확히 모른다.

전문가의 조언도 항상 올바른 방향을 제시하는 것은 아니다. 어떤 물질이 건강에 매우 유익한 것으로 알려져 모든 의사들이 권장했다가 나중에서야 부정적 측면이 드러나는 경우도 비일비재하다.

엽산이라는 비타민도 그런 경우에 해당한다. 임신부 중에서 엽산을 비켜가는 사람은 아무도 없다. 산부인과 의사들이 모든 임신부에게 처방하고, 심지어는 임신 전부터 권장하기 때문이다. 모든 관련 전문가들이 엽산을 권장한다. 어떤 비타민이 어느 정도의 유명세를 얻게 되면 관련 업계에서는 그 비타민을 가능한 갖가지 제품에 열심히 첨가한다. 엽산이 그런 경우다. 엽산은 절정의 단계에 도달했기에 어디서나 엽산을 권장한다.

우선 엽산은 갓난아기와 유아를 위한 유제품에 들어 있다. 가령 '밀루파 밀루밀', '베비비타', '힙 바이오 콤비오틱', '알레테', '네슬레 베바' 등에서 나오는 분유와 혼합 음료에 첨가된다. 그 밖에도 '호에스 체 멀티비타민'이나 '뮐러 멀티비타민' 같은 비타민 음료와 네스퀵과 카바의 코코아 음료, '켈로그 스페셜 K 클래식'이나 '네슬레 통밀 피트니스 크런치 플레이크' 같은 시리얼 제품에도 첨가된다. 세상이 온통 엽산에 도취해 있는 것 같다.

소비연구협회 GfK의 조사에 따르면 독일에서 판매되는 아침식사용 곡물 제품 중 절반가량에 엽산이 들어 있고, 소금도 첨가되었다. 몇몇 나라에서는 제빵용 밀가루에도 엽산이 들어간다. 엽산 첨가가 일종의 의무처럼 여겨지는 것이다.

이처럼 엽산에 대해서는 오랫동안 논란의 여지가 전혀 없었다. 엽산은 태아의 신경관 결손증을 예방하고 조산 위험을 줄이는 것으로 여겨졌다. 한때는 알츠하이머와 뇌졸중 예방, 심지어는 정자 활동을 개선하는 데도 효과가 있는 것으로 여겨졌다. 그 밖에도 장암의 위험을 줄일 수 있다고도 생각했다.

엽산은 자연 상태로도 음식에 들어 있다. 엽산Folic acid은 잎을 뜻하는 라틴어 폴리움Folium에서 유래했다. 실제로 녹색 채소에는 엽산이 들어 있지만 양은 그렇게 많지 않다. 배추에는 100그램당 65마이크로그램이 들어 있고, 꽃상추 샐러드에는 109마이크로그램, 시금치에는 145마이크로그램이 들어 있다. 달걀노른자에도 160마이크로그램이 들어 있다. 엽산이 가장 풍부한 음식은 간이다. 송아지 간에는 240, 성장한 소의 간에는 590마이크로그램까지 들어 있다.

따라서 자연 식품의 세계에서는 엽산 결핍이 나타나지 않는다. 그에 반해 산업 식품에서는 가공 과정과 오랜 수송 시간, 슈퍼마켓 진열을 거치는 동안 엽산이 사라진다. 그 밖에도 영양전문가들 중에서는 간을 먹으라고 권장하는 사람도 없다. 그러나 문제는 우리에게, 특히 아이들에게 필요한 엽산의 양이 어느 정도인가 하는 것이다. 또한 얼마를 섭취했을 때 위험할 수 있는가 하는 점이다.

흥미롭게도 모유에는 엽산이 별로 없다. 그 사실에서 아이에게 실제로 필요한 양은 그다지 많지 않으리라는 결론을 이끌어낼 수 있다. 자연이, 또는 신의 사랑이 아기에게 영양소를 너무 적게 공급했다면 인류는 벌써 멸망했을 테니 말이다.

그러나 전문가들은 임신부와 아이에게는 엽산 공급이 시급하다는 결론을 내렸다. 최대한 충분한 양을 별도로 공급해야 한다는 캠페인이 벌어졌고, 그 캠페인은 큰 성공을 거두었다.

실제로 엽산 결핍의 주요 증세로 여겨졌던 신경관 결손 비율은 급격히 떨어졌다. 그러나 자세히 살펴보니 신경관 결손 감소는 엽산을 충분히 공급하기 이전부터 시작되었다는 사실이 드러났다. 엽산 때문이 아니었던 것이다. 엽산은 신경관 결손의 위험을 줄이는 것과는 상관이 없었다. 또한 엽산 결핍이 확인된 많은 여성들의 경우에도 유전적 요인 때문에 음식물에서 엽산을 전혀 섭취하지 못하는 것으로 밝혀졌다. 그래서 이들에게는 아무리 많은 양의 엽산을 공급해도 소용이 없다.

거의 의무적으로 충분한 양의 엽산을 공급받은 다른 사람들 중에는 오히려 그로 인해 피해를 입은 경우가 있었다. 엽산에도 위험과 부작용이 따른다는 사실이 점차 드러나기 시작한 것이다. 처음에는 단지 쌍둥이 출산율이 높아졌을 뿐이다. 스웨덴의 한 연구에서 엽산이 쌍둥이 출산율을 높일 수 있다는 사실이 밝혀졌다. 그 이후로 또 다른 혐의들이 계속 나타났다. 가령 어린이들의 천식 위험이 높아진 것으로 드러났고, 심지어는 암의 발생 위험도 높였다. 엽산이 폐암과 장암의 위험을 높일 수 있으며, 여자들은 유방암, 남자들은 전립선암에 걸릴 위험이 높았다.

하루 권장량 400마이크로그램보다 많은 양을 섭취하는 사람은 불면증과 지속적인 흥분 상태에 시달릴 수 있고, 과잉행동과 복부 팽만이 따른다. 그 밖에도 미각에 이상이 생기고 알레르기 증세도 늘어난다. 연방위해평가원은 아이들에게 엽산을 추가로 공급한다는 것은 결과도 모르는 실험 도구로 삼는 것이라고 했다. 그런 첨가물에 대한 '경험 사례가 전혀 없는 관계로' 합성 엽산이 아이들에게 미치는 '장기적인 영향 평가'가 어렵다고 했다.

놀랍게도 엽산은 효능에 대한 정확한 연구 없이 무리하게 상품화되었다. 어쨌든 연방위해평가원은 엽산의 경우 인체에서의 소화와 질병 예방과 관련해 '많은 부분에서 여전히 불분명하며', 엽산 보충이 모든 경우에, 모든 유전자 유형에 유익하지는 않다는 입장을 밝혔다. 물론 시금치와 소간의 경우에는 문제가 전혀 다르다. 거기에는 오랜 경험이 축적되어 있다. 연방위해평가원은 '일반적인 음식으로 엽산을 섭취했을 때 원치 않는 부작용이 관찰된 사례는 지금까지 전혀 없었다'고 기록했다.

따라서 합성 엽산을 선전한 것은 분명 잘못이었다. 임신부들이 전문가의 유행에 신경을 쓰지 않고, 아이들에게도 엽산을 주지 않는 편이 더 좋았을 것이다. 예방을 하지 않았더라면 오히려 더 건강했을 것이다. 이제는 전문가들도 서서히 그 사실을 인정한다. 2009년 독일영양협회 회장 페터 슈텔레 교수는 이렇게 말했다. "지난 3년 동안 엽산 문제와 관련해 이제 생각을 바꿔야 할 정도로 많은 새로운 내용들이 밝혀졌다." 독일영양협회는 엽산을 가장 열렬하게 홍보하던 단체 중 하나였다.

엽산은 엄마와 아이를 목표 대상으로 삼은 시장과 사업 영역이 어떻게 개척되는지를 보여주는 매우 좋은 사례다. 엽산의 광범위한 확산은 대규모 캠페인을 통해 이루어졌다. 세계 어디서나 엽산을 권장했고, 미국, 칠레, 캐나다, 오스트레일리아, 코스타리카 같은 나라에서는 식사를 통해 강제로 제공하기까지 했다. 그래서 여성들은 충분한 양의 엽산을 공급받았다. 남자들과 아이들도 마찬가지였다.

비타민 판매 촉진 활동의 토대는 언제나 기준치, 즉 비타민 필요량이었다. 그래서 ILSI와 에르나 같은 단체들은 적정 필요량 연구에 열을 올렸다. 엽산은 기준치의 확정이 관련 산업계에 매우 유리하게 작용했다. 독일의 경우 여성의 86퍼센트, 남성의 79퍼센트가 기준치에 미달하는 것으로 나타났기 때문이다.

그로써 강력한 논거가 마련된 셈이었다. 기준치에 이르지 못했으니 그것은 영양 결핍처럼 들렸다. 그래서 비상경보가 울린 것이다.

그 과정에서 저명한 학자들이 사업의 토대를 만들었다. 학자들이 없으면 그런 사업은 불가능하다. 엽산의 경우 독일에서는 여러 의학 단체들의 주목할 만한 회합인 엽산연구회가 주축이 되었다. 이 연구회에는 소아청소년협회와 독일영양의학협회를 비롯해 많은 단체가 속해 있으며, 심지어는 전염병 퇴치를 담당하는 국립 로베르트 코흐 연구소, 스위스영양위원회, 그 밖에 각 연방 주들의 여러 단체들이 포함되어 있다. 응용비타민연구협회도 그중 하나다. 응용비타민연구협회는 의학 협회가 아닌 비타민 홍보 클럽으로서, 클럽 임원진에는 저명한 비타민 생산 회사의 대변인들이 포진하고 있다.

엽산연구회 회장은 뮌헨 하우너 어린이 병원의 베르톨트 콜레츠코 교수다. 그는 다논이 지원한 연구비로 엽산을 연구했고, 그의 대리인인 본 대학교의 클라우스 피트르치크 교수는 응용비타민연구협회의 명예회장이 될 정도로 비타민 장려에 지대한 공을 세운 인물이다.

엽산의 성공에 가장 중요한 역할을 한 인물은 영국의 한 소아과 의사와 그와 관련된 영국의 의학 협회였다. 리처드 스미텔스_{Richard}

Smithells 박사는 하루에 엽산 360마이크로그램을 섭취하면 신경관 결손을 현저하게 줄일 수 있다고 처음으로 주장했다. 영국기형학회는 2002년 스미텔스가 죽은 이후에도 계속 그의 주장을 선전했다. 기형학회 측은 로비 단체인 ILsi와 머크Merck, 애보트, 화이자, 듀폰DuPont, 글락소스미스클라인, 호프만 라로슈 등의 의약품 회사들에게서 지원을 받았다.

여러 나라에서 행해진 엽산 캠페인은 치밀하게 계획된 프로그램에 따라 진행되었다. 그중에서도 필리핀에서 진행된 캠페인이 특히 모범적인 사례로 여겨진다. 이 캠페인의 성공은 ILsi의 지원으로 실시된 연구에서 평가되었다. 필리핀 제약 회사 유나이티드 레버러토리스United Laboratories는 임신한 여성과 일반 여성들을 위한 영양제로 철분과 엽산을 혼합한 '페미나Femina'라는 제품을 출시했고, 텔레비전과 라디오 광고를 이용해 적극적으로 홍보했다. 국가 기관과의 연계도 성공을 보장하는 중요한 요소였다. 마케팅 연구에 따르면 '보건부와 교육부, 지방 정부들은 해당 프로그램을 보완하는 데 도움이 될 수 있다.' 결론적으로 캠페인은 성공했고, 소비자들에게는 해당 제품을 사려는 마음이 생겼다. '1년이 넘게 지속한 공격적인 마케팅 활동 결과 목표 여성들 사이에 문제의식을 발전시키는 데 상당한 성과를 얻었다.'

건강 마케팅에서는 신뢰성이 높은 권위자들을 끌어들이고, 판매하려는 제품이 권위 있는 기관의 추천을 받는 것이 중요하다. 정부와 학자들, 전문 의학 협회, 가능한 한 유명한 기관들이 권장하는 것이 좋다. 가령 어린이 영양과 관련해서는 도르트문트의 어린이영양 연구소로부터 추천을 받는 식이다. 이 연구소가 무엇인가를 추천하면, 해당 제품은 공신력을 얻는다.

그 때문에 다논의 자회사 밀루파는 '밀루피노 킨더밀히Milupino Kindermilch'라는 신제품을 출시하면서 그와 같은 추천에 의지했다. 밀루피노 킨더밀히는 산업적으로 생산된 어린이 우유 음료로 물과 탈지유 외에 여러 가지 비타민이 들어가 있으며, 역시 산업적으로 생산된 아로마도 첨가된다.

밀루파는 이와 같은 혼합 음료의 건강상 유익함을 더욱 강조하기 위해서 매우 그럴듯한 문장을 작성했다. '도르트문트 어린이영양연구소의 권고에 따르면 유아는 매일 3분의 1리터, 12세까지는 거의 0.5리터의 우유를 마셔야 한다. (……) 그 때문에 건강에도 좋고 맛도 좋은 유아와 초등학생을 위한 밀루피노 킨더밀히가 나왔다.' 밀루파는 다채로운 안내서에서 밀루피노 킨더밀히가 '일반 우유보다 건강하다'고까지 주장했다.

그러한 광고는 그럴듯하게 들린다. 다만 도르트문트 어린이영양연구소와 독일영양협회는 그것을 좋아하지 않는다. 그들은 원칙적으로 밀루피노 킨더밀히를 포함한 유사 제품들을 아이들에게 주지 말라고 충고한다. 독일영양협회에 따르면 너무 달고 기름진 어린이 우유 제품은 '어린이들에게 필요한 적절한 영양 섭취를 오히려 어렵게 만든다.'

연방위해평가원의 입장도 그와 다르지 않다. 안드레아스 헨젤 연방위해평가원장은 "영양생리학적 관점에서 볼 때 특수한 어린이 우유 음료는 불필요하다"고 말한다. 일반 우유보다 철분과 아연이 더 많고, 대부분 저지방으로 나오는 어린이용 일반 우유보다 지방도 많기 때문에 오히려 해로울 수 있다고 한다.

어린이영양연구소는 일반 우유와 균형 잡힌 식사만으로도 충분한 영양을 공급할 수 있다는 입장이다. 어린이영양연구소의 마틸데 케르스팅 박사는 이렇게 말한다. "우리는 전래되어 온 일반 음식을 주라고 권합니다. 그러면 아이들이 밀루피노 킨더밀히를 따로 마실 필요가 없습니다."

그러나 어린이영양연구소 측은 자신들의 이름을 도용했다며 이의를 제기하지는 않았다. 또한 밀루파의 광고는 매우 성공적이었다. 밀루파 영업부장은 자랑스럽게 《레벤스미텔 차이퉁》을 펼쳐 보이면서 말했다. "그들은 여기서 우리를 혁신의 선구자로 보았습니다. 동시에 그런 제품들의 시장을 선도한다고 보도했습니다."

어린이영양연구소 측은 그 사례에서 배운 바가 있었다. 자신들의 이름이 들어간 광고가 나간다면 연구소 측도 뭔가 이익을 얻어야 한다는 점이었다. 가령 다논에서 나오는 어린이 유제품 프루흐트츠베르게에는 이제 도르트문트 어린이영양연구소의 품질인증표시인 '옵티믹스Optimix' 마크가 들어가 있다. 다논 프루흐트츠베르게는 그것을 자랑스럽게 내세워 광고한다.

그렇다면 어린이영양연구소 측의 입장은 어떨까? 그들은 정말 프루흐트츠베르게를 추천했을까?

"그렇지 않습니다. 프루흐트츠베르게는 어떤 품질인증마크도 받지 않았습니다." 연구소 측의 마틸데 케르스팅 박사의 말이다. 그러나 프루흐트츠베르게 광고는 품질인증마크를 크게 내걸었고, 여러 광고에서 그 사실을 계속 반복하고 있다.

케르스팅 박사의 설명에 따르면 프루흐트츠베르게는 단독 상품으로써 아니라, 버터와 오이 조각을 넣은 작은 호밀빵 하나와 사과 반 쪽, 물 한 컵과 함께 먹는 '간식의 일부로써' 추천을 받았을 뿐이다. 또한 품질인증마크는 그러한 전체 조합에 해당한다고 했다. 즉 사과와 오이를 넣은 호밀빵에 곁들여 먹는 경우에 한해서만 그러한 품질인증이 가능하다는 것이다. 그런데 프루흐트츠베르게가 그 품질인증마크를 얻은 것처럼 보이는 이유는 거기에 비용이 들어갔기 때문이다.

영양연구소의 품질인증마크는 전체 조합에 해당하지만, 엄청난 광고비를 댈 수 있는 프루흐트츠베르게만 그 마크를 이용하는 것이다. 물론 사과와 호밀빵도 그러한 품질인증마크를 요청할 수는 있다. 그러나 그러기 위해서는 돈이 필요하다. 건강에 좋은 사과가 다논처럼 품질인증마크를 얻으려면 얼마나 많은 돈을 투자해야 할까? 다논은 그 품질인증마크를 받는 대가로 얼마를 지불했을까? 케르스팅 박사는 이렇게 말했다. "외부에 알리고 싶지는 않습니다. 그것은 우리가 다논과 협의할 문제이니까요."

결국 여기서도 건강에 미치는 작용이 전혀 밝혀지지 않았음에도 화학첨가물이 들어간 식품이 계속 퍼져나갈 위험이 존재한다. 아로마 물질들과 합성비타민 D, 칼슘을 첨가한 프루흐트츠베르게가 정말로 아이들의 건강에 좋은지는 여전히 불분명하다. 지금까지 이 제품을 먹은 아이들이 화학첨가물이 들어가지 않은 음식을 먹은 아이들과 비교해 어떻게 성장했는지를 조사한 연구는 전혀 없다.

천연비타민은 그렇지 않지만 합성비타민은 간혹 건강을 해친다. 독일 남부 지역에서 태어난 쌍둥이에게는 합성비타민 D가 장기적인 후유증을 남겼다. 쌍둥이들은 7개월 만에 제왕절개로 태어난 조산아였고, 너무 작았다. 첫째는 몸무게가 겨우 1.3킬로그램이었고, 둘째는 1.27킬로그램이었다. 그래서 중환자실에 계속 입원해 있었고, 퇴원 후에도 제대로 성장할 기미가 보이지 않았다. "저는 3개월 반 동안 모유를 주다가 우유로 바꾸었습니다. 우리는 쌍둥이가 먹는 양을 항상 정확히 쟀습니다. 그러다가 이유식으로 넘어갔어요. 처음에는 하루에 몇 숟가락씩 주었습니다. 비타민도 하루에 한 번씩 주었고요." 의사들은 쌍둥이에게 부신피질호르몬제인 코르티손을 주었고, 체내 칼슘을 배출하는 주사제도 주입했다. 그런 다음에는 칼슘이 없는 특수한 우유가루를 주게 했다. 그러자 칼슘 수치가 개선되었다. 그러나 신장은 좋아지지 않았다.

이 쌍둥이만 그런 경험을 한 것은 아니다. 이 쌍둥이는 비타민 D에 민감하게 반응하는 소수 그룹에 속했다. 비타민 D로 인한 문제는 영국에서 신생아에게 상당량의 비타민 D를 강화한 우유를 주기 시작한 1950년대에 처음 발견되었다. 통일 이전의 동독에서도 예방 목적으로 많은 양의 비타민 D를 공급했고 그로 인해 아이들이 석회질화에 시달렸다.

아이들은 구루병 예방을 위해 비타민 D를 섭취한다. 비타민 D는 원래 햇빛의 영향 아래 체내에서 생성된다. 그래서 '태양의 비타민'으로도 알려져 있다. 몇몇 식품과 모유에도 비타민 D가 들어 있지만 매우 적은 양이다.

어떤 아이들은 앞서 언급한 쌍둥이처럼 합성비타민에 매우 민감하게 반응한다. 전형적인 급성 증세는 구토와 발열이며, 소변을 너무 많이 보고, 살이 빠진다. 병명은 '특발성 유아 고칼슘혈증Idiopathic Infantile Hypercalcemia, IIH'이라고 불린다. 지금까지 원인은 밝혀지지 않았다. 뮌스터 대학 병원 소아과 의사이자 신장병 전문가인 마르틴 콘라트 교수는 동료인 카를 페터 슐링만 박사와 함께 그 원인이 CYP24A1 유전자 변형이라는 사실을 증명했다. 그가 연구한 쌍둥이들에게는 '비타민을 분해하지 못하는 유전자 결함'이 있었다. 우리 몸은 비타민 D를 생산하는데 그 쌍둥이가 햇빛을 쏘이면 어떻게 될까? 아무 일도 일어나지 않는다. 그렇다면 우유나 천연비타민 D가 들어 있는 식품을 먹었을 때는 어떤 일이 생길까? "거기에는 어차피 그렇게 많은 양이 들어 있지 않습니다. 유전자 결함의 작용은 첨가된 합성비타민 D와 결합할 때만 나타났습니다." 따라서 그것은 아이들이 합성비타민 D를 복용하지 않았다면 전혀 드러나지 않을 유전자 결함이었다.

그러나 합성비타민은 유전자 결함이 없는 아이들에게도 고통을 야기할 수 있다. 8천 명의 아이들을 대상으로 한 연구에서 미국 소아과 의사들은 멀티비타민제 복용이 알레르기 위험을 높인다는 사실을 입증했다. 일찍 복용할수록 위험도 더 높아졌다. 그것은 합성비타민이 면역세포의 활동에 영향을 줄 수 있다는 것으로 설명된다.

그럼에도 불구하고 엄마들은 스스로 비타민을 복용하거나 아이들에게 비타민을 먹이면서 몸에 좋을 거라고 생각한다. 그러나 엄마들이 유행에 맞는 비타민을 복용하면 갑작스런 부작용이 나타날 수도 있다. 다음은 비타민 희생자인 자비네라는 여성이 인터넷에 올린 글이다.

'안녕하세요. 저는 4~5개월 전에 딸아이를 출산한 뒤 지금까지 모유를 주고 있습니다. 간간이 분유도 주기 시작했습니다. 어제 의사가 제 혈액을 검사했습니다. 경미한 고칼슘혈증이라는 진단이 나왔습니다. 인터넷에서는 이 상태로 계속 수유를 해도 좋을지에 대해 아무런 답변을 찾지 못했습니다. 저는 칼슘 400밀리그램이 들어 있는 '오로토몰 나탈Orothomol Natal' 영양제를 매일 복용하고 있습니다. 그것이 문제가 되었을까요? 저는 수유 기간 동안의 정상 혈중치에 대해서도 이미 샅샅이 알아보았습니다.'

파란색 상자에 들어 있는 '오로토몰 나탈'은 어느 약국에서나 구입할 수 있으며, '아이를 원하는 여성의 임신과 수유 기간을 위한 식품보조제'로 판매된다. 이 영양제에는 수많은 첨가물이 들어 있다. 마그네슘, 셀레늄, 철분, 아연, 구리를 비롯해 유명한 DHA와 EPA 지방산, 거기에 수백만 마리의 유산균(락토코쿠스 락티스, 락토바실루스 카세이, 락토바실루스 아키도필루스, 비피도박테리움 비피둠)까지 들어 있다.

임신부에게 꼭 필요하다는 엽산과 칼슘, 비타민 D도 당연히 빠지지 않는다. 고칼슘혈증, 즉 석회질화는 이 영양제와 관련이 있을 가능성이 상당히 높다.

이러한 혼합영양제는 문제가 없을 수 없다. 게다가 오로토몰 나탈에 들어 있는 비타민 D는 복용량이 많을 때 아기에게도 문제가 될 수 있다. 임신부가 파란색 상자에 든 그 가루영양제를 복용했을 때도 마찬가지다. 연방위해평가원은 '임신 중 비타민 D 과다복용은 장기적인 고칼슘혈증'으로 태아의 정신적·신체적 장애와 심장 이상(대동맥판막협착증), 눈 손상(망막병증)을 야기할 수 있으니 복용해서는 안 된다고 경고한다.

어쩌면 오로토몰 나탈에 함유된 비타민 D가 과도한 복용량에는 미치지 않을 수도 있다. 문제는 태아의 기형을 초래할 수도 있는 과다복용이 어느 시점부터 시작되는지를 전혀 모른다는 데 있다. 연방위해평가원도 그것을 모르기는 마찬가지다. 연방위해평가원에 따르면 '동물 실험에서나 임신한 여성에게서나 비타민 D를 어느 정도 복용했을 때부터 태아에게서 기형이 나타나는지는 불확실하다.'

어디서나 비타민 D를 추천하고 처방하고 첨가하지만 복용량과 부작용의 관계에 대한 지식은 놀라울 정도로 빈약하다. 연방위해평가원은 비타민에 대한 포괄적인 평가를 위해 모든 학술 논문들을 훑어보았고, 그 과정에서 관련 분야에 수많은 허점이 있다는 사실을 발견했다.

일례로 보통 사람에게 필요한 비타민 D의 양이 어느 정도인지도 불분명하다. 우리 몸은 필요한 양의 비타민을 2~4개월 동안 저장할 수 있다. 그러나 그것을 정확히는 모른다. 따라서 음식으로 섭취해야 하는 비타민 D의 양이 어느 정도인지도 모른다. 그에 반해 음식과 알약 형태로 섭취하는 비타민이 비타민 공급에 별다른 역할을 하지 못한다는 사실은 알려져 있다. 연방위해평가원에 따르면 '음식으로 섭취하는 비타민 D는 혈중 농도와는 별다른 상관관계가 없다.'

그보다 훨씬 중요한 것은 햇빛이고, '야외에 체류하는 시간'이다. 연방위해평가원에 따르면 '일주일에 3번 15분씩'만 햇볕을 쪼이면 '우리 몸에 필요한 비타민 D를 형성할 수 있다.' 온몸으로 햇볕을 받으면 진정한 비타민 D가 차고 넘친다. 그러면 피부는 24시간 안에 250에서 500마이크로그램의 비타민 D를 혈액으로 보낸다. 일반 비타민 D 알약에는 10마이크로그램 가량이 들어 있지만, 그렇게 적은 양으로도 해를 입힐 수 있다. 그에 반해 태양에서 얻는 엄청난 양의 비타민 D는 석회화를 일으키지 않으면서 온전히 체내로 흡수된다.

그처럼 우리 몸은 스스로 알아서 비타민 공급을 훌륭하게 조절한다. 햇볕에 오래 있으면 몸은 멜라닌 호르몬을 생산해 피부가 갈색으로 그을린다. 아프리카인들은 태어날 때부터 피부가 새까만데, 이는 비타민 D의 범람으로부터 몸을 지키는 하나의 보호 수단일 것이다.

유럽의 서로 다른 지역에서 햇빛이 미치는 영향도 아직 밝혀지지 않은 수많은 문제들 중 하나다. 유럽 내 비타민 D 결핍 상태를 비교하는 연구는 아직 시도된 바 없다. 음식과 태양의 작용을 고려하면서 유럽 여러 지역의 비타민 D 공급 상황을 연구한 학자도 없다.

스칸디나비아 반도처럼 겨울이 길고 컴컴한 지역에 사는 사람들은 오래전에 멸종했어야 했을지 모른다. 그런데 기름진 생선, 대구나 명태의 간에서 추출한 기름, 간에서 얻는 비타민 D 섭취만으로도 충분했던 것으로 보인다. 어쩌면 6월 한여름 태양을 통해 얻은 비타민을 겨울까지 몸에 저장할 수 있는 것인지도 모르겠다. 모든 것이 불분명하다. 그래서 연방위해평가원은 이렇게 요구한다. '햇빛이 없는 시기, 특히 겨울철에 전 연령대에 적합한 비타민 D의 필요량을 보다 정확하게 측정하려면 우리 몸의 저장소를 제대로 평가할 방법부터 발전시켜야 한다.'

따라서 부작용을 배제할 수 없는 상황을 고려할 때 사람들에게, 특히 아이들에게 많은 양의 비타민 D를 공급하기 전에 그에 필요한 연구가 선행되어야 할 것이다.

앞서 언급한 쌍둥이처럼 심각한 부작용이 따르는 경우는 극소수에 해당한다. 약 5만 명 중 1명꼴이다. 그러나 뮌스터 대학의 비타민 D 연구가인 콘라트 교수는 그조차도 너무 많다고 말한다. 비타민 D는 병에 걸리지 말고 건강하게 자라라고 주는 예방 조치이기 때문이다. "우리는 그러한 예방 조치가 어떠한 위험도 없이 병을 예방할 것을 요구합니다. 예방 조치를 취하기 전에는 아이들이 건강한 상태였으니까요." 콘라트 교수는 비타민 D를 통한 예방에는 계속 찬성한다. "그것은 어쨌든 필요한 일입니다. 그러나 복용량에 대해서는 이야기를 해봐야겠지요. 그에 대한 논의가 분명 있을 거라고 생각합니다."

그러나 예방과 개선 조치에서는 그러한 점이 쉽게 망각된다. 예방 조치로 희생자가 발생할 리는 없다고 생각한다. 건강 예방 조치가 병을 만든다면 뭔가 잘못된 것이다.

쌍둥이의 가족은 이제 정상적인 삶을 되찾았다. 젊은 엄마는 이렇게 말한다. "이제 모든 것이 정상이에요. 아이들은 우유도 먹어요. 처음에는 유제품은 절대 주지 말라고 했거든요. 특별한 식이요법도 하지 않아요. 이제는 아이들이 아무거나 다 먹을 수 있거든요." 합성 비타민 때문에 고통을 겪는 아이들에게도 일반 음식은 아무런 문제를 일으키지 않는다.

그러나 요즘은 아이들이 일반 음식을 먹는 것이 점점 어려워지고 있다. 아이들은 태어나는 순간부터 비타민이 첨가된 음식을 먹게 된다. 분유에서 시작해 이유식과 유아식에 이르기까지 어디에나 첨가물이 들어간다. 작은 병에 넣어 판매하는 이유식은 아기가 먹는 첫 건강식품이고, 통조림 음식 맛이 난다. 불쌍한 아기들.

집에서 만드는 아기 이유식이 훨씬 더 맛있다. 만들기도 간편하고 아기도 좋아한다.

🍲 중간 크기의 감자 서너 개를 준비해 껍질을 간 뒤 잘게 썰어 압력 냄비에 넣는다. 거기에 파프리카 반 조각이나 당근 하나, 또는 회향 줄기 반쪽을 다듬어 씻은 뒤 잘게 썰어 넣는다. 잘게 썬 소고기 한 움큼이나 닭의 간을 썰어 넣은 뒤 내용물이 잠기도록 적당량의 물을 붓는다.

10분간 끓인 뒤 냄비 뚜껑을 연다. 낮은 불에서 내용물을 저어주면서 잘 익힌다. 이유식이 완성되면 작은 유리병 3개 정도에 나누어 담는다. 2~3일가량 보관할 수 있다.

유전자 결함이 있든 없든, 아기들에게는 자연 식품이 가장 좋은 듯하다.

앞에서 언급한 쌍둥이의 사례에서 의사들은 부모의 유전자도 검사했다. 부모도 유전자에 문제가 있을 가능성이 높았기 때문이다.

어머니: "의사들은 우리도 초음파 검사를 받도록 했어요. 우리도 같은 문제가 있다고 생각한 것이죠."

아버지: "모든 것이 우리한테 유전된 것일 수 있다고 하더군요. 그런데 우리에게는 그런 문제가 없었습니다."

어머니: "그러자 친척 중 누군가에게 문제가 없는지 물었어요."

아버지: "하지만 그들한테도 아무 문제가 없었습니다. 우리에게는 신장 침착도 발견되지 않았습니다."

이처럼 유전자와 음식의 문제는 그렇게 단순해 보이지 않는다. 연구자들은 유전자의 마지막 비밀을 풀려고 애쓰고 있다. 지금까지 학자들은 유전자는 운명이고, 유전자가 모든 것을 결정한다고 생각했다. 유전자는 음식에 대한 반응까지도 조절했다. CYP24A1 유전자가 합성비타민과의 관계를 결정한 쌍둥이의 경우처럼.

그런데 이제 학자들은 음식도 유전자에 영향을 미칠 수 있다는 사실을 밝혀냈다. 음식은 심지어 질병 유전자까지도 차단할 수 있는 것으로 드러났다. 그래서 앞으로 누구나 개인적인 질병 유전자를 차단한 음식을 먹게 될 날도 머지않았다고 했다. 모든 식품 기업과 영양학자들은 '맞춤형 영양'이라고 불리는 그 프로젝트에 심혈을 기울이고 있다.

머지않아 각자 자기에게 맞는 음식을 고를 수 있는 자동판매기가 나오고, 개인 유전자 코드를 칩에 기록한 카드로 음식을 주문하는 유전자 레스토랑이나 구내식당도 등장할 거라고 한다.

유전자 코드에는 질병의 위험뿐 아니라 예측 수명과 지능, 마약을 찾는 성향까지 기록되어 있을 것이다. 그러니 구내식당 같은 곳에서 누군가 카드를 훔치거나 인터넷에 공개하지 않기만을 바라야 할 것이다. 인터넷에서는 지금도 개인의 유전자 진단을 구할 수 있으니 말이다.

공포 인자 100퍼센트의 매혹적인 지식

유전자 정보가 담긴 카드

유령을 좇은 유전자 사냥꾼들

가난한 사람들을 상대로 한 실험: 유전자 변형 황금쌀의 작용

입안에서 털이 자라는 햄스터

버터빵을 먹을 때 유전자에는 무슨 일이 일어날까?

모든 유전자 정보가 페이스북에 올라도 괜찮을까?

모든 유전자 유형에 좋은 음식

10

극히 개인적인 일:

유 전 자　변 형

식　　　품　　　의

불 안 한　　전 망

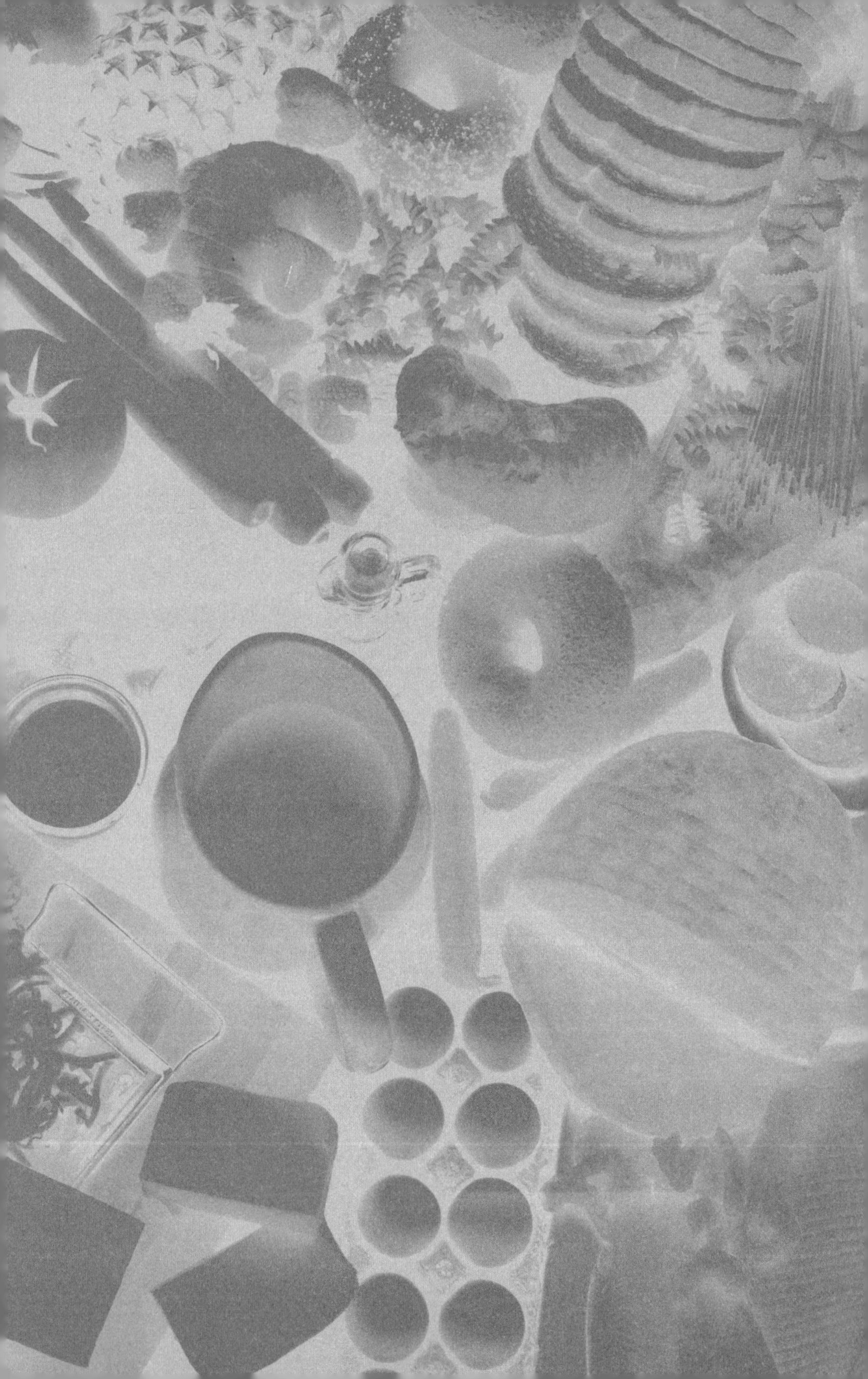

쌍둥이 자매가 치과 의자에 나란히 누워 있다. 마치 우주비행사들 같다. 머리 위에 플렉시글라스 소재로 된 투명한 덮개를 쓰고 있고 손목에는 주삿바늘이 꽂혀 있다. 뒤쪽으로는 컴퓨터 모니터가 보인다. 흰 가운을 입은 의사들이 연신 다가와 뭔가 기록을 하고, 피를 뽑고, 복부 근처에서 지방을 조금 채취한다.

쌍둥이 자매는 같은 옷을 입지 않았어도 상당히 비슷해 보인다. 이들은 이 연구에 참가한 다른 사람들처럼 일란성쌍둥이다. 연구소 공원 쪽이 보이는 창가에 누운 자비네가 언니다. 그녀는 운동화를 신었고, 밝은 색 면바지에 고리 모양의 티셔츠를 입었고, 그 위에 니트를 걸쳤다. 동생 안드레아는 스니커즈를 신었고, 청바지에 분홍색 상의와 스웨터를 입었다.

둘은 예전에는 항상 같은 옷을 입었다. "그때는 어쩔 수 없었어요. 저는 좋아하지 않았지만, 다른 쌍둥이들이 같은 옷을 입고 있는 모습을 보면 괜찮았어요." 자비네가 말했다. "저도 그다지 좋아하지 않았어요." 안드레아가 말했다. 두 사람은 실제로 많은 점에서 비슷했다. 그래서 가령 선물을 고르는 일도 아주 쉬웠다. "우리는 생일에 선물을 고를 때도 서로가 뭘 좋아하는지를 항상 알고 있었어요. 취향이 같았으니까요. 그렇지 안드레아?"

학교생활도 비슷했다. 둘 다 성실했고, 성적도 비슷하고 관심 분야도 같았다. "생물, 화학, 지리를 좋아했어요." 안드레아가 말했다. "역사도 좋아했잖아. 우리는 아주 잘 맞았어요. 둘 다 범죄 소설도 무척 좋아하지요. 추리 소설과 스릴러물 같은 것 말예요." 자비네가 덧붙였다.

안드레아 : "사이몬 베케트의 《사체의 증언》을 재미있게 읽었어요."

자비네 : "저는 안드레아가 읽기 전에 읽었고요."

안드레아 : "우리는 항상 서로의 책을 빌려 읽었어요."

그 밖에 비슷한 점이 또 뭐가 있을까?

안드레아 : "우리는 정원에서 일하는 것을 좋아해요."

자비네 : "둘 다 고양이를 키워요."

두 사람은 정원이 딸린 집에 살았고, 둘 다 포츠담에 살았다. 두 사람은 결혼해서 슬하에 자녀를 둘씩 두었다. 둘째의 나이는 각각 스물일곱 살과 스물여덟 살이다. 첫 아이는 심지어 같은 시기에 임신했고, 둘 다 사내아이로 나이는 서른한 살이다.

이번 쌍둥이 연구에 참가하게 된 계기는 어머니의 제안 때문이었다. 신문에서 쌍둥이 연구 소식을 읽은 어머니가 두 사람에게 전화를 한 것이다. 그렇게 해서 쌍둥이 자매는 지금 역사적인 연구의 일부가 되었다.

독일영양연구소의 안드레아스 파이퍼Andreas Pfeiffer 교수는 '체내 음식물 섭취에 미치는 유전자의 영향이 얼마나 큰지'를 밝히기 위해서 이 연구를 출범시켰다. 쌍둥이 연구는 유전자가 음식물 섭취에 어떤 영향을 주고, 음식물은 유전자에 어떤 영향을 주는지를 보여줄 수 있어서 인기가 높았다. 이 연구를 통해 인간과 음식의 관계에 관한 획기적인 지식을 얻을 수 있으리라는 기대감도 고조되었다. 그것은 국립 연구소와 대학, 기업의 연구소에 있는 학자들이 전 세계적으로 참여하는 대규모 프로젝트였다.

이러한 연구의 주원인은 무엇보다 현대의 많은 질병들, 특히 문명병이라 일컫는 암, 당뇨, 비만이 유전자에 의해 영향을 받기 때문이다. 다른 한편으로 최근에 밝혀진 놀라운 연구 결과에 따르면, 식품도 유전자에 영향을 주어 심지어는 유전자를 마음대로 조절할 수 있다. 그래서 곧 누구나 자신의 유전자에 적합한 음식을 섭취해 위험한 유전자의 스위치를 꺼 버릴 수 있을 거라는 전망이 나왔다. 인간을 괴롭히는 최악의 질병들을 음식을 통해 퇴치할 수 있으리라는 것이다.

　연구 목표는 유전적으로 최적의 음식 섭취, 즉 개인 맞춤형 영양이다. 누구나 자신의 유전자 코드를 통해 개인적인 성향과 질병의 위험 등을 검사한다. 그런 다음 그 결과를 칩에 기록한 유전자 카드를 들고 구내식당이나 레스토랑에 가면, 개별적인 위험 요인에 따라 정확하게 조절한 최적의 유전자 맞춤형 메뉴가 제공될 것이라는 전망이다.

　관련 회사들은 이미 정확한 위험을 분석한 신속한 유전자 테스트를 제공하고 있다. 세계 최대 규모를 자랑하는 네슬레를 필두로 한 식품 기업들도 유전자에 적합한 식품을 공급하기 위해 박차를 가하고 있다.

　파이퍼 교수 같은 낙관론자들은 그런 일이 가능하다고 생각한다. "저는 거기까지 이를 수 있을 거라고 믿습니다. 문제는 우리가 그것을 원하느냐 하는 것입니다." 유전공학의 새로운 장밋빛 전망에도 어두운 측면들은 항상 있게 마련이다.

　개인 맞춤형 영양은 아주 그럴듯하게 들린다. 지극히 개인적이고 사적으로 들린다. 게다가 질병을 막는 데 도움이 되고, 수명도 연장시킨다는데 그보다 더 멋진 일이 어디 있을까! 유전학자들은 지금까지 과장된 예고들로 인류를 긴장시켰다. 그들은 결과를 과장하고 부풀렸고, 언론의 숭배자들을 바쁘게 움직이게 했으며, 공적이든 사적이든 투자자들을 매료시켰다. 그러나 지금까지 들어간 막대한 연구비에도 불구하고 인류는 앞으로 더 나아가지 못했다. 매번 모든 것이 학자들의 생각보다 훨씬 복잡하다는 것을 암시하는 예기치 않은 결과들이 드러났다.

유전자가 우리의 운명이 아니라는 점만은 분명해 보인다. 전 세계 유전학자들은 전력을 다해 정말로 매혹적인 새로운 지식을 생산하고 있다. 그러한 지식은 인류 운명의 배경을 이해하는 데 매우 중요하지만 동시에 완전히 불필요한 것이기도 하다. 또는 해롭기까지 하다. 자동 유전자 스캔 덕분에 수백 개의 질병에 대한 개인의 위험도가 순식간에 드러나기 때문이다. 그러나 아무도 평가하지 못하고, 설명하지 못하고, 영향을 줄 수도 없는 질병 위험에 관한 지식은 불행을 야기할 수 있다. 그러한 위험을 알았다고 해도 당사자가 할 수 있는 일이라고는 아무것도 없으니 말이다.

수십 개에서 어쩌면 수백 개에 이르는 질병에 대한 개인적인 위험을 알려주는 자료, 식품과 의약품에 대한 반응, 마약 복용과 생식력에 대한 정보, 나아가서는 정신 상태에 대한 정보가 유포된다면 분명 그것은 누구나 매력적으로 느끼는 미래상은 아닐 것이다. 그러나 기계는 이미 돌아가기 시작했고 멈추지 않을 것이다. 막대한 돈벌이가 걸린 문제이기 때문이다. 기업들은 이미 그 사업에 뛰어들었고, 주제가 저절로 돌아가게 하는 동력을 만들어내고 있다.

그들은 미국 대통령까지 나와 새로운 시대의 도래를 알렸던 때와 마찬가지로 이 사업이 황금알을 낳는 사업이 될 거라는 기대감에 들떠 있다. 미국 대통령이던 빌 클린턴은 2000년 6월 26일 백악관 이스트 룸에서 역사적인 연설을 했다. 그는 생명의 책이 해독되었다고 선언했다.

"우리는 오늘 신이 생명을 창조할 때의 언어를 배우고 있습니다."

유전학자이자 생화학자인 크레이그 벤터Craig Venter 박사도 그 자리에 함께 있었다. 그는 자신이 설립한 회사와 함께 인간의 유전체, 즉 게놈 해독 작업에 매달렸고, 당시에는 '무지의 종점'에 이르렀다고까지 선언했다. 또한 게놈 해독으로 '인류의 자기 이해에 변화가 생길 것'이라고 했다. 미국 분자생물학자로 노벨상을 수상한 리처드 로버츠Richard Roberts 박사는 매우 실질적인 유용성을 약속했다. "우리는 한 유전자가 코인두암으로 발전하리라는 사실을 결국 밝혀낼 것입니다. 그런 다음에는 나쁜 복제본을 좋은 복제본으로 대체하게 될 겁니다. 정액 속에서 그렇게 할 겁니다." 그는 심지어 흥미로운 재능 단면도를 통해 유전적인 직업 진단까지 예고했다. "가령 당신이 뛰어난 수학자가 될 가능성은 95퍼센트이고, 가구공이 될 가능성은 5퍼센트, 피아니스트가 될 가능성은 50퍼센트입니다."

생명이 그처럼 단순할 수 있다는 것이다. 언론의 관련 분야 편집부는 놀라움에 감탄을 금치 못했다. 당시《프랑크푸르터 알게마이네 차이퉁》은 그 중요한 소식을 계기로 문예란 전체를 관련 내용으로 채웠다.

GAGGAT TGGGAG AAATAG GAACAC TTCTAT

TACCAT GATTAC AACGTT CAGTGT AAGACA

GGGCAC CACCCAT TTGGAG AACGAT GCGCAA

GTGGCA CTTTCT AAAGGG GGGTTA AAGTTG

CCGAG AAGGCA CGTAGC ATGTTT CCTTTC

GTGGGC TAAGTT ATATAT TATTGA CCTAAA

ATTTCA ATTACA TGATTC AGTTGC TGTCGA

AAGCG AAAGCT AATGCT ATGCTT AAGGCT

GTACAG GAGAGA GATTGAA CGCGAT TTTACT

ACTAAA TAGATA CAAAAC CTCTCT TGATTT

AGGGCA TTAGAG

이런 식으로 6페이지에 걸쳐 실었다. 인간 게놈 전체의 마지막 순서까지. 그러나 나중에 이 텍스트는 보이는 바와 같이 단순하고, 이해할 수 없는 것으로 나타났다.

과학자들에게는 인간 게놈을 둘러싼 열광이 부동산이나 주식 시장에서 관찰할 수 있는 것과 같은 학문 분야의 거품이었다. 거기에는 엄청난 돈과 도취 상태에 빠진 과학자들, 함께 휩쓸려 들어간 정치인들, 온순하게 길들여지고 현혹된 상태에서 비판적인 거리를 취하지 못한 언론이 개입되어 있었다. 그리고 언제부터인가 그 거품이 터졌다.

거품이 터지고 나자 각성의 순간이 다가왔다. 약 10년이 지난 뒤였다. 담대한 비전을 제시하던 학자들은 완전히 의기소침해지고 회오에 가득 찼고, 자신이 내뱉은 과장된 말의 제물이 되었다. 프로젝트를 탄생시킨 벤터 박사도 인정했다.

"우리는 아무것도 모릅니다."

게놈 프로젝트의 의학적 이용은 거의 제로에 가까웠다. 그는 시사 주간지 《슈피겔》과의 인터뷰에서 "우리는 여전히 게놈을 올바르게 해석할 줄 모릅니다"라고 말했다. 노스캐롤라이나 주 듀크 대학의 대중적인 유전학자인 데이비드 골드스타인도 비슷한 견해를 피력했다. "우리는 게놈을 열어서 들여다보았고, 아무것도 찾지 못했습니다." 메릴랜드 주 베데스다에 위치한 국립인간게놈연구소National Human Genome Research Institute의 에릭 그린 박사는 이렇게 말했다. "의학적 치료 분야에서 게놈 연구를 통한 근본적인 개선은 현실적으로 오랫동안 기대하기 어렵습니다." 다국적 제약 회사 머크의 독일 생명공학 연구팀장은 "게놈 프로젝트를 통해 탄생한 새로운 의약품은 단 하나도 없다"고 한탄했다.

실제로 생물학에는 '사라진 유전율missing heritability'이라는 풀리지 않는 비밀이 있다. 유전율은 한 생물 집단에서 형질이 다른 개체가 태어날 때 그 유전적 변이가 다음 세대로 유전되는 비율을 의미한다. 그런데 생명의 책이 암시하듯이 유전자는 한 세대의 특징들을 다음 세대로 그대로 전달하는 역할을 하는 것 같지는 않다. 생명의 책에서도 지울 수 있는 것이 있는 듯했다. 학자들은 너무 단순하게 생각했다. '골초 유전자', '운전 미숙 유전자', '장수 유전자' 등과 같이 하나의 유전자는 하나의 특징을 나타낸다고 생각했다. 모든 것이 터무니없었다. 《슈피겔》은 게놈 프로젝트의 열광을 다음과 같이 결산했다. '유전자 사냥꾼들은 분명 유령의 뒤를 좇았다.'

전 세계가 유전자 연구에 열광했고, 많은 사람들이 장밋빛 환상과 미래상에 취했다. 그중에서도 큰 관심을 불러일으킨 가장 중요한 전망 중 하나는 유전공학이 빈곤을 퇴치할 수 있으리라는 기대감이었다. 연구실에서 실현되는 세계의 개선이었다. 유전자 몽상가 진영을 대표하는 인물은 스위스 공과대학의 생물학과 교수인 잉고 포트리쿠스Ingo Potrykus였다.

포트리쿠스는 동료 연구가와 함께 '황금쌀'을 개발했다. 그린피스는 그 쌀을 지금도 항상 '노란 쌀'이라고 부른다. 포트리쿠스는 황금쌀의 개발로 수많은 사람을 영양결핍과 시각장애로부터 구하려고 했다. 실제로 상황은 매우 심각하다. 비타민 A 결핍으로 전 세계에서 매일 6천 명이 목숨을 잃고, 매년 25만 명의 어린이가 눈이 멀고 있다는 포트리쿠스 교수의 탄식은 전적으로 옳다. 그의 뒤에는 강력한 후원자가 있었다. 마이크로소프트의 창업자 빌 게이츠가 막대한 기금을 출자한 '빌 앤 멜린다 게이츠 재단'이 그의 연구를 지원했다.

빌 앤 멜린다 게이츠 재단은 1천만 유로를 출연해 서아프리카 부르키나파소 공화국의 수도 와가두구에 '아프리카 생물안전 전문지식 네트워크'를 설립했다. 이는 아프리카 농업 전문가와 공무원들이 유전자 조작된 식물을 안전하게 다루는 방법을 배우는 유전공학 학교로, 교수진은 미국인들로 이루어졌다.

빌 앤 멜린다 게이츠 재단은 다국적 유전공학 기업인 몬산토Monsanto와도 협력 관계를 맺고 있다. 몬산토 최고기술담당자 롭 프렐리는 몬산토는 '건강한 식품의 챔피언'이라고 자랑했다. 그러면서 자신들은 두 개의 새로운 유전자 덕분에 오메가-3 지방이 20퍼센트나 더 많은 콩을 재배하게 되었다고 말했다. "우리는 효과적인 방법으로 콩기름을 올리브유처럼 건강하게 만들었습니다."

멕시코 '국제 옥수수 및 밀 향상 센터' CIMMYT는 몬산토와 빌 앤 멜린다 게이츠 재단의 지원을 토대로 가뭄과 기후 변화에도 더 나은 수확을 올릴 수 있는 새로운 품종 개발에 매진하고 있다. 그러나 유전자 연구의 최대 지지자들조차 자신들의 프로젝트가 성공할 가능성에 대해서는 회의적인 입장이다. 역시 빌 앤 멜린다 게이츠 재단의 지원을 받는 연구 기관인 워싱턴 '하비스트 플러스Harvest Plus'의 호워드 부이스 박사는 이렇게 한탄한다. "우리는 유전공학을 안전하고 효율적인 방법이라고 생각합니다. 그런데 여러 가지 제약과 끝없는 논쟁이 모든 것을 가망 없게 만듭니다." 그러나 세상을 생각할 때는 그 편이 더 나을 수도 있다. 유전공학도 부작용이 있기 때문이다. 비판적인 사람들은 유전공학을 통해 세상이 더 건강해지고 공정해질 수 있을지에 대해 회의적이다.

일례로 황금쌀 개발을 살펴보자. 비판가들은 황금쌀 개발이 인류애라는 그럴듯한 구실 아래 기아의 진짜 이유를 다른 데로 돌리고 있다고 말한다. 가령 기아의 진짜 이유 중 하나는 식량의 불공정한 분배에 있다. 그린피스에 따르면 처음 개발된 황금쌀을 통해 하루에 필요한 비타민 A 섭취량을 충족시키려면 매일 9킬로그램의 쌀을 먹어야 한다. 그러자 나중에 나온 쌀에는 비타민 A가 23배나 많이 들어갔다. 그처럼 들어가는 분량의 많고 적음은 창조자 놀이를 하려는 유전공학자에 달려 있다.

포트리쿠스는 자신이 개발한 쌀에 베타카로틴이라고도 불리는 프로비타민 A 유전자를 투입했다. 이는 색소로써 체내에서 비타민 A로 전환될 수 있다. "유전공학이 아니면 쌀에서 프로비타민을 얻지 못합니다. 하지만 유전공학에서는 당신이 원하는 것을 할 수 있습니다." 문제는 그것이 꼭 필요한 일인가 하는 점이다. 당근, 토마토, 시금치, 멜론, 호박, 파프리카, 망고, 감, 구아바 등 거의 모든 채소에는 이 프로비타민 A가 들어 있다. 특히 인도에서 굽는 요리에 애용되는 팜유에 가장 많이 들어 있다. 그러니 비타민이 부족한 인도인은 바로 근처에 있는 상점에서 채소와 팜유를 구입해 조리하면 아이들의 눈이 멀지 않게 할 수 있다. 그러나 안타깝게도 그들에게는 그럴 돈이 없다. "비타민 A 결핍을 극복하는 기적의 해결책은 없습니다. 근본적인 문제는 빈곤에 있으니까요." 스위스 그린피스 활동가 브루노 하인처의 말이다.

또 다른 문제는 우리 몸이 새로운 환경, 즉 쌀에서 얻은 프로비타민을 용해하고 이용할 수 있는가 하는 점이다. 포트리쿠스 자신도 인간의 몸이 황금쌀에서 얻은 '프로비타민 A에 동화해 보통의 비타민 A로 전환시킬 수 있을지', 또 그렇게 한다면 그것이 어느 정도나 가능한지 여부를 지금까지는 전혀 모른다고 말했다.

가난한 사람들에게 먼저 먹임으로써 황금쌀이 인간에 미치는 영향을 밝혀내야 한다면, 그것을 인간애에서 비롯된 일이라고는 할 수 없을 것이다. 게다가 캘리포니아 주 라호야에 있는 솔크 연구소Salk

Institute의 데이브 슈베르트가 경고하듯이, 황금쌀에 함유된 과도한 베타카로틴은 '해로운' 부작용을 일으킬 수 있다. 특히 임신 중에 섭취했을 때 태아의 기형을 야기할 수 있다. 음식을 통해 더 건강해질 수 있다는 점은 유전자 식품 기업이 항상 강조하는 중요한 무기였다. 그런데 오히려 정반대의 상황이 벌어질 수 있는 것이다. 미국 연구가 슈베르트 박사는 건강한 성분을 더 많이 생산하기 위한 유전자 조작이 심각한 부작용을 일으킬 수 있다고 경고한다. 과도하게 첨가된 건강 성분들뿐만 아니라 유전자 조작으로 인해 유기체 내에 일어날 수 있는 예측 불가능한 변화들도 매우 위험하다.

미국 국립연구위원회National Research Council도 '유전자 변형의 몇 가지 방법으로 인해 예기치 않은 변화가 일어날 가능성이 높다'고 본다. 그로 인해 가난한 인도인들은 유전자 조작 식물들의 효능을 실험하기 위한 도구가 될 수 있다. 몬산토에서 추진하는 유전자 변형 채소가 그러한 경우다. 가지는 인도인들의 가장 중요한 식품 중 하나인데, 몬산토는 병충해를 막으려는 의도에서 Bt-톡신Bacillus thuringeniensis이라는 독을 이용해 가지를 유전공학적으로 변형시켰다. 그런데 그에 따른 부작용이 나타났다. 몬산토에서 재배한 가지는 간과 생식력에 문제를 일으킬 수 있다. 뉴질랜드 전염병학자인 루 갤러거 박사는 '이러한 식물의 섭취가 건강에 해를 입힐 수 있는' 단서들을 포착했다. 따라서 그런 채소는 사람이 먹을 음식으로는 적합하지 않다는 결론을 내렸다. 프랑스 캉 대학의 질 에릭 세랄리니 박사는 몬산토의 유전자 변형 가지를 4천 년 전통의 가지에 비해 '그다지 안전하지 않다'고 분류했다.

변형시킨 유전자와 관련해서는 이상한 일들이 계속 발생했다. 유전자 전문가들은 몬산토가 개발한 옥수수도 위험하다고 경고한다. 동물 실험에서 몬산토 옥수수는 간과 신장, 혈액세포에 변화를 일으켰으며, 면역체계 이상과 암컷의 혈당 상승, 불임을 야기했다. 독일 정부의 요청으로 몬산토 옥수수 MON 863의 위해평가를 실시했던 유전자 전문가 아르타드 푸스타이 박사는 유전자 변형 제품의 시판 허용에 대해 강력히 경고했다. "쥐의 내부 장기와 다른 동물들의 혈액세포에 발생한 손상을 우연이라고 볼 수는 없습니다. 게다가 관련 자료들은 실험 구성이 불충분했고, 자료 평가도 제대로 이루어지지 않았다는 사실을 보여줍니다." 따라서 또 다른 연구가 절실하다는 입장이다. 한편 몬산토 측에서는 자신들의 제품이 무해하다고 확신한다. 그들은 당국의 안전성 승인을 언급하면서 동물 사료 실험을 실시하라는 요구를 비판한다.

유전자 조작은 분명 열매의 품질과 유기체의 작용에 예기치 않은 변화를 일으킬 수 있다. 러시아 학자들의 실험에서 유전자 변형 콩을 먹인 쥐들의 55퍼센트가 생후 3주 뒤에 죽었다. 반면에 일반 사료를 먹인 쥐들의 사망률은 9퍼센트에 불과했다. 햄스터 실험에서도 여러 세대에 걸쳐 이상한 효과가 나타났다. 러시아 생물학자 알렉세이 수로프 박사는 햄스터에게 몬산토의 유전자 변형 콩을 먹이는 실험을 했다. 그 결과 어린 햄스터의 사망률이 높고 불임이 증가했으며, 3세대 햄스터들은 입안에서 갑자기 털이 나는 이상한 현상까지 나타났다. 호르몬 성분의 변화 때문으로 보였다. 미국 학자들은 몬산토의 유전자 변형 기술인 '라운드 업 레디Round-Up Ready'로 생산된 콩에 에스트로겐 함량이 더 적다는 사실을 밝혀냈다.

스코틀랜드 애버딘에 있는 국제사료연구소의 밥 오르스코프 소장은 한 공청회에서 이렇게 말했다. "우리의 현재 지식수준을 토대로 말한다면, 저는 과학자로서 유전자 변형 옥수수를 먹여 키운 젖소의 우유를 자발적으로는 결코 마시지 않을 겁니다." 애버딘 로웨트 연구소의 연구원으로 재직하다가 해고당한 뒤 유전자 변형 반대 진영의 영웅이 된 아르파드 푸스타이 박사도 이렇게 말했다. "절대로요. 저라면 그런 감자를 먹지 않을 겁니다." 그는 해충을 예방하려고 은방울꽃 유전자를 이식한 감자를 실험쥐들에게 사료로 먹였다. 감자를 먹은 쥐들은 장기의 무게가 변했고, 면역체계에 변화가 생겼다.

유전자 실험은 일찍부터 이상한 효과를 일으켰다. 오스트레일리아 학자들은 콩에서 추출한 유전자를 완두콩에 이식했을 때, 원래 콩에는 전혀 들어 있지 않은 알레르기 유발 물질이 생산된다는 사실을 밝혀냈다. 이탈리아 베로나 대학과 독일 쾰른의 막스 플랑크 식물품종개량 연구소의 학자들도 자신들이 만들어낸 유전공학적 창조물에 스스로 놀라워했다. 그들은 씨 없는 가지를 재배하기 위해 한 박테리아(Pseudomonas syringe)의 유전자를 이식했다. 실험은 성공했고, 가지는 다른 가지들에 비해 4배나 크게 자랐다. 유전학자들은 그 현상도 제대로 설명하지는 못했다. 그러나 가지가 그렇게 크게 성장하는 데 필요한 기온이 17도에 불과하다는 사실에 무척 기뻐했다. 유전자는 우리가 모르는 또 다른 역할과 작용을 하는 것이 분명했다.

유전학자들은 계속 실험을 이어갔다. 실험에서 드러난 불가사의한 새로운 결과들은 배후에서 작용하는 메커니즘에 더 가까이 다가설 수 있게 해주었다. 유전자의 활동도 다른 요인에 의해 영향을 받을 수 있는 것으로 보였다. 유전자는 돌이킬 수 없는 운명처럼 작용하는 것이 아니었다. 눈동자의 색깔조차 유전자에 의해 필연적으로 정해지는 것이 아니었다. 해당 유전자에 변형이 일어날 수 있는데, 적어도 초파리의 경우가 그렇다. 초파리들은 보통 눈이 하얀색이다. 그런데 빨간색으로 변할 수도 있다. 초파리 배아에 열을 가해 약 37도에 이르게 하면 눈동자의 색이 빨간색으로 변한다. 이와 같은 사실은 바젤 대학교의 레나토 파로 박사팀에 의해 발견되었다. 나아가서는 빨간색 눈을 가진 초파리의 자손에서도 똑같은 특징이 나타났다. 자손들의 경우에는 열을 가하는 식의 외부 요인이 전혀 없었는데도 눈이 빨간색이었다. 파로 박사는 그것을 '후성유전학적'이라고 했다.

'후성유전학Epigenetics'은 최근에 등장한 새로운 연구 분야로서, 환경 변화가 우리의 유전자 작용에 어떤 영향을 미치는지를 연구하는 학문이다. 그로써 후성유전학은 다시 새로운 미래상을 펼칠 공간을 열어젖혔다. 그에 따르면 인간은 유전자의 지배에서 벗어나게 된다. 자기 안에 어떤 유전자를 갖고 있어도 그 유전자의 프로그램대로 따르지 않아도 된다. 인간은 새로운 자유를 얻었고, 더 이상 유전자의 노예가 아니다. 간단하게 유전자 테스트를 받은 뒤 자기 운명의 지배자가 될 수 있다. 미래는 그 자신과 그가 신뢰하는 의사의 손에 달려 있다. 이러한 전망은 벌써부터 관련 사업을 대규모로 선전하고 있는 기업들이 내건 약속이다.

후성유전학의 대표적인 연구 대상은 일란성쌍둥이들이다. 바르셀로나 출신의 아나벨과 젬마 몰레로도 일란성쌍둥이다. 두 사람은 어려서는 부모 밑에서 함께 자랐다. 그러다가 열여섯 살에 한 사람은 영국으로, 다른 사람은 멕시코로 떠났다. 젬마 몰레로는 이렇게 말했다. "나는 빨리 조리할 수 있는 것들을 사먹어요. 내가 먹는 음식이 최선이 아니라는 것은 알지만 뭐든 가리지 않고 잘 먹어요. 특별히 좋아하지 않는다거나 알레르기를 일으키는 몇 가지만 빼면 말이죠. 그 밖에는 파스타와 고기를 많이 먹지요." 반면 아나벨의 식습관은 그녀와는 전혀 다르다. "나는 운동을 많이 하고, 영양 섭취에도 신경을 씁니다. 과일과 채소를 많이 먹고 늘 균형 잡힌 식생활을 생각합니다. 직접 요리하는 것도 좋아하고요."

스페인의 후성유전학자인 마넬 에스텔러 박사는 두 사람을 만났다. 그들은 텔레비전에 출연했고, 에스텔러 박사는 둘의 유전자를 검사했다. 그들의 유전자는 태어날 때와 똑같았다. 그러나 그 기능은 서로 달랐다. 쌍둥이는 서로 다른 질병을 갖고 있었는데, 그것은 '생활방식에 따른' 차이 때문이었다. 유전물질은 음식과 다른 많은 요인들에 의해 변할 수 있으며, 그로 인해 특정한 유전자가 더 이상 작동하지 않게 된다. 학자들은 이 과정을 '메틸화Methylation'라고 부른다.

유전자는 질병만 담당하는 것이 아니라 음식물 취급을 조절하고, 콜레스테롤 수치와 엽산 섭취, 당과 지방을 다루는 것까지 조절한다. 이와 같은 새로운 인식은 어떤 사람들이 음식에 대해 다른 사람들과는 다르게 반응하는 이유를 설명할 수 있었다. 잘 알다시피 어떤 사람은 몸매에 대한 걱정 없이 케이크를 열 조각도 먹는 반면, 어떤 사람은 그쪽으로 얼굴만 돌려도 살이 찐다. 그러나 그것은 우리 모두가 이미 알고 있었던 사실이다. 영양전문가들만 몰랐을 뿐이다. 그들은 모든 사람들에게 똑같은 것을 권했다. 가령 모두에게 저지방으로 먹으라고 했다. 이제는 그들도 생각을 바꾸고 있다. "우리는 영양 권장을 할 때 조금 단순하게 생각했습니다. 실질적으로 모든 사람들에게 똑같은 것을 권했으니까요." 쌍둥이 프로젝트를 이끄는 파이퍼 교수의 말이다.

영양학자들은 이제 자신들의 조언도 개별화하려고 한다. 그렇게 되면 저지방 식사의 도그마는 일부에게만 해당되고, 다른 사람들은 맛있는 생크림도 먹을 수 있을 것이다. 그렇다고 너무 일찍 기뻐할 일은 아니다. 그 전에 유전자 검사와 음식물의 작용에 대한 검사를 받아야 하니 말이다. 그런데 인간이 갖고 있는 유전자 수는 너무 많다. 현재까지 알려진 바로는 적어도 2만 4천 개에 이른다.

포츠담의 쌍둥이는 프로젝트의 일부다. 그들은 이른바 개인 맞춤형 영양으로 가는 과정에 있다. 쌍둥이는 치과 의자에 앉아 쉬고 있다. 그들 앞에 있는 판 위에는 혈액 샘플을 넣기 위한 작은 관들이 놓여 있다. 머리 위에 쓴 플렉시글라스 덮개는 아무것도 하지 않을 때 칼로리 소비량이 얼마인지를 측정한다.

과정은 오전 7시 30분부터 오후 4시까지 진행된다. 하루 종일 아무것도 먹지 않는다. 하루에 한 번 코코아 맛이 나는 에너지 드링크를 마시는데, 그것도 단지 생물학 물질을 혈액에 전달하기 위한 것이다. 그 다음에는 다시 측정이 이루어진다. 그 때문에 쌍둥이는 몇 주 동안 정확히 규정된 프로그램을 마쳐야 했다. 한번은 일주일 동안 주로 기름기 있는 음식을 먹어야 했고, 어떤 때는 주로 탄수화물을 섭취했다. 검사가 시작되기 직전 마지막 주에는 연구소에서 마련해준 분량을 집으로 가져가서 먹어야 했다.

안드레아 : "인스턴트식품이었어요. 라자니아나 시금치와 감자가 들어간 수플레였어요."

자비네 : "그 다음에는 생크림 요구르트와 푸딩, 또는 샐러드를 먹었어요."

자비네 : "사과나 배를 먹기도 했고요."

안드레아 : "우리는 그런 음식을 이곳에서 가져왔어요. 항상 버터 한 통, 초콜릿 잼 한 통이었어요. 호텔에서 먹는 것처럼 말이죠."

자비네 : "살라미나 간소시지 중에서 고를 수 있었어요."

안드레아 : "저는 일주일 내내 살라미를 먹었습니다."

그런 다음 혈액 검사를 통해 유전자 2만 4천 개에 대한 반응이 측정되었다. 그 때문에 지금 간호사가 스티커를 붙인 작은 유리관 53개를 가져온 것이다.

채혈은 하루에 46번 이루어졌다. 그래서 손목에 주삿바늘에 꽂혀 있었다. 매 순간 음식물에 대한 반응이 측정되었다. 파이퍼 교수는 여러 가지 내용들을 정확하게 확인하고 싶어 했다.

'유전자는 체내에서 이루어지는 음식물 소화에 얼마나 큰 의미가 있을까. 내가 버터빵을 먹으면 유전자에는 무슨 일이 일어날까. 콜레스테롤 수치는 어떻게 달라질까. 유전자는 당, 지방, 단백질, 섬유질과의 관계를 어떻게 조절할까. 유전학이 알 수 있는 것은 어느 정도이고, 후성유전학은 어느 정도일까. 우리는 내가 먹는 음식이 병에 걸릴 위험에 얼마나 큰 영향을 주는지 모른다. 나는 몸무게를 고려해서 내 삶을 더 가볍게 해줄 음식을 선택할 수 있을까?'

몸무게에 영향을 주는 유전자는 약 60여 개에 이른다고 한다. 그래서 학자들은 이제 여러 가지 식품에 다르게 반응하는 서로 다른 유전자형, 이른바 음식에 따른 성격 유형을 확인할 수 있기를 기대한다. 그렇게 되면 영양전문가들이 각기 다른 음식을 권할 수 있게 된다. 사람들은 개인 맞춤형 영양으로 자신들의 유전자형과 정확히 일치하는 것을 먹어야 한다. 그래야 개인적 질병의 위험을 예방할 수 있다. 한마디로 누구나 자신의 유전자에 대한 지배권을 가져야 한다는 말이다. 모든 것이 참으로 그럴듯하게 들린다. 그러나 그것으로 삶이 더 간단해지지 않을 것은 분명하다. 오히려 '소비자의 자기책임'만 커질 것이기 때문이다.

개인 맞춤형 영양의 중심부인 뮌헨 공과대학의 하넬로레 다니엘 교수는 관련 전문지 《피트 포 펀Fit For Fun》에서 앞으로 예상되는 상황을 예고했다. 전체적으로는 임신부, 청소년, 노인 등을 겨냥한 차별화된 제품이 '대세'가 될 것이라고 했다. '컴퓨터는 우리의 건강 상태와 영양 상태를 감시한다. 영양전문가들은 사람들 개개인의 특성에 맞는 식품이나 식품보조제를 공급한다.'

화학 기업 바스프는 한 뉴질랜드 기업과 공동으로 개인 맞춤형 영양을 위한 하드웨어 개발에 심혈을 기울이고 있다. 개인이 자신에게 필요한 것을 자동판매기에서 바로 구입할 수 있도록 하는 것이 목표다. 가령 이 자동판매기에서는 소비자의 개인적 특징에 맞춰 즉석에서 혼합한 밀크셰이크를 뽑을 수 있을 것이다. 그 전에 소비자는 몇 가지 질문에 답을 채우기만 하면 된다. 이런 방식은 아직은 구시대의 느낌이 있다. 그에 반해 캘리포니아에 있는 유전정보 분석 회사 '23앤드미23andME'는 한층 더 미래로 나아가고 있다. 구글 창업자 세르게이 브린Sergej Brin의 아내인 앤 보이치키Anne Wojcicki가 다른 두 명의 여성과 공동으로 이끌고 있는 이 회사는 마운틴 뷰에 자리 잡고 있으며, 현재 45명의 직원이 유전자 정보 제공 서비스를 담당하고 있다. 이들은 처음에는 999달러에, 나중에는 겨우 99달러에 개인 유전자 정보를 제공하고 있다. 모든 것이 간단하게 인터넷을 통해 이루어진다.

그들이 내세우는 광고는 아주 큰 기대감을 갖게 한다. '당신의 건강을 보다 적극적으로 관리하세요. 당신의 유전자가 건강에 미치는 영향을 안다면 미래에 대한 계획을 더 잘 세울 수 있고, 의료 서비스에 관해서도 의사와 더 잘 조율할 수 있습니다.' '지금 바로 주문하세요.'

그들이 제공하는 서비스에는 다양한 가격대와 다양한 공급 규모가 있다. '당신의 DNA를 확인하세요. 약간의 침만으로 모든 것이 해결됩니다.' 모든 일이 인터넷 상거래와 비슷하게 이루어진다. 원하는 상품을 골라서 장바구니에 담아 주문하면 끝이다. '우리는 당신에게 23앤드미 검진 도구를 보낼 것이고, 샘플이 우리 연구실에 도착하고 6주에서 8주 뒤면 검진 결과를 받아볼 수 있습니다.'

모든 일이 실제로 퍽 간단해 보인다. 적어도 처음에는 그렇다. 그저 시험관에 침만 뱉어서 보내면 끝이다. 그러나 침 샘플의 결과가 나오면 문제는 복잡해진다. 검진 결과는 온갖 데이터와 숫자로 채워진 긴 목록을 보여준다. 거기에는 알츠하이머, 파킨슨병, 폐암, 유방암, 갑상선암, 위암, 식도암, 불임, 피부 질환, 당뇨병, 궤양성대장염 등 각종 질병에 대한 개인적인 위험도가 기록되어 있다. 매우 희귀한 질환에 대한 유전 여부도 기록되어 있다. 제4형 뮤코리피드증이나 A형 니만피크병과 같은 희귀질환을 비롯해 모두 113가지 질병에 대한 위험도가 적혀 있으며, 질병의 수는 점점 더 많아지고 있다. 각종 질병 외에도 의약품에 대한 반응, 마약과 알코올, 흡연의 영향에 대한 결과도 보여준다.

이제, 자신의 운명을 손에 쥐고 싶어 했던 사람은 소파에 앉아서 자신이 '크로이츠펠트-야콥병'에 걸릴 위험이 5퍼센트라는 결과를 읽는다. 인간광우병으로 불리는 크로이츠펠트-야콥병은 뇌가 서서히 물러지다가 결국에는 죽음에 이르게 되는 병이다. 심장질환에 걸릴 위험이 24퍼센트이고 신장결석 위험은 4퍼센트이다. 조울증의 가능성은 14퍼센트, 다행히 니만피크병의 위험은 겨우 2퍼센트다. 그런 식으로 113가지 질병에 대한 위험도가 기록되어 있다. 마지막에는 예방을 통해 건강을 지키라는 당부의 글이 적혀 있다.

유전자 검진 결과를 손에 든 사람은 이제 뭘 어떻게 해야 좋을지 난감해진다. 다른 사람들은 그런 결과를 받아 들고 무엇을 할 수 있었는지를 묻는 사람도 있다. 23앤드미 측에서는 모든 것이 철저하게 개인적이고, 안전하게 암호화되었다고 확언한다. 그러나 그 회사의 대표는 구글 창업자의 아내이며, 언젠가 이렇게 말했다.

"우리는 어떤 영역에서는 구글이 되고 싶습니다."

인터넷 공동체에서는 이미 가장 그럴듯한 소셜 네트워크 비전이 등장한다. 어떤 사람은 개인적인 유전자 성격유형 분석으로 일어날 수 있는 일들을 그려보기도 한다.

'먼 미래에는 그것으로부터 일종의 리얼-소셜-네트워크가 탄생할 수도 있다. 자신이 마우스를 직접 클릭해서 만든 유전자와 친족 계통수는 잊어라. 언젠가 충분히 많은 사람이 거기에 참가한다면, 23앤드미와 거대 투자자 구글은 그것을 자동화해서 여러분의 계통수를 만들어줄 것이다. 23앤드미는 단순히 유전자 정보 제공 서비스 업체에 머무르지 않고 '유저'들의 자료를 계속 활용하고, 필요할 경우에는 평가할 것이다. 나는 구글이 단순히 자금만 투자한 것이 아니라 장기적으로 전략적인 투자까지 했다고 믿는다. 당신은 당신의 유전자 분석을 맡길 것인가? 만일 아니라면, 공짜로 해주거나 그 대가로 돈을 준다면 유전자 분석을 맡길 의향이 있는가?'

이런 말은 병적인 음모론처럼 들릴 수 있다. 그러나 거대 식품 기업들은 실제로 페이스북-유전자 프로필을 생각하고 있고, 사람들이 공개적인 유전자 교환에서 보다 편안한 관계를 맺도록 교육할 방법을 모색하고 있다. 그러니 안심할 수 있는 상황이 아니다.

"준비 없이 이루어지는 유전자 검사는 폭약이나 다름없다. 개인과 가족에게는 물론이고 나아가서는 사회에도." 카이저슬라우테른 면역학 및 유전학 연구소의 볼프람 헨Wolfram Henn 교수의 말이다. 그는 벌써 유전자 진단의 몇몇 피해자를 알고 있다. 볼프람 헨은 자를란트 대학에서 인류유전학과 의학 윤리를 가르치고 있으며, 독일 인류유전학협회 산하 기본원칙 및 윤리문제위원회 위원이자 연방의사협회의 중앙윤리위원회 일원이다. 유전자 검사를 받은 사람들은 자신들이 헌팅턴무도병이나 유방암, 그 밖에 다른 질병에 걸리게 될지 알고 싶어서 유전자 상담소를 찾는다. 유전자 지식의 희생자들이 헨 교수를 찾아온다.

암이나 심근경색, 치매, 그 밖에 다른 질병에 대한 운명적인 진단과 위험 가능성의 퍼센트가 기록된 목록을 손에 쥔 사람들은 전보다 더 어찌할 줄 모르고 당황해한다. 인류유전학자 헨은 이렇게 말한다. "그런 진단을 대체 어떻게 생각해야 한단 말입니까? 병을 막을 수도 없으면서 남은 인생을 완전히 망치는 것입니다. 불안해질 가능성만 백 퍼센트입니다."

하이델베르크 대학의 파울 키르히호프 교수는 벌써부터 유전자 자료에 관심을 보이는 잠재적인 이해관계자가 누구일지, 또 그 유전자 소유자의 앞날은 얼마나 침울할지를 가늠해본다.

"그러한 자료가 고용주와 보험회사, 미래 배우자의 부모에게 전달된다면, 당사자는 모든 것을 파악하고 있는 그런 사람들과의 만남에서 거의 무력해질 것입니다."

다른 사람들도 그런 문제점을 파악하고 있다.《프랑크푸르터 알게마이네 차이퉁》은 다보스 세계경제포럼이 열리던 와중에 인간게놈 프로젝트를 이끈 세계적인 유전학자 프랜시스 콜린스Francis Collins와 인터뷰를 했다.

프랑크푸르터 알게마이네 차이퉁 : 다보스에서 들려온 바로는 유전자 검사가 여전히 전문적인 조언 없이 이루어지는 일이 많다고 합니다. 한 남성은 가까운 친척 여성이 헌팅턴병을 일으키는 유전자가 발견되었다는 소식을 듣고 스스로 목숨을 끊었다고 했습니다.

프랜시스 콜린스 : 그 돌연변이 유전자를 갖고 있다는 것은 매우 끔찍한 일입니다. 그 경우에는 분명 헌팅턴병에 걸릴 테니까요. 어쩌면 스물다섯 살에 병이 나타날 수도 있고, 어쩌면 예순 살에나 나타날 수도 있을 겁니다. 하지만 거기서 빠져나올 방법은 없습니다. 그에 반해 대부분의 다른 돌연변이 유전자들은 질병 위험에 특별히 영향을 주지는 않습니다. 그럼에도 불구하고 전문가의 도움 없이 그런

검사를 하게 해서는 안 됩니다.

프랑크푸르터 알게마이네 차이퉁 : 그렇다면 '가벼운 경우'에는 누가 유전자에 대해 조언해야 할까요? 의사들이 해야 할까요?

프랜시스 콜린스 : 돈을 주고 유전자 검사를 받는 사람들의 수는 점점 증가하고 있는데 반해 지금까지 전문적인 조언을 할 수 있는 사람의 수는 충분하지 않습니다. 그 과제는 앞으로 의사들이나 다른 보건 분야에 종사하는 사람들이 더 중점적으로 맡아야 할 것입니다. 알츠하이머 치매나 파킨슨병에 걸릴 위험이 조금만 높다고 해도 많은 사람들이 절망에 빠질 테니 말입니다.

상담자들이 어떤 내용을 조언해야 하는가도 문제다. 유전자 정보에 관한 지식은 실제 행동과는 별개의 문제이기 때문이다. 그것은 각종 기기와 유전자 스캔, 컴퓨터의 도움으로 축적된 지식이며, 관련 지식을 얻은 당사자에게 거기서 어떤 결론을 이끌어낼 가능성을 전혀 허용하지 않는다.

그래서 어쩌면 인류 역사상 최초로 의학적으로 모르는 것이 아는 것보다 더 나은 결과가 되는 이상한 상황이 발생했다. 학자들은 스스로도 어떻게 해야 좋을지 모를 정도로 많은 지식을 축적했다. 그것은 오히려 해를 끼치는 쓸모없는 지식이다.

다행히 포츠담 쌍둥이 연구에 참석한 쌍둥이는 113종이나 되는 질병의 위험에 대한 정보로 속을 끓일 필요가 없다. 이 연구를 주도하는 파이퍼 박사는 그런 자료를 수집할 계획이 없기 때문이다. 그는 원칙적으로 관련성들만 연구하려고 한다. 쌍둥이는 그들의 개인적인 위험과 그들이 걸릴 가능성이 있는 질병의 목록을 모른다. 그러나 "그들은 자신들이 음식에 어떤 반응을 보이는지를 매우 정확히 압니다. 음식 섭취에 따른 콜레스테롤 수치의 증가 여부나 당 대사에 대한 반응을 검사하기 때문입니다." 물론 그들도 그 점에 대해서는 기뻐할 것이다. 다른 경우였다면 특정 질병에 걸릴 확률이 기록된 자료를 받아들고 씨름하면서 기분만 망쳤을 테니 말이다. 그들은 연구가 진행되는 동안 충분히 힘든 시기를 보냈다.

안드레아 : "저는 식탁 위에 저울을 올려놓았어요."

자비네 : "저울이 없이는 불가능했을 거예요. 그래서 저도 특별히 하나 장만했죠."

여러 가지 영양 섭취 방법에서 뭔가 차이가 있었을까? 개인적인 느낌에 변화가 있었나? 기분은 어떻게 달랐을까?

자비네 : "잘 모르겠네요. 전 특별히 달라진 느낌은 모르겠어요. 우리는 원래부터 기분이 그렇게 나쁜 적이 별로 없었어요."

안드레아 : "기분이요? 늘 똑같았어요. 다만 자비네가 배가 고파서 불쾌한 상태로 잠자리에 든 적이 있었지요."

자비네 : "우리가 초대를 받았던 날이었어요. 저는 그날 푸딩만 먹었어요. 다른 사람들은 감자샐러드와 소시지를 먹었고, 저는 그냥 빵 조각에 샐러드를 먹었지요."

물론 연구 기간에 지켜야 할 여러 가지 의무 사항들이 어느 정도는 기분을 상하게 만들었다. 그래서 가장 좋아하는 음식을 먹을 수 있을 때는 무척 즐거웠다. 그때는 탄수화물 음식을 먹는 주간이었다. 그들은 탄수화물 음식을 좋아했다

자비네 : "우리는 늘 건강을 생각해서 음식을 선택합니다."

안드레아 : "저는 통밀빵을 즐겨 먹어요. 지방 섭취 기간에는 먹을 수 없었거든요."

자비네 : "저도 항상 통밀빵을 먹어요. 아니면 검은 곡물이 들어간 빵과 면, 감자, 밥도 좋아합니다."

파이퍼 교수는 개인 맞춤형 영양의 미래를 그다지 낙관적으로 보지는 않는다. 가령 유전자 정보가 기록된 카드를 통해 음식점에서 알츠하이머에 걸릴 가능성 2퍼센트용 음식을 주문하는 것을 비현실적으로 여긴다.

"그런 일은 결코 없을 겁니다. 개별적인 음식만의 문제라기보다는 전체의 문제이니까요. 사람들이 자기 유전자에 대해 정말로 모든 것을 알고 싶어 하는지도 의문입니다. 질병 유전자는 물론이고 한 사람이 얼마나 똑똑한지를 보여주는 지능 유전자에 대한 정보도 알려지는 것이니까요. 사람들이 정말로 그것을 알고 싶어 할까요? 자기 자식들에 대해서도?"

어쩌면 소비자들에게는 선택의 여지가 전혀 없을지도 모른다. 소비자들은 새로운 상황에 적응하게 되고, 개인 맞춤형 영양을 선전하는 사람들의 말을 믿을지도 모른다. 또한 언젠가는 사람들이 자신의

유전자 자료를 더 이상 사적인 것으로 여기지 않고 페이스북에 올려도 되는 주제로 생각하는 날이 올지도 모른다.

가령 건강 기능성 식품 컨설턴트 회사인 덴마크의 바이오투컴Bio2com 대표 카린 닐젠은 그렇게 생각한다.

"미래 세대는 그들의 DNA 정보를 페이스북 프로필을 통해 알리고 싶어 할 겁니다. 앞으로 20~40년 내에는 사적인 불가침의 영역에 대해서도 지금과는 다른 기준이 적용되겠죠."

어쩌면 사람들은 특별한 강요 없이 그런 방향으로 나아갈지도 모르고, 어쩌면 약간의 압박을 가해 사람들을 그쪽으로 몰아가야 할지도 모른다. 인도 출신의 미국 영양학자로 미국 비타민 회사 포티테크Fortitech의 공동 설립자인 램 차우다리는 이렇게 말한다. "소비자가 단순히 이해하는 것에 그치지 않고 환영하거나 심지어 열광적으로 받아들이는 사업 모델로 전환하는 것이 과제가 될 겁니다. 그것이 성공하려면 소비자들을 교육시켜야 하는데, 현재 그 일은 진행되고 있습니다." 그는 무엇보다 비타민과 다른 인공첨가물을 통해 가난한 나라의 영양을 강화하는 대규모 캠페인 '포티테크 세계영양계획Win'을 통해 재교육을 이미 시작했다. 네슬레의 힐러리 그린은 이렇게 말한다. "사업 모델은 아직도 발전하고 있습니다. 하지만 개인 맞춤형 영양에 대한 소비자들의 의식은 충분히 무르익었다고 생각합니다."

유전자 프로필이 나중에 소셜 네트워크에 퍼지는 날이 올지도 모른다는 점은 인정한다고 해도, 전적으로 개인 유전자에 맞춘 개별화된 영양은 그렇게 단순한 문제가 아니다.

안티 에이징 의학의 대부인 요하네스 후버 교수는 다양한 유전자형, 즉 여러 가지 스닙 형에 맞춘 개별화된 영양 모델을 발전시켰다. 스닙SNP(Single Nucleotide Polymorphism)은 특정 질병에 대한 개인적인 위험을 읽어낼 수 있는 유전자 변이를 나타낸다.

한 가지 예를 들자면 'CYP-1A1 유전자 플러스 CYP-1B1-야생형 스닙은 골밀도가 낮아서 골다공증에 걸릴 위험이 높다. 이 경우에는 최대한 이른 시기에 거기에 맞춘 영양으로 예방하는 것이 특히 중요하다. 예방을 위해 중요한 영양소는 비타민 D와 칼슘, 붕소이다.' 심장도 약할 수 있다. '그 밖에도 이 유전자 유형에서는 심혈관 질환이 발생할 위험도 높다.' 따라서 연어, 파르마산 치즈, 우유, 과일, 채소, 호두를 추천한다. 이런 식으로 계속 이어진다.

그러나 'CYP-1A1-야생형 플러스 빠른 CYP-1B1-변이형'도 존재하고 그 밖에도 아주 많은 스닙이 존재한다. 인간에게는 그런 스닙이 총 50만 개, 심지어는 100만 개에 이른다고 한다. 거기에 맞는 음식을 일일이 열거하려면 어마어마한 규모의 요리책이 나와야 할 것이다. 그 밖에도 유전자는 음식에 의해서만 연결되거나 차단되는 것이 아니고, 주변 환경과 운명적인 사건, 사랑에 의해서도 똑같이 영향을 받는다. 예를 들어 어려서 어머니의 사랑을 듬뿍 받고 자란 아기는 성인이 되었을 때 스트레스를 훨씬 잘 견딘다. 따라서 음식을 먹을 때는 주변 분위기도 좋아야 한다. 기분이 좋지 않으면 붕소와 호두를 섭취해 차단시킨 심근경색 유전자가 다시 영향력을 발휘하려 할 테니 말이다.

식탁의 분위기를 좋게 하려면 유전자와 건강을 생각하기보다는 먹는 것 자체를 즐기던 문화가 발달한 민족의 경험을 참고하는 것이 도움이 된다. 그들은 검증된 요리 조합을 만들어냈다. 예를 들면 쌀, 닭고기 육수, 파르마산 치즈를 이용해 만드는 리소토 요리가 있다. 방법도 간단해서 약 30분 동안 잘 저어주기만 하면 된다.

냄비에 올리브유를 두른 뒤 리소토용 쌀 한두 컵과 양파 작은 것 하나를 썰어 넣고 살짝 볶는다. 중간에 백리향 1티스푼을 넣고 닭고기 육수를 부은 뒤 저어주면서 익힌다. 육수가 졸아들면 다시 한 국자를 더 넣는다. 쌀이 부드럽게 익을 때까지 육수를 부어주면서 중불에 약 30분 동안 조리한다. 마지막으로 백포도주를 약간 넣은 뒤 다시 끓인다. 이어서 버터 한 스푼과 파르마산 치즈 두 스푼을 넣은 뒤 불을 끄고 10분간 기다린다. 모든 내용물을 잘 저어준다.

이렇게 요리한 리소토는 기가 막히게 맛있고, 산업화된 식품들로 둘러싸인 막다른 골목에서 빠져나올 수 있는 출구를 보여준다.

개별화된 영양은 이미 오래전부터, 적어도 석기 시대부터 존재했다. 크고 작은 문명병들은 산업화된 식품이 등장하면서부터 나타났다.

그런 이유로 첨단기술의 미래를 그다지 매력적으로 보지 않는 사람들이 많다. 그들은 수많은 화학첨가물로 이루어진 산업화된 식품

에 반대하는 완전히 다른 섭생을 선전한다. 우리의 유전자에 알맞
고, 인간 종에 적합한 영양은 수천 년 전 우리의 선조들이 먹던 음식
이라고 말한다. 외치 계곡의 빙하에서 발견된 5300년 전 석기 시대
의 인류처럼 먹어야 한다고 말한다.

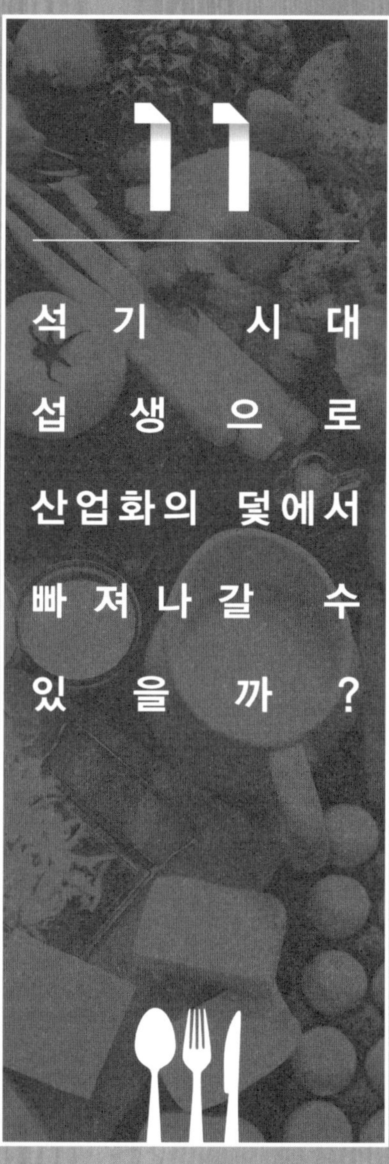

11

석 기 시 대
섭 생 으 로
산업화의 덫에서
빠 져 나 갈 수
있 을 까 ?

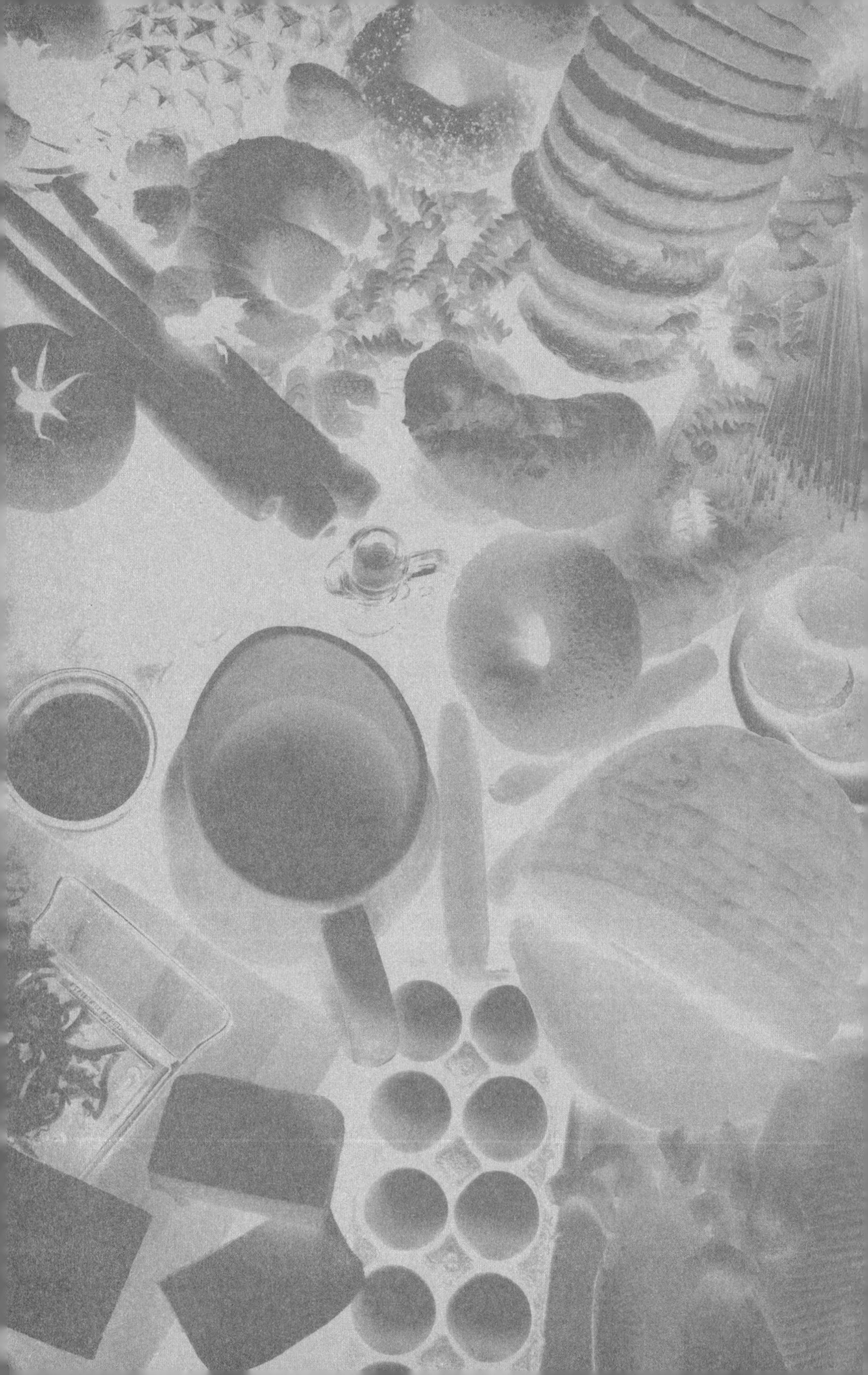

소녀는 조심스럽게 입바람을 불었다. 이어서 다시 한 번 아주 부드럽게 불에 바람을 불어넣었다. 소녀는 돌 두 개를 부딪쳐 첫 불씨를 일으켰고, 모여 있는 사람들에게 설명했다. "여기 이건 황철석이고, 이건 부싯돌입니다." 그러나 가느다란 갈대는 잘 타지 않았다. 그러자 옆에 있던 다른 소녀가 불이 잘 붙게 하려고 부싯깃을 올리며 설명했다. "이건 나무에서 자라는 버섯을 말린 것입니다." 나중에 두 소녀는 서로 교대했다. 소녀들의 이름은 이자벨과 린다였고, 위버링겐 김나지움에 다니는 12학년 학생들이었다. 붉은색 폴로셔츠를 입은 두 소녀는 이곳 석기 시대 마을에서 오락과 놀이를 담당하고 있다.

마찬가지로 붉은색 폴로셔츠를 입은 고고학자 페터 발터는 작은 숲의 안전한 자리에 마련된 화덕 옆에 이미 땔감을 쌓아놓았다. 그는 어떤 날은 공기 중 습도가 너무 높아서 불이 잘 붙지 않을 때가 있다며 소녀들을 위로했다. 그러더니 가스버너를 가져와서 간단히 불을 붙였다.

그 사이 점점 더 많은 사람들이 모여들었다. 햇볕이 내리쬐는 날이었고, 휴가가 막 시작된 시기였다. 이곳 보덴 호숫가의 호상 가옥들은 많은 관광객들의 발길을 끌어들였다. 호상 가옥은 물속에 수십 개의 기둥을 박고 그 위에 나무로 된 집을 얹은 형태로, 나무로 만든 좁은 다리를 통해 육지와 연결되어 있었다. 석기 시대의 원형을 충실하게 재현한 마을이다.

오늘은 석기 시대 메뉴가 준비된다고 했다. 화덕 옆 판자 위에 음식에 들어갈 재료들이 준비되어 있었다. 보리쌀, 감자, 렌즈콩, 완두콩, 돼지비계였다. 거기에다 큼지막한 돌판 위에 아직 갈지 않은 곡식 알갱이들이 놓여 있었다.

"저도 같이 해볼 수 있어요?" 라돌프첼에서 온 열 살짜리 소년 파울이 아주 공손하게 물었다. 파울은 돌판 위에 쪼그리고 앉더니 커다란 조약돌로 곡식을 갈기 시작했다.

박물관장 군터 쇠벨은 석기 시대에는 먹고 사는 것이 가장 중요했다고 설명했다. "석기 시대 사람들에게는 먹는 것이 가장 중요한 문제였습니다. 모든 삶의 중심이었지요. 당시의 주요 식량은 곡식, 즉 곡물죽이었습니다. 우리가 알고 있는 죽보다 훨씬 빨리 먹을 수 있었습니다. 곡식을 잘게 빻아서 물과 섞은 뒤 바로 먹는 것이었으니까요." 쇠벨은 보덴 호수에서 잠수 고고학자로 일을 시작했다. 그는 10년 동안 잠수하면서 석기 시대 사람들의 흔적을 찾았다. 잠수복 복장의 연구가들은 물속에 가라앉은 채 수천 년 동안 보존되어 오던 것들을 발굴했다. "우리는 때때로 단지 속에 남아 있던 음식 찌꺼기들을 발견합니다. 이 단지들은 진흙 속에 떨어져 수천 년 동안 그 자리에 있었습니다. 아니면 배설물 화석을 발견하기도 합니다. 배설물도 물속에 떨어진 상태로 수천 년 동안 보존되어 왔습니다."

그래서 석기 시대 사람들의 식생활에 대해서는 비교적 잘 알려졌고, 오늘날에는 당시의 식생활을 모델로 여기는 사람들도 많다. 육체적인 관점에서 살펴볼 때 인간은 근본적으로 당시와 똑같은 모습이기 때문이다. 쇠벨은 이렇게 말한다.

"인간은 근본적으로 전혀 변하지 않았습니다. 오늘날의 인간과 석기 시대 인간의 해골은 똑같습니다."

이곳 석기 시대 마을은 해마다 수많은 사람들이 찾는 관광지가 되었다. 그중에는 비만 아이들도 있는데, 의사들의 권유로 호상 가옥 마을에서 몸에 좋은 식습관을 배우러 온 것이다. 산업화된 음식으로 손상된 아이들을 석기 시대 음식으로 치료하기 위함이다. 하필이면 물속 기둥들 위에 세워진 호상 가옥 마을에서 비만 아동의 영양 문제에 대한 해답을 찾는 것이 조금은 황당하게 느껴질 수도 있다. 그러나 슈타른베르크의 영양학자이자 저술가인 니콜라이 보름 같은 전문가들은 인간 종에 적합한 영양이라는 이유에서 '석기 시대 섭생'을 선전한다. 무엇보다 인간의 유전자가 근본적으로 지난 수천 년 동안 변하지 않았기 때문이라는 것이다.

석기 시대 사람들은 인간의 몸에 좋은 것을 몸으로 체험하면서 알아냈다. 그들은 숲과 들판이 제공하는 것 중에서 자신들의 유기체에 가장 잘 맞는 것들을 골라냈다. 맛이 좋고 소화도 잘 되는 동물을 사냥해 가축화했고, 영양이 풍부한 식물을 재배했다. 석기 시대는 인간 종을 위한 영양 실험실이었으며, 수많은 가능성 중에서 호모 사피엔스의 발달에 유리한 것들을 발전시켰다. 그 증거가 지금까지 이어지고 있는 인간의 존립과 발달이다.

그러나 인류는 지금 곤경에 처해 있다. 심근경색, 당뇨, 각종 암 등 우리가 이른바 문명병이라고 일컫는 병들이 점차 확산되고 있다. 많은 전문가들은 그 책임이 '서구식 섭생', 즉 온갖 패스트푸드와 산업 가공식품들에 있다고 말한다.

서구식 섭생과 산업화된 생산으로 완전히 새로운 요소가 인간의 먹이사슬 안으로 들어왔다. 그로 인해 인간의 몸은 변화된 식품 성분과 이제까지는 존재하지 않았던 전혀 새로운 물질을 접하게 되었다.

그런 식품들은 산업 생산과 상품화에 알맞게 만들어진다. 따라서 최우선으로 적용되는 원칙은 보존성이다. 조리법은 무엇보다 그것을 기준으로 삼고, 식품의 다양한 조합도 그 목표를 최우선으로 따라야 한다. 그러나 자연 식품은 그렇게 할 수가 없다. 자연에서 채취한 신선한 산물들과 상하기 쉬운 과일들은 산업 식품의 세계에서는 살아남지 못한다. 달콤하고 부드러운 라즈베리는 정원에서 부엌으로 가져가는 짧은 사이에도 신선도가 떨어지기 시작한다.

자연은 세계화된 식품 산업의 선천적인 적이다. 식품 산업의 입장에서 자연은 맞서 싸우고, 극복되고, 변형되어야 할 대상이다. 이 평행 세계에서는 아무리 건강에 좋은 것이라도 오래 보존되지 못하면 아무 소용이 없다. 건강을 위협하는 것은 바로 이런 슈퍼마켓 문화와 산업화된 생산 원칙이다. 자연을 거스르기 때문이다.

그런데 서구식 섭생을 제공한 당사자인 거대 식품 기업들이 이제는 그 문제를 해결하는 전문가를 자처하며 자신들이 위험 요소를 제거하겠다고 나섰다. 그들은 개인의 유전자 유형에 맞춘 새로운 첨가물을 통해 인간을 더 건강하게 만들고, 서구식 식생활이 초래한 각종 질병들로부터 해방시키겠다고 한다.

그러나 식품 기업들은 산업 시스템의 제약과 유통 기한의 강제로부터 벗어나지 못한다. 그들이 만드는 식품은 언제나 산업 시스템의 법칙이 허용하는 한에서만 건강할 수 있다. 그것이 바로 산업 시스템 안에서 탄생하는 식품의 건강상 가치를 축소시키는 제약이다. 연구실에서 만들어지는 이른바 건강 기능성 슈퍼 식품도 예외는 아니다.

석기 시대 음식은 아무것도 첨가되지 않은 순수한 음식이며 자연의 열매들이다. 고고학자들에 따르면 당시의 자연은 전반적으로 오늘날과 일치한다. 그래서 자연이 공급하는 먹을거리도 지난 수천 년 동안 거의 변하지 않았다. 그러다가 거대 식품 기업들이 등장하면서부터 식품은 인간에게 문제를 일으킬 만큼 근본적으로 달라졌다.

식품 기업들은 순수한 자연 식품 세계와는 근본적으로 다른 하나의 평행 세계를 창조했다. 산업 식품의 평행 세계에서는 다른 법칙과 다른 목표가 통용되며, 식품의 성격과 조합도 완전히 다르다.

순수 식품의 세계에는 브로콜리, 당근, 망고, 복숭아, 닭이 있다. 반면에 산업 식품의 평행 세계에는 인스턴트 식품업체 크노르에서 만드는 닭고기 수프, 파니Pfanni의 감자샐러드, 마기의 각종 인스턴트 식품, 힙의 유아식품들이 있다. 이 두 세계의 가장 큰 차이점은 다음과 같다. 천연 복숭아는 이틀에서 사나흘 정도 지나면 신선도가 떨어지고 변하기 시작하지만 힙에서 나오는 작은 유리병 속 복숭아는 2년 가까이 보존할 수 있다.

그것이 가장 중요한 점이다. 평행 세계의 언어에서는 그것을 유통 기한이라고 부른다. 제품이 매장에 진열될 수 있는 기간이다. 제품의 유통 기한을 최대한 길게 하는 것이 산업 식품의 최우선 목표이고, 다른 모든 것은 거기에 종속된다. 제품의 원료는 경작지에서 공장으로 운송되는 기간을 극복해야 하고, 공장의 기계에서 이루어지는 온갖 괴롭힘을 견뎌야 한다. 그 다음에는 각지의 슈퍼마켓으로 운반되어 슈퍼마켓에 진열되는 기간을 견뎌야 한다. 그 기간은 몇 개월에서 심지어 몇 년이 될 수도 있다. 이것이 산업 식품의 고유한 세계다. 순수 식품 세계에서는 서로 다른 지역에서 각양각색의 과실이 자란다. 계절의 변화와 자연의 순환이 있다. 그러나 네슬레와 코카콜라, 맥도널드, 유니레버의 세계는 독자적인 법칙을 따르는 독자적인 우주이며, 심지어는 자연의 법칙으로부터도 해방되어 있다. 모든 것이 언제 어디에나 있다. 부족함은 없고 넘치기만 한다. 상하는 것도 없고, 모든 것이 실질적으로는 영원히 유지된다.

다만 그렇게 하기 위해서는 매우 특수한 조합으로 된 특수한 식품이 만들어져야 한다. 새로운 첨가물이 투입되어야 하고, 공장과 슈퍼마켓들의 필요에 따르는 완전히 새로운 맞춤형 물질이 첨가되어야 한다. 대신에 유통 기한에 영향을 주는 다른 성분은 제거되어야 한다.

그러나 그와 같은 조합은 치명적이다. 식품에 첨가되는 많은 물질은 건강에 좋지 않은 반면, 제거되는 물질들이야말로 인간의 건강에 매우 유익한 것이기 때문이다. 안타깝지만 불가피한 결과다. 슈퍼마켓에서 구입하는 현대 식품은 석기 시대처럼 인간의 욕구 충족을 위해 만들어진 것이 아니며, 일차적으로는 산업 시스템에 맞춰 개발되었다. 생산자는 이 시스템 안에서 유통 기한을 제한하는 자연을 상대로 끊임없는 싸움을 벌여야 한다. 그런데 이러한 싸움은 인간의 자연도 공격한다. 유통 기한을 연장시키는 산업 식품의 구성 성분들이 인간의 유기체를 손상시킬 수 있기 때문이다. 매장에 장기간 진열되는 제품을 더 아름답게 해주는 색소, 더 맛있게 하려고 첨가하는 아로마와 향미증진제, 미생물의 활동을 막고 세균을 퇴치하는 방부제, 제품이 일정한 형태를 유지하도록 하는 유화제와 안정제 등이 그러한 성분들이다.

맛을 좋게 하고 유통 기한을 늘리는 설탕도 빼놓을 수 없다. 소금도 마찬가지다. 그렇게 만들어진 제품의 좋은 점은 단지 유통 기한이 늘어났다는 데에만 있지 않다. 그런 제품은 세계 구석구석에, 심지어는 여전히 석기 시대의 식생활이 이루어지고 있는 오지에까지 판매할 수 있다.

많은 사람이 여전히 지상의 낙원으로 여기는 남태평양을 예로 들어보자. 오스트레일리아에서 동쪽으로 4천 킬로미터에 위치한 통가는 인구 10만에 169개의 섬으로 이루어진 작은 왕국이다. 이곳에도 벌써 산업화된 평행 세계의 식품이 들어와 시장 점유율을 점점 더 높여가고 있다. 심지어는 수도 누쿠알로파의 바닷가 산책로 주변 버스 정류장 옆에서 장사하는 카푸시 부부의 작은 가판대에서도 그런 제품을 살 수 있다. 아내 시아는 넓적한 칼로 코코넛을 자르고, 남편 파키는 그 코코넛과 신속하게 조리할 수 있는 인스턴트 국수 제품을 판다. 코코넛은 통가 달러로 작은 것은 1달러, 큰 것은 1.5달러다. 인스턴트 국수는 80센트로 인도네시아에서 수입한 '해피 미Happy Mie'라는 상표다. 아직은 코코넛이 앞쪽에 놓여 있지만, 새로운 식품이 점점 더 앞쪽으로 밀고 들어오고 있다.

부부는 하루에 코코넛 60개를 파는데, 인스턴트 국수도 벌써 50개나 팔았다. 아이들은 버스 정류장 옆 가판대에서 국수를 사자마자 봉투를 뜯어 조리하지 않은 채 갉아먹는다.

시내 슈퍼마켓에서도 새로운 식품들의 개선 행렬이 눈에 확 들어온다. 그곳에는 마기에서 나온 플라스틱 팩에 든 2분 요리 국수도 있다. 일본 인스턴트 면류 제조업체인 니신Nissin에서 나오는 '톱 라멘'도 있고, 최근에는 중국에서 만든 '떠오르는 태양' 제품도 있다.

세계화의 물결은 작은 왕국 통가에도 이르렀다. 여러 국제단체의 전문가들은 순수 식품의 세계에서 산업에 의해 생산된 슈퍼마켓 식품으로 넘어가는 현상을 '영양 전환'이라는 말로 표현한다.

식품은 인간에게 낯설어졌다. 석기 시대에 인간은 자기가 먹을 것을 직접 경작했다. 그 이후에는 이웃의 정육점, 빵집, 방앗간, 채소밭을 경작하는 전문가들에게서 구했다.

지금은 세계화가 지배한다. 순수 식품 세계에 지역적 특징과 전통, 차이가 존재했다면 산업 식품의 평행 세계에는 오직 세계화된 균일 식품만 존재한다.

전통에 대한 추억은 여전히 존재한다. 기업은 자신들이 만드는 식품에도 지역적 특색이 있다고 말한다. 그러면서 이란인을 위한 인스턴트 수프는 스위스인을 위한 것과 다르고, 독일인을 위한 식품은 폴란드인을 위한 것과는 다르다고 한다. 그들은 그렇게 다른 맛을 내려고 특수하게 생산되는 아로마를 첨가하고 첨가물의 조합도 달리한다.

그러한 첨가물 자체는 어딘가에서 자란다. 그러나 평행 세계에서는 출처와 원산지가 더 이상 중요하지 않다. 못이나 나사, 볼트처럼 국수, 당근가루, 치킨 너겟도 세계 어디선가 생산비와 인건비가 가장 싼 곳에서 만들어진다.

영양전문가, 정치인, 저널리스트들이 로컬 푸드를 찬양하는 동안 다국적 식품 기업들은 첨가물의 최대한의 익명성에 가치를 둔다.

유럽연합이 앞으로 제품 포장에 첨가물의 원산지도 표시하도록 하는 법안을 마련하려 한다는 소식이 알려지자 네슬레는 강력하게 반대했다. 제네바 호숫가 브베에 자리 잡은 네슬레 본사의 홍보 책임자 힐러리 그린은 새로운 원산지 표시가 비실용적이고 복잡한 데다 소비자에게도 중요한 것이 아니라고 했다. 또 시장의 상황에 따라 공급자가 자주 바뀌는데, 유럽연합의 규정을 따르려면 그때마다 제품의 포장을 바꿔야 한다는 것이다. 따라서 네슬레는 '쿨Cool'이라는 약자로 표시되는 원산지 표시(Country Of Origin Labelling) 계획을 불필요한 낭비라고 주장했다.

"우리는 원산지 표시의 확대를 환영할 수 없습니다. 우리 제품에 들어가는 첨가물의 원산지는 공급 가능성과 품질에 따라 유동적입니다. 그런데 그때마다 제품의 포장을 바꿔야 한다면 그처럼 비실용적인 일은 없을 겁니다. 그것은 소비자들에게도 아무 쓸모가 없다고 생각합니다."

네슬레와 다른 기업들은 주장을 관철시켰고, 결국 원산지 표시 계획은 곧바로 철회되었다. 원산지 표시는 사실 소비자의 이해관계와 직접적으로 연관되어 있다. 이러한 투명성 결여는 안전을 위협하는 요소가 될 수 있다. 예를 들면 중독 사고가 발생했는데 첨가물의 원산지를 신속하게 밝혀내지 못하는 경우 같은. 소비자들은 신뢰할 수 있고 안전한 공급 관계를 원할 것이다. 어쨌든 음식을 먹고살아야 하니 말이다. 따라서 원산지에 대한 정보 역시 안전에 대한 욕구에 해당한다. 그것은 어쩌면 석기 시대와 같은 친근함에 대한 욕구일 수도 있다. 결국은 익숙한 기후 환경에서 나오는 음식이 자기 몸에도 가장 좋을 테니 말이다.

석기 시대에는 대부분의 재료가 근처에서 나왔다. 그래서 석기 시대 사람들은 음식을 스스로 관리할 수 있었다. 직접 경작하거나 구입한 것들이니 당연했다.

오늘 보덴 호숫가의 석기 시대 마을을 찾은 파울도 그랬다. 파울은 여전히 무릎을 꿇고 앉아서 큰 조약돌로 곡식을 갈았다. 파울이 말했다. "벌써 조금 힘이 들어요." 다른 소년 둘이 파울 옆에 자리를 잡았다. 프랑크푸르트에서 온 오스카와 아르투어 형제였다. 형제는 가벼운 여름옷을 입은 어머니의 조심스런 눈길을 받으며 곡식을 갈았다. 형제의 어머니는 이런저런 조언으로 곡식을 가는 일을 도왔다.

고고학자 페터 발터 박사가 물었다.

"석기 시대의 슈퍼마켓은 무엇이었을까?"

"집 밖에 있는 자연이요."

파울이 말했다. 파울은 잠시 생각하더니 다시 덧붙였다.

"어쩌면 자연은 진짜 슈퍼마켓이 아닌 것 같아요. 돈을 낼 필요가 없었잖아요."

뒤쪽에 서 있던 아르투어와 오스카 형제의 아버지가 앞으로 나오면서 말했다.

"다른 사람들이 대신 일을 해주는 경우에만 대가를 지불했습니다. 그것이 분업이지요."

형제의 아버지는 고대 그리스와 로마의 역사를 가르치는 교수였고, 어머니는 고서점을 운영한다. 두 사람은 음식을 자급자족하던 시절에 대해 잘 알았다. 당시에는 모든 것을 가까운 주변에서 구했고, 물건을 사고파는 일은 예외적인 일이었다. 그것은 수천 년 동안 변함없이 이어졌고, 석기 시대의 영양 방식도 거의 그대로였다. 쇠벨 박물관장은 석기 시대는 영양 분야에서 매우 오랫동안 유지되었다고 말했다.

"대변화는 겨우 100년 전에 시작되었습니다. 19세기에도 먹을거리는 주로 곡물 위주였습니다. 거기에 채소와 잎이 많은 식물들, 호두, 장과 식물들이 있었지요. 고기를 먹는 일은 드물었고, 첨가물은 모두 자연에서 자라는 것이었습니다. 주변에서 흔히 볼 수 있는 거의 모든 잎들을 먹을 수 있었습니다."

그러나 이후 상황은 급격하게 달라졌다. 음식물의 조합에서 생긴 변화는 당연히 몸에도 영향을 주었다. 석기 시대 음식에서 가공식품과 패스트푸드 위주의 서구식 식사로 옮겨가는 영양 전환과 더불어 인간의 몸도 변했다. 이러한 전환은 남태평양뿐만 아니라 다른 지역에서도 일어나고 있다. 중남미 학자들의 연구에서도 식품 수입의 증가가 그곳 사람들의 비만과 질병을 야기했다는 사실이 입증되었다.

예전에는 지역적인 특수성이 존재했다. 예를 들면 갑상샘종에 걸리는 사람이 유독 많은 지역이 있었다. 요오드 섭취가 부족한 알프스 지역이 대표적이었다. 오늘날에는 다행히 갑상샘종에 걸리는 사람은 별로 없다. 대신에 비만과 알레르기 질환이 있는 사람이 훨씬 많아졌다. 또한 전 세계적으로 과잉행동장애아 수도 증가했다. 그 밖에도 당뇨, 심장질환, 심근경색, 암 등의 질환도 증가했다.

오늘날에는 특히 아이들이 일찍부터 슈퍼마켓 문화의 산물을 접하고 있고, 그 흔적을 입안에서 고스란히 보여준다. 어떤 아이들은 이가 모두 썩은 경우도 있다. 앞에서 언급한 쌍둥이 자매도 어렸을 때는 치아가 항상 문제였다. "다른 아이들이 항상 이가 왜 그렇게 까맣게 생겼냐고 묻곤 했어요." 자매 중 하나가 말했다. 그녀는 당시 여덟 살이었다. 다른 쌍둥이 자매는 치아 끝이 갑자기 갈라진 것처럼 느껴졌고, 그 때문에 어떤 음식은 전혀 먹지 못했다고 했다. "사과나 다른 것을 먹을 때 항상 불쾌하고 이상했어요." 그래서 요구르트를 즐겨 먹었는데, 그러자 이는 점점 더 썩고 더 약해졌다고 했다. "이가 자꾸만 더 부서졌어요. 조금씩." 결국 한 명은 윗니가 완전히 부서졌고, 다른 쌍둥이 자매는 끝부분만 조금 남았다고 했다.

그러나 쌍둥이 자매는 자구책 덕분에 다시 웃을 수 있었다. 그들은 주로 아이스차와 환타, 어린이주스를 마시다가 나중에는 미네랄워터를 즐겨 마셨다. 다행히 갈색으로 변하고 잘 부서지던 치아는 유치뿐이었다. 유치가 빠진 자리에는 하얗고, 가지런하고, 예쁜 이가 새로 나왔다. 다행히 이는 잘 자랐다.

치아를 썩게 한 것은 구연산이었다. 이는 수많은 연구 결과로 밝혀진 사실이다. 구연산은 원래 자연 물질이다. 그런데 이제는 산업에 의해 막대한 양이 인공적으로 생산되고 있고, 그로 인해 국민 건강을 위협하는 문젯거리로 대두했다. 구연산은 치아를 부식시키는 작용만 하는 것이 아니다. 구연산은 알츠하이머 질환의 확산에도 일정 정도 역할을 하는 것으로 파악된다. 하이델베르크의 알츠하이머 연구가인 콘라트 바이로이터 교수에 따르면, 구연산은 '트로이의 목마'처럼 작용할 수 있으며, 경금속인 알루미늄을 뇌로 전달한다. 알루미늄은 뇌의 해충으로 간주되는 물질이다.

알루미늄 역시 완전히 천연 물질이다. 흙에서 발견되며, 많은 식품에도 천연 상태로 함유되어 있다. 그러나 알루미늄은 다채롭고 강렬한 색을 얻기 위해서 색소에도 첨가되는데, 그것을 '알루미늄레이크'라고 부른다. 그래서 아이들은 알록달록한 색이 들어간 초콜릿 제품 등을 통해 일찍부터 알루미늄을 섭취하게 된다.

최신 연구에 따르면 알루미늄은 여성호르몬과 비슷한 작용을 할 수 있다. 그래서 이른바 '금속 에스트로겐'에 포함되며, 성기능과 음식물 섭취를 방해할 수 있다. 또한 과잉행동장애와 학습장애에도 어느 정도 영향을 끼칠 수 있다. 나아가서는 파킨슨병이나 알츠하이머 같은 뇌질환을 촉진시킨다는 의혹이 점점 더 커지고 있다.

알츠하이머는 노령에 이르러 불가피하게 나타나는 질병이 아니다. 이는 미국 인디애나 대학의 휴 헨드리 박사 연구진이 밝혀낸 뜻밖의 사실이다. 헨드리 박사는 미국 흑인들을 나이지리아인들과 비교했고, 나중에는 카리브 해와 중국의 농촌 지역으로 연구 대상을 확대했다. 그 결과 알츠하이머가 단지 노령의 결과만이 아니라는 사실을 밝혀냈다. 환경과 생활방식, 무엇보다 영양이 알츠하이머 발병에 중요한 역할을 했다. 문제는 알루미늄과 구연산뿐만이 아니었다. 산업 식품에 포함된 다른 성분들도 뇌세포의 점진적인 파괴와 관련이 있는 것으로 드러났다. 향미증진제인 글루탐산나트륨이 특히 의심을 받았다.

산업 식품에 들어가는 많은 성분들이 건강을 위협하는데, 그중에서도 글루탐산나트륨은 가장 중요한 첨가물 중 하나다. 생산자와 지지자는 글루탐산나트륨을 전적으로 무해하다고 여기고 있고, 그 사실을 증명하는 수많은 연구 결과를 제시한다. 그러나 글루탐산나트륨이 민감한 사람에게는 이른바 중국음식증후군을 유발한다는 사실을 보여주는 비판적인 연구 결과도 그에 못지않게 많다. 글루탐산나트륨은 천식 환자에게 발작을 일으킬 수 있으며, 두통과 편두통 환자에게는 갑작스러운 통증을 야기할 수 있다. 그 밖에도 알츠하이머와 파킨슨병 이외의 신경퇴행성 질환인 다발성경화증이나 루게릭병에도 영향을 줄 수 있다. 또한 글루탐산나트륨이 뇌 화학의 균형을 무너뜨리기 때문에 폭식과 비만을 야기한다고 주장하는 학자들도 있다.

대량생산되는 아로마도 그와 비슷한 작용을 할 수 있다. 이러한 향미제가 들어간 음식은 식욕을 촉진시켜서 필요 이상으로 많이 먹게 만든다. 그로 인해 비만을 야기하게 되는데, 아로마 생산업체들도 그러한 사실을 인정한다. 그래서 세계 곳곳에서 비만 인구가 증가하고 있으며, 이는 통가 왕국도 예외가 아니다. "식품 수입과 병행해서 비만 인구의 수도 증가했습니다." 말라카이 아케 박사의 말이다. 그는 왕국의 유명인사로 건강에 관한 정보와 영양을 주로 다루는 텔레비전 방송을 소유했었다. 박사의 본업은 수도에 있는 종합병원의 의사다. 그는 공공보건을 담당하고 있으며 세계보건기구 WHO와도 긴밀한 공조를 하고 있다. "예전에는 사람들이 결핵, 티푸스, 영양실조로 죽었습니다. 그런데 오늘날에는 새로운 문젯거리가 등장했습니다." 그는 통가의 '4대 사망 원인'으로 심장질환, 고혈압, 당뇨, 암을 꼽았다.

오스트레일리아의 폴 지메트Paul Zimmet 박사는 세계의 '코카콜라 식민화'를 당뇨와 같은 문명병이 전 세계로 확산되는 주요 원인으로 보았다. 지메트 박사는 시드니의 유명한 당뇨병 연구가이자 세계보건기구의 의뢰로 수많은 연구서를 집필한 저술가다. 그는 헝가리 작가 아서 케스틀러Arthur Koestler가 소설 《콜걸The Call-Girls》에서 사용한 그 표현을 차용했다. '코카콜라 식민화'는 상징적인 표현으로, 미국식 모범을 따라 막대한 양의 설탕을 소비하는 식품 생산의 산업화를 나타낸다.

유통 기한이 긴 새로운 제품들에 들어가는 많은 성분은 인간의 몸을 공격한다. 일례로 E 223(유럽연합의 규정에 따른 식품첨가물 코드 번호로 E-number라고 하며 E와 숫자로 표시된다-옮긴이)으로 표시되는 메타중아황산나트륨이라는 첨가물이 있다. 봉지에 든 감자샐러드에 함유되어 있는 경우가 많으며, 감자가 갈색으로 변하는 것을 막아준다.

메타중아황산나트륨은 복통이나 두통 같은 가벼운 불쾌감을 비롯해 구토와 천식 발작까지 일으킬 수 있다. 실험 목적으로 E 222(메타중아황산나트륨과 아황산수소나트륨)를 먹인 쥐들은 전위에 궤양이 생겼다. 그와 같은 방부제는 장벽을 공격하는 세균의 수를 증식시킬 수도 있다. 세균들이 황과 황을 함유한 첨가물인 아황산나트륨을 먹고 살기 때문이다. 장이 공격을 받으면 알레르기를 일으키는 알레르겐과 다른 유해물질들, 병원균이 쉽게 체내로 들어갈 수 있다.

황화합물은 감자튀김과 감자칩 같은 감자 요리에 함유되어 있으며, 건과일과 겨자, 잼, 과자류, 햄버거용 고기에도 들어 있을 수 있다. 여러 종류의 황화합물이 61개 식품군에 허용되었으며, E번호로는 E 220, E 221, E 222, E 223, E 224, E 226, E 227, E 228 등이다. 그로 인해 특히 아이들이 위험해졌다. 유럽연합의 연구에 따르면 아이들은 허용치의 12배까지 섭취하는 것으로 나타났기 때문이다.

따라서 석기 시대 마을을 찾은 파울과 오스카, 아르투어가 계속해서 석기 시대 섭생으로 바꾼다면 매우 바람직할 것이다. 그들이 먹는 죽에는 그 같은 첨가물이 전혀 없으니 말이다. 이제 곡물죽이 완성되었다. 흙으로 구운 그릇은 화덕 옆에 세워져 있었다. 고고학자 페터가 나무주걱으로 퍼서 모여 있는 사람들에게 나누어주었다. 반응은 미적지근했다.

파울이 말했다. "맛이 특별히 좋지는 않지만 그렇다고 나쁘지도 않아요. 익숙해지면 괜찮아질 거예요. 건강에도 좋을 것 같아요."

어쩌면 상당히 건강할 것이다. 다만 석기 시대의 조리 방법에도 단점이 있다. 석기 시대 사람들은 곡물을 돌판에 놓고 갈아서 돌이 섞인 가루를 만들었는데, 그 영향은 적지 않았다. "스물다섯 살이면 벌써 이가 닳았습니다. 신경도 아주 예민해졌습니다. 그것을 견디기 위해서 석기 시대 사람들은 광대버섯이나 자작나무 타르를 이용했습니다. 거기에는 아스피린처럼 살리실산이 들어 있거든요."

천연 물질의 치유력은 살리실산의 영향으로 보인다. 파울은 자작나무 타르도 아주 좋을 거라고 생각해 고고학자에게 물었다.

"요즘도 그걸 사용하고 있나요?"

"자작나무 타르는 암을 유발한단다. 하지만 석기 시대 사람들은 겨우 30~35세까지 살았기 때문에 암으로 타격을 받을 일은 없었지."

결국 석기 시대는 제한적으로만 모범이 될 수 있다. 인류의 유전자는 동일할 수 있다. 그러나 그 이후로 획득한 문화적 성취를 통해 인간은 더 편리하고 건강하게, 또한 더 오래 살게 되었다. 다만 슈퍼마켓에서 판매하는 새로운 건강식품들은 제한적으로만 기대주가 될 뿐이다. 평행 세계의 법칙, 특히 유통 기한의 법칙을 따라야 하기 때문이다. 따라서 기업의 실험실에서 탄생한 새로운 기능성 식품들은 평행 세계의 법칙이 허용하는 한에서만 건강할 수 있다. 특별히 건강에 좋다는 제품도 평행 세계의 화학첨가물들을 함유하고 있다.

구연산을 예로 들어보자. 뜻밖에도 구연산은 식품 기업들의 시리얼 제품인 켈로그의 '뮈슬릭스 바이탈'이나 독터 외트커의 '비타민 C를 첨가한 비탈리스 프뤼히테 뮈슬리'에도 들어 있다. 이 제품은 아로마와 유화제인 글리세릴 모노스테아레이트와 글리세릴 디스테아레이트(E 471)도 함유하고 있는데, 이들은 자연에는 존재하지 않는 맞춤 물질들이다. 유니레버의 마가린 공장에도 화학물질들이 비치되어 있다. 가령 베첼 프로 액티브 마가린에는 구연산과 향미제, 카로틴 색소가 들어간다. 라마 밸런스 마가린에는 변성전분과 방부제 소르빈산칼륨, 맛을 높이는 아로마가 들어간다. '심장 건강을 위한 영양'이라고 선전하는 액상 마가린 베첼 다이어트 식물성 크림에는 심지어 '경화 식물성 기름'이 들어 있는데, 이는 특히 심장에 손상을 주는 트랜스지방이다. 아로마도 빠지지 않는다. 아로마는 건강식품들에 들어가는 주요 성분이다. '액티멜 0.1퍼센트 지방' 요구르트에서는 딸기와 바나나 맛을 낸다.

밀러의 '멀티비타민과 10가지 비타민이 들어간 과일 버터 우유'는 잔탄검과 카복시메탈셀룰로스라는 이름의 응고제를 함유하고 있으며, 또 다른 혼합 음료 제품에는 구연산과 인공감미료 아스파탐이 들어 있다.

'밀루피노 어린이 우유'를 마시는 아이들은 수많은 화학물질을 섭취하게 된다. 유화제 글리세릴 모노스테아레이트와 글리세릴 디스테아레이트, 맛을 높이는 아로마, 인공감미료 말토덱스트린, 구연산칼륨과 구연산나트륨 등이다.

약국에서 구매하는 값비싼 비타민제인 '오르토몰 나탈'도 마찬가지다. 이 제품에는 놀라울 정도로 많은 화학첨가물이 들어가 있다. 그중 몇 가지를 꼽아보면 다음과 같다. 습윤제 글리세린과 첨가제 결정셀룰로스, 나트륨카복시메틸셀룰로스, 락티톨, 소르비톨, 분리제 식용 지방의 칼슘염, 색소 이산화티타늄과 산화철, 피막제 하이드록시프로필메틸셀룰로스.

이처럼 식품의 새로운 세계는 모든 것이 화학물질들로 이루어져 있다. 그러한 식품이 우리 몸에도 좋은가의 여부는 전혀 검증되지 않았다. 그래서 새로운 식품과 식품첨가물들을 통해 건강을 지키려는 사람은 언제든 예기치 않은 상황을 각오하고 있어야 한다. 고객들이 참가하는 대규모 실험이 진행되고 있지만, 거기에는 계획이나 규칙이 전혀 없다.

그에 반해 수천 년 전부터 존재한 식품들은 이미 안전성과 효능이 입증되었다. 감자를 예로 들 수 있다. 석기 시대처럼 감자죽을 끓여 보기로 하자. 다만 조리 시간은 지금이 더 빨라졌다.

중간 크기의 감자 네댓 개를 준비해 껍질을 깐 뒤 깍두기 모양으로 썬다. 압력솥에 감자를 넣고 감자가 잠기게 물을 부은 뒤 소금을 약간 넣는다. 뚜껑을 닫고 5분에서 10분간 감자를 익힌다. 증기를 모두 배출한 뒤 뚜껑을 열어 남아 있는 물을 쏟아버린다. 압력솥에 우유 반 잔에서 한 잔, 버터 한 숟가락, 육두구를 조금 넣어준다. 그런 다음 주걱을 이용해 감자를 잘 으깬 뒤 내용물을 잘 휘저어준다.

어떤 사람들은 이런 감자죽을 가장 좋아하는 음식으로 손꼽는다. 요즘은 가정 음식의 편안함을 주는 이런 음식을 '컴포트 푸드Comfort Food'라고 부른다. 사람들은 특별한 기억과 분위기, 체험을 떠올리게 하는 특별한 음식을 좋아한다.

그것은 당연히 각 개인이나 문화에 따라 다르다. 사람들은 세계 곳곳에서 자신의 유전자와 환경, 자연이 제공하는 산물의 토대 위에서 이미 '개별화된 영양'을 실천해왔다. 그런데 세계화된 균일 식품과 영양학자들의 획일적이고 단순한 권장 사항으로 인해 그러한 영양이 뒷전으로 밀려났다.

이제 사람들은 다시 오래전의 개별화된 영양을 추구하려고 한다. 도움의 손길은 가까운 곳에 있지만 때로는 멀리서 오는 경우도 있다. 또한 조금은 낯설게 느껴지기도 한다.

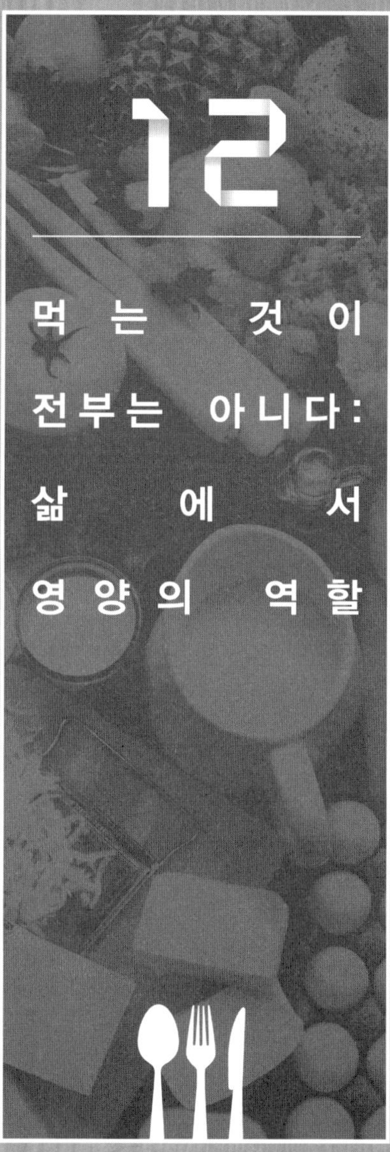
12

먹 는 것 이
전부는 아니다:
삶   에   서
영양의   역할

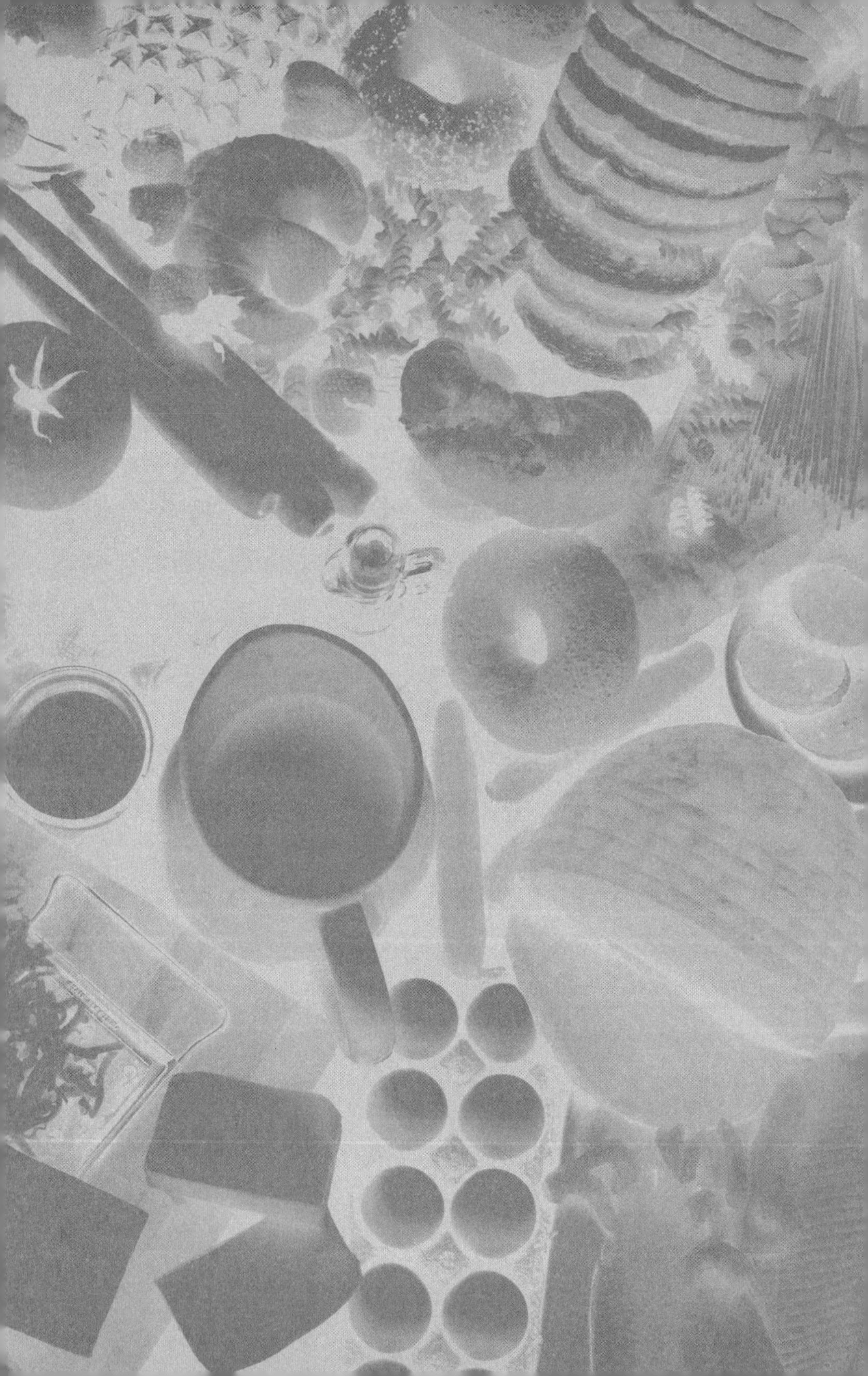

이곳은 원래 전통적인 바이에른 지역이지만 사람들은 억양이 특이한 이 남자를 공동체에 받아들였다. 심지어 정기적으로 그를 찾아가기도 한다. 그는 영향력 있는 사람이다. 그래서 이곳 사람들이 아침 8시에 콜라비나 코코넛 플레이크 같은 이상한 것을 먹는 일까지 생겼다.

키 작은 이 남자는 종교 지도자 구루Guru나 다름없다. 그는 자신과 자신이 하는 일에 확신이 차 있었다. 여러 권의 책을 집필했고, 여섯 대의 자동차를 갖고 있으며, 영향력 있는 신문들이 그에 관한 기사를 썼다. 남자가 말했다. "중요한 것은 결국 우리의 건강입니다. 우리는 돈을 먹지는 못합니다. 나는 내 자동차를 먹을 수 없습니다." 그는 조끼에 통이 넓은 바지를 입었고, 콧수염이 나 있다. 그가 이곳에서 영향력을 발휘하게 된 이후로 수도원 부엌에서는 인도 음식 냄새가 난다. 그는 사람들에게 각자의 체질에 맞는 음식으로 건강하게 요리하는 방법을 가르쳤다. 한 마디로 각 개인에게 맞춘 영양이다.

뮌헨이나 쾰른 같은 대도시에서 오는 사람들은 건강에 좋은 것을 기대한다. 대부분은 여성들이지만 그중에는 남자도 둘 있었다. 개인 은행에서 온 요리사들로, 사장의 선물로 이곳 요리 강습에 참가하게 되었다. 사장은 아마도 자신의 심신을 편안하게 해줄 음식을 요리해 달라는 작은 희망을 품었을 것이다.

니키 시타람 사브니스는 인도에 아내와 딸이 있었다. 어느 날 아내는 딸을 데리고 집을 나갔다. 그후 그는 독일로 왔고, 지금은 여성들의 섬으로 불리는 프라우엔킴제Frauenchiemsee의 수도원 부엌을 총괄하고 있다. 뮌헨에서 남동쪽으로 100킬로미터 떨어진 킴제(킴 호수)에 위치한 프라우엔킴제는 집 몇 채와 개인 보트 선착장들이 있는 작은 섬이다. 걸어서 20분이면 편안하게 주변을 둘러볼 수 있다. 배로 한 구역을 더 가면 루트비히 2세가 건립한 인상적인 궁전이 있는 헤렌킴제 섬이 있다. 니키가 요리 강습을 하는 수도원은 772년에 세워졌다. 그는 몇 년 전부터 아유르베다 요리법을 가르치고 있다. 이 강습은 금요일에서 일요일까지 사흘간 진행된다.

니키의 제자들은 부엌에서 채소를 다듬고 자르고, 스승은 그들에게 지시를 내린다. 창문 밖으로 오래된 나무들이 보이고, 그 나뭇잎들 사이로 호수가 일렁거린다. 니키는 어제 저녁, 사람의 체질은 서로 다르고 그에 따라서 각자에게 맞는 음식도 다르다는 이론을 소개했다. 그는 사람마다 다른 기질과 심리, 질병 유형을 언급했고, 자연의 열매들이 어떻게 도움이 될 수 있는지 설명했다. 강습은 책상 몇 개와 벽에 걸린 십자가상이 전부인 수도원 세미나실에서 진행되었다.

갑자기 문이 열리더니 누군가 머리를 들이밀었다. "저는 기공 수련에 참석하러 왔는데요." 기공 수련은 바로 옆 세미나실에서 열렸다. 이곳 바이에른의 유서 깊은 수도원에, 중국 전통 의학에서 유래한 기공 수련도 열리고 있었다. 동아시아와 아유르베다, 중국 전통 의학의 가르침은 점점 더 많은 사람을 매혹시키고 있다. 현대 서구 사회의 빈틈을 차지한 것이다. 그러한 가르침은 긍정적인 이미지를 갖고 있고, 오랜 경험에 토대를 두고 있으며, 인간의 몸과 정신, 영혼을 포괄한다. 그것은 이국적인 느낌과 편안함, 건강을 떠올리게 한다. 게다가 그 모든 것이 완전히 자연적이다. 동양의 가르침은 사람마다의 다양한 유형을 파악했다. 동양 문화는 이미 수천 년 전부터 개인의 체질에 맞는 영양법을 알고 있었다. 그들은 그것에 관한 개념과 이론을 발전시켰다.

동양에서는 예로부터 사람마다 성격과 체질이 서로 다르다는 사실을 알았다. 그들은 음식에 관한 이론을 거기에 맞춰 발전시켰고, 여러 가지 음식이 각기 다른 사람들에게 끼치는 영향을 관찰했다.

서양 의학이 계속해서 분자들과 씨름하면서 심지어는 엄청난 양의 유전자 조합에 빠져 허우적대는 동안, 동양의 이론은 오래전부터 그러한 복잡함을 이용했고, 몸의 복잡한 구조와 음식의 복잡함을 자신들의 체계 안으로 융합시켰다. 서양의 영양학이 지금 시도하고 있는 각 개인에게 맞춘 음식에 대한 생각은, 오래전부터 동양 이론 체계의 토대를 이루고 있었다.

동양의 음식 문화는 망고, 생치즈, 콘샐러드, 콜라비, 가지, 양배추, 당근 등 자연의 다양성을 이용했다. 반면에 서양의 영양학자들은 오직 탄수화물과 지방, 2차 대사물질만을 생각했고, 볼로냐 소스는 너무 복잡하다며 포기했다.

동양 이론은 서양의 영양 이론보다 더 우월하기 때문에 매력적으로 보인다. 그것은 경험을 토대로 하고 있고, 수천 년 전부터 실제로 응용되었다. 동양 이론은 항상 전체를 파악한다. 몸 전체와 요리 전체, 메뉴 전체를 두루 살핀다. 모든 것이 신중하게 조합을 이루며 건강과의 관련성을 추구한다. 서양 학문은 항상 현실을 체계적으로 배제시켰고 점점 더 작은 단위를 찾았다. 지금 그 보복이 돌아오고 있다. 서양 학문은 관련성에 대해서는 전혀 말하지 않는다.

동양의 영양 이론은 상업화에서는 뒤처져 있다. 그들은 자연을 분해하고 막대한 비용을 들여 얻어낸 몇 가지 개별 성분들을 몸 안으로 몰래 집어넣어야 하는 산업과는 연결돼 있지 않다. 그래서 동양의 음식 문화에는 또 다른 장점이 있다. 그들이 제공하는 건강 식단은 위험과 부작용이 적다는 사실이다. 그들은 자연의 미묘한 힘을 이용한다. 그에 반해 서양의 건강식품 기업들은 자연을 이용하는 법을 전혀 모른다. 그래서 많은 사람들 사이에 일고 있는 자연에 대한 강한 열망에 대해서도 속임수로 반응해야 한다. 그들은 자연을 극복하고 정복하는 방식을 선택했다. 이제 그들은 거의 쫓기는 것처럼 보인다. 건강에 대해서 전혀 모르니 생명에 대해서는 더 말할 필요도 없다. 사람의 몸을 바라보는 그들의 시선은 자연과학적 인식에 머물러 있다.

동양의 전통은 그와는 완전히 다르다. 시사주간지 《슈피겔》의 편집자이자 저술가인 울리히 피히트너Ulrich Fichtner는 이렇게 썼다.

'모든 것이 서로 어떻게 관련되는지, 어떻게 마늘과 체리, 레드와인과 결혼의 행복, 모차르트, 개, 통밀빵이 결국에는 성공적이든 그렇지 않든 한 사람의 삶이 되는지는 다행히 자연과학자들의 영역이 아니다. 그것을 위해서는 지난 수천 년 동안 중국인이 증명했던 바와 같이 더 많은 문화적·철학적 용기가 필요하다. 중국의 음식 문화를 연구하는 사람은 곧 경험의 깊이와 판단의 정확성, 풍부한 음식 놀이와 규칙, 색에서 향료에 이르기까지 중국 음식의 모든 것을 지배하는 '5원소'의 상징적 풍부함에 놀라게 된다. 그러니 냉동 라자니아를 오직 열량, 비타민, 섬유질로만 나누는 이곳의 영양학적 단초 자체가 엉터리 아닐까? 우리의 영양학이 잘못된 의문을 고집스럽게 연구하는 것도 문제가 아닐까? 냉동식품이 체지방 수치보다는 소비자의 심리에 끼치는 영향에 대해 생각하는 것이 더 중요하지 않았을까? 아니면 제대로 된 시장에서 진짜 농부와 수다를 떨면서 물건을 살 때, 진짜 무와 배추를 만질 때, 버섯의 향기를 맡고 무화과 열매를 시식할 때, 우리의 생명을 유지하게 하고 건강하게 해주는 물질이 생성된다는 점을 생각하는 것이 더 중요하지 않았을까? 그것

은 행복일까? 만족감? 유년기에 대한 기억? 아니면 중국인들이 말하는 기氣일까?'

'기'는 생명력을 말하며, 서양의 인식에는 전혀 존재하지 않는 범주다. 근래에 들어 서양의 자연과학자들은 개별적인 분자에 집중하는 지금까지의 관찰 방법이 잘못되었고, 공액리놀레산CLA, 다중불포화지방산Pufa, 비타민 같은 개별 물질 연구에 막대한 연구비와 인력을 투자하는 것이 무의미하다는 징후들을 발견한다. 그러한 물질은 마케팅과 4분기 결산에는 유익할 수 있어도 인간의 유기체에는 전혀 그렇지 않다.

스웨덴 룬드 대학의 스티그 벵마르크 교수는 '3000년대의 도전은 환경면역영양'이 될 거라고 말했다. 다시 말하면 몸의 면역력을 강화시켜서 건강을 증진시키는 자연 식품의 중요성이 더 커진다는 뜻이다. "자연에서 얻은 것이든 합성한 것이든 몇 가지 화학물질로 몸이 최대의 성과를 올릴 수 있는 건강 상태가 되기를 기대할 수는 없다. 대부분은 다양한 물질의 혼합이 필요하다. 오직 자연 식품만이 우리에게 그러한 성분을 공급할 수 있다."

미국 미네소타 대학의 전염병학자인 데이비드 제이콥스 교수는 이른바 건강에 좋다는 식품 성분들을 분리시켜서 제공하면 아무런 효과가 없다는 사실을 밝혀냈다. 영국 학자들이 《미국임상영양학저널American Journal of Clinical Nutrition》에 발표한 연구 결과에 따르면, 적포도주와 포도에 들어 있는 물질인 레스베라트롤Resveratrol을 단독으로 섭취했을 때는 뇌에 미치는 효과가 전혀 없었다. 같은 학술지에 발표된 또 다른 연구에서도 영국 노인 750명에게 오메가-3 지방을 함유한 어유 캡슐을 제공하는 실험이 진행되었는데, 뇌에는 완전히 무익한 것으로 드러났다.

여러 가지 식물성 물질은 함께 작용했을 때 항암 효과가 훨씬 뛰어났다. 런던 식품연구소 학자들은 겨자기름에 함유된 설포라판과 미량원소 셀레늄의 예를 통해 그 사실을 알아냈다. 설포라판은 브로콜리와 녹색 채소에 풍부하고, 셀레늄은 곡물, 버섯, 호두에 함유되어 있다. 중국 음식에서 흔히 볼 수 있듯이 마늘과 생강을 함께 사용하면 항산화 작용이 50퍼센트 가량 증가한다. 미국 컬럼비아 대학의 연구진은 알츠하이머에도 여러 가지를 조합한 식품이 더 도움이 된다는 사실을 밝혀냈다. "개별 영양소나 식품이 알츠하이머 질환에 미치는 영향을 조사하는 현재의 연구는 현실을 간과하고 있다. 사람들은 여러 가지 영양소나 식품이 복잡하게 조합된 음식을 먹고 있으며, 그것들은 어쩌면 함께 섭취했을 때 효력을 발휘한다." 컬럼비아 대학 메디컬 센터의 이안 구 박사의 말이다.

인간의 몸은 고도로 복잡한 체계다. 의학자들에 따르면 몸은 약 200만 개의 서로 다른 물질로 이루어져 있다. 이 물질들은 모두 7년마다 재생되는데, 그것을 위한 보급품이 바로 음식이다. 몸이 재생시켜야 할 물질은 모두 200만 개에 달한다. 따라서 학문적으로 연구된 11개의 슈퍼 과일을 먹는다거나 특히 집중적으로 상품화된 비타민, 오메가-3 지방산, 미네랄 등만 섭취한다는 것은 무의미하다. 오직 진짜 음식만이 우리 몸이 필요로 하는 모든 것을 제공할 수 있다.

전통적인 음식 문화는 가장 맛있고 바람직한 조합, 즉 진화의 조리법을 제공해준다. 중국인은 음식에서 색깔을 매우 중시했는데, 오늘날 밝혀진 바에 따르면 색에는 중요한 2차 대사물질들이 숨어 있다. 당근의 주황색과 라즈베리의 붉은색과 푸른색, 시금치의 녹색 등. 이러한 색들은 건강에 좋은 여러 가지 효과와 맛을 책임진다. 칠리의 매운맛과 자몽의 신맛을 내고, 토마토를 햇빛으로부터 보호해준다. 이런 식품을 많이 먹으면 하루에 1만 여 개의 다양한 2차 대사물질을 섭취할 수 있다. 그래서 전통적인 음식 문화의 원칙들은 이제 광범위한 분야에서 그 진가를 확인받고 있다.

제철 과일을 예로 들어보자. 잘 익은 과일이 더 맛있다는 것은 누구나 아는 사실이다. 그것이 더 건강하다는 사실도 여러 연구를 통해 밝혀졌다. 너무 일찍 수확한 과일에는 중요한 영양소들이 부족했다. "영양 섭취에서 자연의 리듬을 더 많이 따를수록 그만큼 더 건강하게 살 수 있다." 인지학적 의학자이자 영양의학자인 자비네 셰퍼 박사의 말이다.

다만 아무리 자연 식품이라도 자기 주변에서 수확하는 것이어야 한다. 아테네 대학 영양학자인 안토니아 트리코포울로우 교수의 연구 결과에 따르면, 유명한 지중해식 식사도 지중해 지역에서 특히 유익하게 작용하는 것으로 보인다. 독일 여성들에게는 지중해식 식사가 아무 효과가 없었고, 오히려 더 일찍 사망하는 경우도 있었다.

개개인의 특성에 맞춘 영양도 세계 곳곳에 이미 오래전부터 존재했다. 누구나 특별히 좋아하는 음식이 있다. 어떤 사람은 아티초크를 좋아하고, 어떤 사람은 가지를 좋아한다. 또 많은 사람이 초콜릿을 즐겨 먹는다. 최근에는 가장 좋아하고 자기에게 특히 잘 맞는 음식을 '컴포트 푸드'라고 한다. 뉴욕 버펄로 대학의 심리학자 조던 트로이시 박사는 편안함을 주는 음식은 분위기, 지역, 사회적 관계, 신체적 상태와 관련이 있다고 했다. 세계적으로 공통적인 컴포트 푸드는 닭고기 수프다. 닭은 세계 어디에나 있기 때문이다.

결론적으로 사람은 자신이 사는 지역에서 자라는 재료를 제철에 구입해 전통적인 음식 문화의 규칙에 따라 조리해 먹는 것이 가장 좋다. 그런 음식이 건강에도 가장 좋다고 확신하는 학자들도 점점 많아지고 있다. 사람들도 점점 거기에 관심을 갖는다. 이러한 추세는 식품 기업과 제약회사들이 3000년대의 사업으로 추진하고 싶어하는 건강식품의 구상과는 정반대된다. 이들의 사업 모델은 사방에서 점점 더 압박을 받고 있다.

때때로 슈퍼마켓들과 텔레비전, 신문, 잡지를 통해 확산되는 건강에 관한 거짓 선전에 대항하는 강력한 움직임이 형성되고 있다는 인상을 받을 수 있다. 그러한 움직임은 단지 소비자 단체들만의 활동이 아니다. 소비자 보호 단체 푸드워치는 인터넷 투표로 '올해의 3대 거짓 광고'를 선정하는데, 면역력을 활성화시킨다는 다논의 액티멜 요구르트가 '건강 대신 속임수'를 쓰는 '황금 허풍선' 수상자가 되었다. 빈 대학은 액티멜을 일반 요구르트와 비교했고, 성분에서 거의 차이가 없다는 사실을 확인했다. 어린이 초콜릿 제품 '킨더 밀히슈니테'로 '허풍선' 수상자로 뽑힌 페레로는 불쾌감을 보이며 수상을 거부했고, 거기에 일절 대응하지 않았다. 소비자 보호 단체의 질문에도 더 이상 대답하려 하지 않았다.

독일 소비자 보호 단체의 게르트 빌렌 회장은 건강과 관련된 광고를 전체적으로 금지하자고 요구했다.

"그런 내용을 식품에서 찾아서는 안 됩니다. 그것이 과학적으로 입증되었든 아니든 상관없습니다. 이제 그런 거짓말은 집어치워야 합니다. (……) 사과, 브로콜리, 감자처럼 건강한 식품을 선전하는 대신, 단것이나 소프트드링크를 건강한 것으로 광고하는 데 막대한 광고비를 지출하고 있습니다."

참된 음식을 먹자는 운동은 벌써 시작되었다. 사과, 브로콜리, 감자는 점점 더 많은 지지자를 확보하고 있다. 단순한 식도락가가 아니라 좋은 음식, 건강한 음식을 연구하는 푸디Foodie가 늘고 있다. 《쥐트도이체 차이퉁》에 따르면 이들은 '거대 식품 기업들의 손아귀에서 음식 문화를 해방'시키려고 노력한다. 이 신문은 또 '현대적이고 도시적인 오늘날의 미국에서는 푸디가 되는 것이 의무'라고 썼다. "우리 세대에게 먹는 것은 새로운 팝문화입니다." 스물여섯 살 예나 크루밍가라는 여성의 말이다. "우리는 클럽에서 춤추고 술을 마시는 대신에 요리를 하려고 만나고, 디너파티에서는 콤부차(홍차버섯) 문화에 관한 정보를 교환합니다." 이들은 저녁식사를 위해 불법 음식점에서 만난다. 이 음식점들이 불법인 이유는 이들이 거대 식품 기업들 때문에 공포된 식품위생 규정을 위반하기 때문이다. 거대 식품 기업들은 그들의 제품으로 수많은 사람의 건강을 위협할 수 있다.

그러나 작은 음식점은 아무도 위협하지 않거나 소수에게만 위험할 뿐이다.

'잼의 여왕'으로 불리는 스타 블로거 라에나 매카시는 이렇게 말한다. "집에서 만든 잼과 졸인 과일은 새로운 머스트 해브 아이템입니다." 매카시는 자신이 만든 잼을 '파머스 마켓'에서 판매한다. 이 역시 건강한 먹을거리를 위한 운동 중 하나다. 식품 기업을 배제하고 생산자와 소비자가 직거래를 하는 것이다. 미국에서는 농무부가 그와 같은 지역 식품유통센터 계획을 지원한다. 이 로컬 푸드 정책의 모토는 '당신의 농부를 알고, 당신의 음식을 알자'이다. 소비자들의 지원을 받는 1만 2천 농가가 참여하는 '공동체 지원 농업 CSA (Community Supported Agriculture)' 운동도 거기서 시작되었다. 이러한 운동은 식품 산업과 세계화의 위험, 불투명한 식품 조합과 납품 구조에 반대하고, 각 지역의 토양, 기후, 풍토에 적응한 제철 식품을 추구한다.

독일에도 그런 농가들이 존재한다. 함부르크 근처의 부시베르크 호프, 킴가우에 있는 라이트차흐탈러 치겐호프 등이다. 뮌헨 슬로 푸드 협회는 뮌헨 시의 후원을 받아 '도시인 농부가 되다'라는 프로젝트를 출범시켰다.

또한 세계적인 식품 산업에 의해 야기된 인간과 자연의 소외 현상에 반대하는 운동도 펼쳐지고 있다. 그래서 슬로 푸드 운동의 창시자인 이탈리아의 카를로 페트리니 Carlo Petrini는 '시장 논리로부터의 분리'를 요구했고, 전 세계적인 '테라 마드레 Terra Madre (어머니 대지)'

운동은 그것을 위한 독자적인 철학을 발전시켰다. 전 세계 450명 이상의 학자를 포함한 250개 대학과 연구소가 테라 마드레 네트워크에 속해 있다. 이 운동의 목표도 인간을 자기 주변의 자연으로 더 가까이 데려가는 것이다. 예를 들어 '누트리레 밀라노Nutrire Milano(밀라노를 양육하라)' 운동은 밀라노 시민들의 로컬 푸드 자급자족을 60퍼센트까지 늘리는 것을 목표로 삼고 있다. 여기에 다국적 기업이 설 자리는 없다.

테라 마드레의 핵심 철학은 다음과 같다. '식품은 우리의 동일성을 이루는 구체적인 부분이다. 식품은 지역을 형성하는 요소이자 문화의 표현이다.' 따라서 세계 곳곳에서 지역적이고 탈중심적인 식품 공급 시스템이 만들어져야 한다. '그러면 우리의 지구를 위한 새로운 지리학, 먹을거리의 새로운 지도, 음식의 색과 맛이 탄생하게 된다.' 이 지도에는 어디나 똑같은 색채, 똑같은 향료와 화학물질, 똑같은 건강 첨가물을 넣으려는 기업들을 위한 공간은 전혀 없다.

그러나 기업들의 건강 사업을 더 강하게 압박하는 것, 즉 내부에서부터 그들을 압박하는 것은 그들이 생산하는 제품 자체의 위험과 부작용이다. 이 제품들은 의심스러운 토대 위에서 만들어진다. 이 사업의 토대는 건강이 아니라 질병이다. 기업은 여러 가지 질병에 일정 역할을 할 수 있는 물질에 집중한다. 또한 콜레스테롤 수치와 비타민 필요량, 기업에 의해 결정되는 영양소 기준 등과 같은 기준치에 집중한다. 새로운 건강식품, 비타민 영양제, 콜레스테롤 강하제, 철분이나 칼슘 같은 모든 첨가제는 그 기준치를 토대로 한다. 그러나 효력이 강한 개별 물질들의 섭취는 몸의 균형을 깨뜨려 오히려 수명을 단축시킬 수 있기 때문에 매우 위험하다. 그 물질들은 건강한 사람을 병들게 할 수 있다. 건강한 사람에 대해서는 어떤 노력이 이루어져야 하는지가 불분명하기 때문이다. 서구에서는 건강이 원래 무엇인지에 대해 전혀 생각하지 않았다.

의학자들도 이미 그 사실을 깨달았다. 그래서 그들은 이제 건강이란 무엇인가에 대한 답을 찾으려 한다. 건강 생성 연구에 헌신하는 '살루토제네시스Salutogenesis(건강, 또는 행복을 뜻하는 라틴어 salus와 기원, 생성을 뜻하는 그리스어 genesis의 합성어다. 건강의 생성과 유지를 이끄는 여러 가지 요인들의 상호 작용을 연구한다-옮긴이)'가 대표적인 경우다. 건강 생성론에서는 건강을 위한 싸움은 끊임없이 이어져 왔지만 결코 성공적이지 못했다고 본다. 그러면서 건강은 계속해서 쌓아 나가야 한다는 입장이다. 그러나 이러한 주장은 조금은 부정확하고 목표와도 맞지 않는다. 나아가서는 병의 발병을 연구하는 '패서제네시스Pathogenesis(질병, 고통을 뜻하는 그리스어 pathos와 기원, 생성을 뜻하는 genesis의 합성어다. 병의 모든 원인과 전개 과정을 연구한다-옮긴이)'에 초점이 맞춰져 있다.

프랑스 외과의사 르네 르리슈는 건강을 '몸의 침묵' 상태라고 말했다. 매우 멋진 말이고 좋은 뜻이지만 동시에 지극히 무의미한 말이다. 몸이 침묵하면 인간은 죽은 것이다.

세계보건기구가 내린 건강에 관한 정의는 더할 나위 없이 훌륭하다. 그에 따르면 건강은 '단지 질병이나 장애가 없는 상태가 아니라 완전한 신체적 · 정신적 · 사회적 안녕'을 뜻한다.

이러한 정의는 매우 훌륭하고 추구할 만한 가치도 있다. 그러나 소비자가 비타민 영양제나 다른 건강 기능성 식품을 섭취해야 좋을지에 대한 물음에는 별다른 도움이 되지 않는다.

중국인은 건강은 조화라고 말했다. 또한 어떻게 하면 조화를 이루고, 몸과 외부 자연의 공동 작용을 도울 수 있는지, 그 과정에서 음식이 어떤 역할을 할 수 있는지에 관한 이론을 발전시켰다.

프라우엔킴제 섬의 인도 요리사 니키도 비슷한 생각이다. 니키 역시 조화론을 말한다. 또한 그것을 개인적으로도 경험했다. 처음 독일에 왔을 때 그의 몸은 균형을 잃었다. "이곳 독일에서는 모든 것이 더 슬펐습니다. 모든 것이 낯설고 추웠습니다. 1월이었고, 저는 지하실에서 살았으니까요." 그는 결국 병이 나서 병원으로 실려 갔고, 거기서 사회복지사로 일하는 가브리엘레를 만났다. 두 사람은 연인이 되었고, 막 기공 수련회가 열리고 있던 프라우엔킴제 섬으로 나들이를 갔다. 니키는 자신의 아유르베다식 조리법으로 일자리를 지원했고, 직업을 얻었다.

니키는 일부러 점잖은 자세를 취했다. 4열로 정돈된 가스레인지와 조리대가 놓인 부엌에서 모두 열심히 채소를 다듬고 썰었다. 주방용 운반 카트에는 콜리플라워와 배추들이 놓여 있고, 조리대 옆에는 파프리카, 호박, 망고, 가지, 인도 향신료들이 놓여 있었다. 니키가 물었다. "아유르베다식으로 요리한다는 것이 무슨 뜻입니까?" 뮌헨에서 온 사회교육자가 대답했다. "체질에 맞게 요리하는 것입니다."

그것은 어제 저녁에 배운 내용이었다. 아유르베다 이론에서는 인간의 기본 유형을 바타Vata, 피타Pitta, 카파Kapha의 세 가지 체질로 나눈다. 바타 인은 몸이 마른 편이고 열광적이고 행동이 민첩하다. 입술이 얇고 피부가 건조하며, 바람 불고 추운 날을 싫어한다. 걱정이 많고 잠을 잘 못 잔다. 피타 인은 중간 체격에 행동은 그다지 민첩하지 않은 편이다. 대신에 매우 체계적이고 조직적이다. 더위를 싫어하고 식욕이 강하며 규칙적으로 먹어야 한다. 찬 음식과 찬 음료를 좋아하고, 활동적이고 대범하다. 그러나 참을성이 부족하고 쉽게 흥분한다. 카파 인은 몸이 무겁고, 조용하고, 행동이 느린 편이다. 이해력도 다소 느리고 쉽게 살이 찐다. 식욕이 별로 없으며 잠은 깊고 편하게 잘 잔다.

아유르베다의 체질 이론은 중국 전통 조리법에서 말하는 5원소처럼 이국적으로 들린다. 중국에서는 식품과 인간의 장기를 나무, 불, 금속, 물, 흙에 따라 분류하며, 그들의 상호작용을 보여주는 규칙이 있다. 그것은 오늘날의 유전자 영양학자들이 막대한 비용을 들여 연구하고 있는 내용과 정확히 일치한다. 다만 유전자 영양학자들의 연구는 아직 행동을 이끄는 인식으로 이어지지 못하고 있다는 차이가 있다.

니키는 체질에 따른 영양에서 해야 할 일을 잘 안다. 그는 그릇에 생크림을 쏟으며 물었다. "생크림을 넣으면 어떤 사람에게 유익하고, 넣지 않으면 어떤 사람에게 좋을까요?" 제자들은 그것을 알고 있다. 생크림은 마른 체형의 바타 인에게 좋고, 둔중하고 쉽게 살이 찌는 유형인 카파 인에게는 별로 좋지 않다. 니키는 카파 인을 빨리 움직이게 하는 방법을 안다. "저는 카파 인 손님을 위해 요리합니다. 곧 이리로 올 것입니다. 그 사람의 음식에는 칠리도 약간 넣을 겁니다." 아유르베다의 체질별 요리는 각 체질에 속하는 사람이 균형을 잃었을 때, 또는 그렇지 않아도 살집이 있는 카파 인이 몸이 너무 무거워졌을 때 조화를 찾게 해줄 수도 있다. 이곳을 찾는 사회교육학자, 전화상담사, 제품 매니저, 부동산 중개업자는 그것을 경험하고 싶어 한다. 디터와 알폰스는 특별히 근사한 앞치마를 두르고 있다. 두 사람은 능숙한 솜씨로 사과를 잘게 다지고, 당근 껍질을 벗기고, 망고를 자른다. 디터가 말했다. "이런 체질에는 이것이 좋고 저것은 좋지 않다고 구별하는 것이 퍽 흥미로웠습니다." 두 사람은 쾰른에 있는 한 고급 은행의 레스토랑("우리는 구내식당이라는 말을 싫어합니다") 을 운영하고 있다. 그곳에도 곧 투자 은행가들과 증권거래인들을 위한 체질별 메뉴가 준비되는 날이 올 것이다.

이제 미래는 니키와 그의 제자들, 전 세계의 푸디들, 로컬 푸드 운동가들, 소비자 – 생산자 직거래 운동가들의 것이라고 생각할 수 있을 것이다. 식품 기업들이 생산하는 빅 푸드Big Food는 자연을 갈망하는 사람들의 제물이 되어 궁지에 몰린 것처럼 보인다. 실제로 식품 기업들은 사람들의 질문과 욕구에 올바른 대답을 하지 못하고 있다. 그들의 방법은 산업화된 식품 생산의 원조인 유스투스 폰 리비히 Justus von Liebig(1803~1873) 때부터 이미 오랫동안 작동해왔다. 유스투스 폰 리비히는 식품을 점점 더 작은 구성 성분으로 분해하는 일을 시작한 인물이다. 그는 친구의 어린 딸이 티푸스에 걸리자 좋은 닭고기를 구해서(혹자는 소고기라고 한다) 잘게 다진 뒤 희석시킨 염산에 담갔다가 걸러냈다. 그 고기를 조리해 아이에게 먹였는데 아이는 곧 건강을 회복했다. 이 이야기는 세상에 널리 퍼졌다. 그것이 새로운 생각의 출발점이었기 때문이다. 그 생각은 오랫동안 기능을 발휘했다.

그러나 이제 사람들은 서구식 식사로 병들고 있고, 건강한 음식을 찾아가는 과정에서 식품 산업의 평행 세계는 그 세계 자체의 제약에 의해 제물이 되었다. 그 세계에는 건강에 대한 생각이 없을 뿐만 아니라 '자연적인 것'에 대한 정의도 없다. 산업화된 생산에서는 '자연적인 것'이 있을 수 없으니 당연하다.

그러자 식품 산업계는 자신들의 상표에서 적어도 추악한 화학적 표시만이라도 어떻게든 떼어내려고 한다. 자연을 갈망하는 소비자의 욕구에 대한 식품 기업들의 대답은 화학첨가물을 넣지 않았다는 표시인 '클린 라벨Clean label'이다. "우리는 기업들이 상표를 정화하도록 도울 수 있습니다." 미국 생명공학회사 세노믹스Senomyx 사의 경영자 켄트 스나이더의 말이다. 세노믹스는 맛을 조작하는 물질을 개발했다. 이 물질은 그 자체로는 아무 맛이 나지 않으면서 달거나 짠맛을 강화해준다. 그런데도 제품의 성분 표시에는 들어가지 않는다. 극소량을 넣으면 제품 포장의 성분표에 표기하지 않아도 된다는 관련법 덕분이다. 《뉴욕 타임스》에 따르면 네슬레, 코카콜라, 캠벨

수프가 세노믹스와 계약을 체결했고, 세계 최대 글루탐산나트륨 제
조사 아지노모토도 거기에 동참했다.

식품 기업들은 제품의 원산지를 속이는 방법도 사용한다. 소비자
들은 로컬 푸드를 원하지만 슈퍼마켓 체인점들은 그렇게 할 수 없기
때문이다. 독일 소비자 잡지 《외코 테스트》는 '로컬 푸드를 둘러싼
대사기극'이라는 제목으로 다음과 같은 사실을 밝혀냈다. '생산자들
은 부분적으로는 아주 기발한 방법을 동원해 일반 제품을 로컬 푸드
로 둔갑시켰다.' 예를 들어 대형 할인점 리들은 '고향의 맛'이라는 자
체 로컬 푸드 상표로 과일 주스를 판매하는데, 실제로는 8백 킬로미
터나 떨어진 곳에서 생산된 과일이었다.

식품 기업들은 지금까지 세계화된 식품 생산으로 언제나 큰 성공
을 거두었다. 그러나 이제는 그들 자신의 성공 원칙의 제물이 되고
있다. 그들은 자연을 변형시켰고, 이제는 자연과 건강과 관련된 문
제에서 압박을 받고 있다. 새로운 건강 제품도 매번 그들이 바랐던
열광적인 반응을 불러일으키는 것은 아니다. 적어도 전문가들의 세
계에서는 그렇다. 슈퍼마켓에서 판매하는 새로운 심장 보호 제품이
그런 경우다. 다논은 '다나콜Danacol'이라는 신제품을 계획했고, 이
새로운 요구르트 음료가 블록버스터가 될 것으로 기대했다.

다논은 워크숍을 위해 함부르크 바닷가 근처에 위치한 멋진 호텔
로 학자들을 초대했다. 워크숍은 1층 대강당에서 개최되었다. 다논
의 주최로 모든 일이 차질 없이 준비되었다. 독일 전역에서 거의 50
여 명의 학자들이 워크숍에 참석했다. 저명한 대학과 병원의 교수

들, 베를린, 뮌헨, 하노버, 킬, 막스 루프너 연구소의 학자들, 그 밖에 영양학자들과 비타민과 식품첨가물에 찬성하는 학자들이었다. 최고 전문가들이 모이는 워크숍이었다. 다논은 심지어 의학 잡지에 이번 워크숍에 관한 기사를 쓸 기자도 한 명 섭외했다. 함부르크 대학병원의 내과 의사이자 대사질환 전문가인 에버하르트 빈틀러 교수가 의장을 맡았다.

다논의 새로운 심장 보호 음료는 경쟁사 유니레버의 베첼 프로 액티브 마가린과 마찬가지로 식물성 스테롤을 함유하고 있다. 식물성 스테롤은 연방위해평가원이 위험을 경고한 바로 그 물질이다. 그 문제는 워크숍에서도 거론되었다. 젊은 심장 전문의 올리버 바인게르트너는 자신의 연구를 설명했고, 그 첨가물로 인해 심장 침착이 발생한다고 보고했다. 마지막으로 함부르크 심장 센터의 대표이자 함부르크 아스클레피오스 병원의 원장인 명망 있는 노의학자 하이너 그레텐 교수가 자리에서 일어섰다.

그레텐 교수가 좌중을 향해 질문을 던졌다. "여기 계신 분들 중에서 식물성 스테롤을 직접 섭취하거나 추천하실 분 계십니까?"

그러자 어색한 침묵이 흘렀다. 손을 드는 사람은 아무도 없었다. 최고 전문가들로 구성된 모임에서 그 첨가물을 대변하는 사람이 아무도 없었다. 다논의 입장에서는 그처럼 실망스러운 일이 또 있었을까. 물론 다논은 그런 사실을 떠벌리지 않았다. 직접 섭외한 기자에게도 그와 관련된 기사를 쓰지 못하게 했다. 기업의 연구실에서 만드는 이른바 건강식품은 전문가들에게 그다지 확신을 주지 못하는 것으로 보인다. 그런 식품이 수명을 연장시킨다는 점도 증명되지 않았다. 오히려 정반대의 결과가 나타나는 경우가 더 빈번하다.

정말로 오래 사는 사람들도 오랫동안 입증된 방법을 더 신뢰한다. 프랑스 속담에 '자기 무덤은 입으로 판다'라는 말이 있다. 프랑스인은 유럽에서 수명이 가장 길다. 세계 도처에는 이름난 장수촌들이 있다. 일본 남부의 오키나와 섬이나 파키스탄 훈자 계곡, 러시아 남부의 캅카스, 에콰도르의 빌카밤바, 페루의 잉카 성지 등이다. 이 지역 사람들은 유유자적하면서도 많이 움직이고, 바나나, 아보카도, 귤, 옥수수, 콩, 호박 등 화학물질이 없는 과실을 먹는다. 또 감기에 걸렸을 때나 심장과 신장을 보호할 때는 약초를 이용한다.

'중국의 하와이'로 불리는 하이난 섬도 이름난 장수촌이다. 바다에서 40킬로미터가량 떨어진 인구 50만의 도시 진지앙 첸에 사는 왕 씨의 어머니도 100세를 넘긴 초고령자다. 왕 씨 가족은 골목길 2층 집에 산다. 아이들이 밖에서 뛰어놀고, 길옆으로 소형 오토바이들이 소리를 내며 지나간다.

왕 씨가 집안으로 들어가는 문을 열었다. 타일 바닥이 반짝반짝 빛나는 깨끗하고 아담한 집이었다. 거실에는 커다란 텔레비전과 정수기, 소파, 안락의자, 거실 테이블이 놓여 있었다. 현재 105세인 그의 어머니는 거실 안쪽에 있는 방의 작은 캐노피 침대에 누워 있었다. 작고 귀여운 체구에 코바늘로 뜬 모자를 썼고, 스웨터에 니트 재킷을 입고 그 위에는 숄을 걸치고 있었다. 바지를 입었고, 자그마한 파란색 고무 샌들을 신고 있었다. 왕 씨의 어머니는 몇 개 남지 않은 이를 내보이며 만면에 미소를 지었다. 그녀의 아버지도 90세를 넘겨 살았다. 왕 씨의 어머니는 젊어서 농장에서 부지런히 일했고, 산적한 일의 양에 따라 새벽 6시에 일어나는 경우도 많았다. 그러다가 88세가 되었을 때 비로소 도시로 이주했지만, 그 이후에도 92세까지는 매일 일했다.

그렇다면 왕 씨의 어머니는 무엇을 먹었을까? 주로 쌀, 당근, 배추였다. 예전에는 무척 가난했기 때문에 쌀과 채소 외에는 먹을 것이 많지 않았다. 그래서 매일 먹는 음식이라곤 죽이 전부였다. 그러나 요즘은 아침식사로 국수를 먹고, 약간의 채소를 곁들인다. 채소의 종류는 계절에 따라 다르다. 중국인은 하루 세 끼를 따뜻한 음식으로 먹는다. 고기는 일주일에 한두 번 닭고기나 돼지고기를 먹는다.

왕 씨의 어머니는 자식이 넷인데, 그중 장녀는 올해 벌써 85세가 되었다. 막내아들이 지금 옆에 있는 왕 씨이다. 그녀는 막내아들의 손을 쓰다듬었다. 그는 어머니의 어깨를 감싸 안았다. 수의사였다가 은퇴한 왕 씨의 나이도 벌써 75세다. 어머니가 이렇게 오래 사는 이유는 무엇일까? 왕 씨 자신도 잘 모른다고 했다. 유전자 때문일까? 아니면 먹는 음식 때문일까? 중국인은 먹는 것을 중요하게 생각하고, 음식이 건강에 중요하다는 사실을 알고 있다. 그러나 그것이 전부가 아니라는 것도 잘 안다.

김제 수도원의 인도인 니키도 음식의 중요성을 결코 과대평가하지 않는다. 평생을 사는 동안 건강에 영향을 주는 요인은 매우 다양하기 때문이다. 니키는 딸도 되찾았다. 인도에 있는 모든 친구들을 동원해 백방으로 딸을 수소문했고, 드디어 푸나에서 딸을 찾아냈다. 그러나 먼저 자신이 아버지라는 사실을 입증해야 했다. 그들 부녀의 사진은 지금 부엌 곳곳에 걸려 있고, 입구에 있는 진열장에도 들어 있다. 니키는 딸이 무척 자랑스러웠고, 자신의 성공에 대해서도 긍지를 느꼈다. 어쨌든 그는 매달 아유르베다 요리 강습을 개최했고, 그의 팬들은 열광적인 반응을 보였다. 부동산 중개업자인 타트야나도 니키의 명성을 듣고 이곳을 찾은 경우였다.

"1년 전부터 요가를 하고 있어요. 아유르베다에 대해서도 이미 많은 경험을 했고요. 친구 한 명이 작년에 이곳에 왔었는데 여기 자랑을 얼마나 많이 하는지 저도 인터넷으로 검색하게 되었어요. 그러다가 완전히 매료되었지요. 저는 음식과 음식이 인간의 건강에 미치는 영향에 무척 관심이 많아요. 음식이 놀라울 정도로 많은 영향을 줄 수 있다고 믿거든요."

니키의 원칙은 분명했다. '배가 고플 때 먹어라!' 그는 이 원칙을 매번 강조했다. 중요한 것은 인도의 향신료가 아니라 그 뒤에 숨겨진 생각이었다. "향신료가 아니라 원칙을 생각하십시오." 그가 말하는 원칙 중 하나는 자연성이다. "자연적이지 않은 제품으로는 절대 조리하지 마십시오. 인스턴트 수프나 육수는 먹지 마세요." 또 다른 원칙은 근거리이다. "반경 50킬로미터 이내에서 자라는 것을 먹어야 합니다. 거기에는 우리 몸과 음식 간의 유기적 상관성이 있으니까요." 이 원칙은 인도인과 상관성이 있는 인도의 향신료가 아닌 로컬 푸드를 강조하는 것이다. 니키는 음식만 중요한 것이 아니라고 말한다. 한 사람이 오래 살고, 건강을 유지하고, 병이 드는 문제는 여러 가지 요인에 좌우될 수 있다. 니키는 어깨를 들썩이면서 이렇게 말했다. "카르마입니다. 모든 것을 조화롭게 유지하면서 살았지만 그래도 병에 걸리는 경우가 있으니까요. 자연재해나 유전자, 사고를 생각하면 알 수 있습니다." 흥미롭게도 이 말은 최근의 유전자 연구와도 맞아떨어진다. 실제로 유전자는 음식뿐만 아니라 살아가면서 겪게 되는 운명적 사건, 불행한 경험, 또는 강한 사랑에 의해서도 영향을 받을 수 있다.

도미틸라 베이트 수녀도 니키와 비슷한 생각이다. 그녀는 니키가 프라우엔킴제 섬으로 왔을 당시 수도원장이었다. 베이트 수녀의 책상에 놓인 컴퓨터에는 프라우엔킴제 섬의 사진이 깔려 있다. 베이트 수녀가 직접 바탕화면에 설치한 것이다. 베이트 수녀 역시 음식을 고르는 것을 포함한 모든 자기책임을 더 큰 맥락에서 생각한다. "아무리 건강하게 잘 먹었어도 다리가 부러질 수 있습니다. 하지만 저는 우리가 우리의 건강 상태에 영향을 미칠 수 있다고 생각합니다. 잠을 너무 적게 잔다거나 운동이 너무 부족한 경우를 생각할 수 있겠지요. 그러나 다른 한편으로 우리는 삶을 주재하고 보호해주는 신의 섭리도 믿습니다. 그런데 보호를 받는다는 것이 선한 행동에 대한 보상은 아닙니다."

이러한 생각은 많은 사람들이 느끼는 강박과는 동떨어져 있다. 건강한 삶에 대한 강박, 가능한 한 건강하게 오래 살기 위해서 적당한 행동을 해야 한다는 의무에서 벗어나 있다. 인간에게 영향을 주는 것이 유전자인지 카르마인지 신인지는 알 수 없지만, 인간이 모든 것을 책임질 수는 없다. 운명은 존재한다. 우리는 거기에 영향을 줄 수 있다. 어쩌면 먹는 것을 통해서도. 다만 어떻게 영향을 주는지는 정확히 모른다. 현재의 유전자 연구든 기독교든 동양의 지혜든, 그 점에 있어서는 의견이 일치한다.

서양의 식품 선지자들과 그들이 만든 제품의 약속은 지금까지 실현되지 않았다. 적어도 그 제품들이 수명을 연장한다는 증거는 밝혀지지 않았다. 오히려 수명을 단축시키는 것처럼 보인다. 산업 세계의 외적 상황을 보면, 그런 수단을 통해 인간 종에 적합한 식품을 생산할 수 있을지 의문이 든다. 또한 주변 영역의 과정을 살펴보면 당국이 그러한 제품의 위험에 적절하게 대처하고 있는지도 의문스럽다.

식품 산업과 전문가들, 당국이 조언자와 본보기로서 제 역할을 하지 못한다면, 오래전부터 입증되었고 각 개인과 지역, 풍토에 적응한 음식 문화를 믿고 따르는 수밖에 없다. 오늘날과 같은 기후변화의 시대에는 주도적인 음식 문화조차 현지의 문화가 아닐 수 있다.

세계화는 우리에게 동양의 지혜와 음식 문화를 더 친숙하게 해주었다. 가령 중국에서 사용하는 웍Wok은 맛도 있으면서 몸을 가볍게 해주는 요리를 신속하게 만드는 데 적합한 큰 냄비다.

색깔이 보기 좋게 어울리는 여러 가지 채소를 준비한다. 가령 빨간색 파프리카와 초록색 콩, 노란색 감자에다 식성에 따라 고기를 섞거나 뺀다. 모든 재료를 비슷한 크기(1~2센티미터 정도)로 길쭉하게 썰거나 깍둑썰기로 썬다. 그런 다음 익는 시간이 가장 오래 걸리는 고기부터 볶기 시작해 순서대로 채소를 볶으면서 잘게 자른 생강과 마늘을 한 움큼 넣는다. 모든 재료를 잘 섞어 2~3분 저으면 완성이다. 여기에 밥을 곁들여 먹는다.

웍에 넣고 조리한 채소가 수명을 연장시키는지는 불분명하다. 아마도 운명은 그런 것에 영향을 받지는 않을 것이다. 우리가 먹는 것을 통해 미래를 결정할 수 있을지도 미지수다. 그러나 한 가지 분명한 점은 나쁜 음식 때문에 삶이 망가지고, 좋은 음식 덕분에 삶이 아름다워질 수 있다는 사실이다. 중요한 것은 현재다. 잘 알다시피 삶은 언젠가 미래에 일어나는 일이 아니다. 중요한 것은 오늘 맛있게 먹고, 몸에 유익하게 하고, 기분을 좋게 하는 것이다. 바로 지금 여기서.

옮긴이_ 이수영

전문번역가. 성균관대학교 독문학과를 졸업하고 독일 쾰른대학교에서 독문학과 철학을 공부했으며, 현재 전문번역가로 활동 중이다. 지금까지 옮긴 책으로 《교사가 알아야 할 학부모 마음, 학부모가 알아야 할 교사 마음》, 《어떻게 죽을 것인가》, 《탐욕 저편의 새로운 자유, 나눔》, 《양의 탈을 쓴 가치》, 《The Music—음악의 역사》, 《청소년을 위한 환경 교과서》, 《내 아이의 뇌를 공격하는 나쁜 식품들》 등이 있다.

위험한 식탁

초판 1쇄 발행일 2013년 12월 20일

지은이 한스 울리히 그림
옮긴이 이수영
펴낸이 김현관
펴낸곳 율리시즈

책임편집 김미성
디자인 Song디자인
종이 세종페이퍼
인쇄 및 제본 천일문화사

주소 서울시 양천구 목4동 775-19 102호
전화 (02) 2655-0166/0167
팩스 (02) 2655-0168
E-mail ulyssesbook@naver.com
ISBN 978-89-98229-07-8 03300

등록 2010년 8월 23일 제2010-000046호

값 15,000원

ⓒ 2013 율리시즈 KOREA

이 도서의 국립중앙도서관 출판시도서목록(CIP)은 서지정보유통지원시스템
홈페이지(http://seoji.nl.go.kr)와 국가자료공동목록시스템(http://www.nl.go.kr/kolisnet)에서
이용하실 수 있습니다. (CIP제어번호: CIP2013026429)